Christian Probst

Fahrende Heiler und Heilmittelhändler

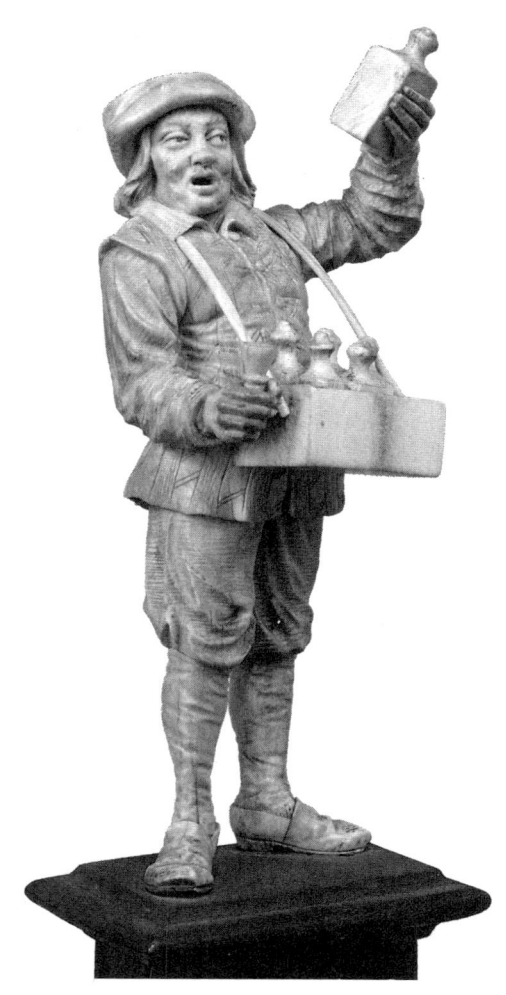

Christian Probst

Fahrende Heiler und Und Heilmittelhändler

Medizin von Marktplatz und Landstraße

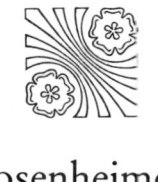

rosenheimer

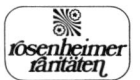

rosenheimer
raritäten

Dem Gedenken
meines Lehrers Karl Eduard Rothschuh

meinem Kollegen Gerhard Pfohl
und meinen eifrigen Schülern
zum Dank

INHALTSVERZEICHNIS

Adam Schneider Aus Roding, Zahnarzt Und Schankwirt Zu München, Fahrender Heiler Und Arzneihändler

Am Ende stand ein Kunstfehler

Joseph Lechner, ein Tagwerker, wohnhaft zu München vor dem Sendlinger Tor, litt an einer langdauernden Brustkrankheit; vielleicht handelte es sich um eine Lungenschwindsucht. Er wandte sich deshalb — es war im Oktober 1804 — um Rat und Hilfe an den bürgerlichen Stadtzahnarzt Adam Schneider, der auf der damaligen Hofbrücke ein *Apotheken-Standl*, also einen freien Arzneihandel betrieb, in dem er Medikamente öffentlich feilhielt und ohne Rezept verkaufte. Ein akademischer Arzt oder auch ein Bader-Chirurg war Lechner anscheinend zu teuer. So erhielt er von Schneider einen Brechzucker, das war ein Gemisch von Brechweinstein und Zucker,[1] in Form eines *Zeltl*, also einer Pastille. Schneider hat hierbei sicher im Sinne der alten Säftelehre gedacht, nämlich, daß jene Brustkrankheit, die sich unter anderem in Husten und schleimigem Auswurf geäußert haben dürfte, auf einer Schleimansammlung in der Lunge beruhte, die man füglich mit einem reinigenden Mittel austreiben müsse. Hierzu bediente man sich damals gern des Brechweinsteins oder Tartarus emeticus, der in kleiner Dosis das Abhusten erleichtert, in größerer Erbrechen und Durchfall bewirkt und bei zu hoher Gabe tödlich sein kann.[2]

Das Brech-Zeltl versagte jedenfalls nicht, vielmehr mußte sich Lechner, nachdem er es eingenommen, nicht nur heftig erbrechen, sondern er bekam zudem einen Durchfall, der zehn Tage lang anhielt und ihn so sehr schwächte, daß er zu willkürlicher Bewegung unfähig darniederlag. Außerdem stellte sich eine schmerzhafte Harnverhaltung mit allgemeiner Wassersucht ein, das heißt, es handelte sich offensichtlich um eine schwere Arzneimittelvergiftung, die unter anderem zu einer Nierenschädigung mit Nierenversagen geführt hat.[3]

Lechner wandte sich in seiner Not Anfang November an den Polizeichirurgen Johann Michael Gleichauf,[4] der erkannte, daß hier nicht nur eine Arzneimittelvergiftung, sondern auch unerlaubtes inneres Kurieren und verbotener Arzneimittelhandel vorlagen, und deshalb pflichtgemäß Anzeige bei der Polizeidirektion, der damaligen obersten Verwaltungs- und Justizbehörde der Stadt, erstattete. Er erhielt darauf den Befehl, Adam Schneiders Arzneihandel zu untersuchen, begab sich zu dessen Apotheken-Stand und beschlagnahmte mehrere Arzneiproben, nämlich Brechzeltl, Laxierkuchen, Wurmpulver, Magenessenzen und -tinkturen, Krätzsalbe, mehrere Sorten Pflaster und anderes. In der Wohnung Schneiders fand er ein wohlassortiertes Medikamentenlager, unter anderem verschiedene Sorten Tees, Essenzen, Tinkturen, Pulver, Pillen und Pflaster.[5]

Auf den von Gleichauf am 14. November 1804 eingelieferten Bericht hin wurde Adam Schneider, der sich auch latinisiert »Sartor« nannte, zur Vernehmung vor den Polizeidirektor von Baumgartner gerufen. In seiner Aussage am 15. schilderte er seinen beruflichen Lebensweg unter Vorlage verschiedener Urkunden, die ihm nach altem Recht den Arzneihandel erlaubt hatten. An den Tagwerker Lechner könne er sich zwar nicht erinnern, doch existiere der Stand schon seit über 200 Jahren, ursprünglich am Hl.-Geist-Spital, jetzt auf der Hofbrücke. Dort halte er Medikamente feil für jedermann. Hiermit ernähre er sich, seine Frau und drei unversorgte Töchter. Er bat, *bey dem schon so lange Zeit und Jahrhunderte her zur Subsistenz angediehenen Medikamenten-Verkauf ungestört und ruhig in der Zukunft belassen oder mit einem angemessenen anderen Broderwerb, um mit den seinigen honett leben zu können, begnadiget zu werden.*[6]

Damit berief er sich auf das alte Herkommen, denn früher war der Handel mit Arzneimitteln weitgehend frei gewesen und hatte nur geringfügiger Aufsicht unterlegen. Doch jetzt konnte man, auch unbesehen jenes bedauerlichen Unfalls mit Joseph Lechner, dieser Bitte nicht mehr willfahren, denn seit dem Regierungsantritt des Kurfürsten Max IV. Joseph im Jahre 1799 wurden im Rahmen der großen Staatsreform des Ministers Maximilian Joseph von Montgelas auch das gesamte Medizinalwesen von Grund auf neu gestaltet, den verschiedenen Medizinalpersonen genau abgegrenzte Tätigkeitsbereiche zugewiesen und ein medizinalpolizeiliches Kontrollsystem aufgebaut.[7] In diesem Rahmen war seit dem 12. April 1804 der Handel mit rohen und zubereiteten Arzneiwaren aller Art nur noch den Apothekern und Materialisten — dies waren Arzneistoffhändler, die die Apotheker belieferten — erlaubt, allen anderen Personen aber verboten.[8]

Am 10. Dezember — von Joseph Lechner hören wir nichts mehr — leitete das Polizeikommissariat München den Fall an die Landesdirektion von Bayern weiter.[9] Dies war seit 1803 die oberste Verwaltungsbehörde des altbayerischen Landesteils, die unter ihren *Fachdeputationen* auch eine *Sanitätskommission* besaß.[10]

Die Landesdirektion verfügte nun letztinstanzlich, daß dem ehemaligen Stadtzahnarzt Schneider jeglicher Arzneimittelverkauf zu verbieten und ihm sein gesamter Medikamentenvorrat wegzunehmen sei. Dies geschah auch; die Polizeidirektion erhielt den Auftrag, die Arzneien, soweit sie brauchbar waren, samt den Gefäßen an Apotheken zu verkaufen und den Erlös Schneider einzuhändigen. Dessen Lage war nun gleichwohl verzweifelt. Er und seine Frau waren zu alt, um irgendein anderes Gewerbe auszuüben. Sie mußten zudem drei Töchter versorgen, die zwar als Hausmägde hätten arbeiten können, wozu es ihnen jedoch an der nötigen Kleidung gebrach. So verwies man Schneider und seine Angehörigen an das kurfürstliche Armeninstitut, das für ihren Lebensunterhalt aufkommen sollte. Daß dies nicht ohne Hindernisse geschah, zeigt die Anweisung, man möge, da Schneider in hohem Alter stehe und bürgerliche Abgaben geleistet habe, auf das Armeninstitut zu seinen Gunsten einwirken.[11]

So endete dieses mühselige Leben in Hilflosigkeit und Verarmung, ein Leben, das typisch war für die kleinen handwerklichen Operateure, Spezialärzte, ansässigen und fahrenden Heiler und Arzneihändler, denn alle diese Tätigkeiten und noch mehr hat Schneider ausgeübt. Wir wollen dieses Leben, soweit dies die vorhandenen Akten erlauben, in seinen wichtigsten Stationen nachzeichnen.

Das mühselige Leben eines kleinen Mannes

Adam Schneider wurde um das Jahr 1730 in Roding in der Oberpfalz geboren. Schon seine Vorfahren waren in Bayern als Wund- und Zahnärzte tätig gewesen, so auch sein Vater, der in kurbayerischen und kurpfälzischen Landen als fahrender Zahnarzt privilegiert gewesen war. Schneider hat ohne Zweifel eine Lehre als Wundarzt gemacht und sich als Zahnarzt spezialisiert, möglicherweise bei seinem Vater. Etwa 1753 erwarb er in Roding das Bürgerrecht und ließ sich dort als Operateur nieder. Damals hat er auch bei dem kurfürstlichen Leibmedicus und Landschaftsphysicus von Berger ein Examen als Operateur, Bruch- und Zahnarzt mit Erfolg abgelegt. Fünfzehn Jahre übte er seinen Beruf in Roding aus, wohl auch als fahrender Heiler, denn nichts läßt darauf schließen, daß er eine Badstubengerechtigkeit besessen hat.[12]

Im Jahre 1768 siedelte er nach München über, unterzog sich bei dem ersten Stadtphysicus Dr. Benno Adam von Fuchs, der zugleich auch kurkölnischer Rat und Leibmedicus war, einem erneuten Examen als Wund- und Zahnarzt, das er mit gutem Erfolg bestand, erhielt am 14. März das Bürgerrecht und wurde mit gleicher Urkunde als privilegierter Stadtoperateur, Zahn- und Wundarzt aufgenommen. Damit besaß er das Recht, in der Haupt- und Residenzstadt zu wohnen und seinen Beruf auszuüben; irgendwelche festen Bezüge waren damit nicht verbunden.[13]

Zahnheilkunde

Im 18. Jahrhundert wurden die Zahnheilkunde und ihre Technik sowohl durch wissenschaftlich gebildete wie auch praktisch erfahrene Chirurgen in Frankreich, England und Deutschland vielfach verfeinert, doch lag die Ausübung dieses Faches nach wie vor weitgehend in den Händen von Handwerkschirurgen, insbesondere solcher, die sich hierauf spezialisiert hatten. Diese Zahnärzte wirkten zum überwiegenden Teil im Umherziehen. Niedergelassen waren in der zweiten Jahrhunderthälfte z.B. in Wien vier, in Berlin zwei, in Frankfurt am Main zwei, und auch solche waren zudem zuweilen ambulant tätig.[14]

Schneider selbst schilderte seine zahnärztliche Tätigkeit später als Putzen, Herausnehmen, Einsetzen und Plombieren von Zähnen; außerdem hat er Zahnschmerzmittel verkauft.[15]

Das Putzen bestand seiner Zeit neben dem Reinigen verfärbter Zähne in der Entfernung von Zahnstein, der zu Entzündungen und zum Zahnausfall führen konnte, und in der Behandlung der Zahnfäule (caries). Die befallenen Stellen der Zähne wurden mit pfriem- oder lanzettartigen Instrumenten, gestielten Feilen, Sticheln, Sonden und ähnlichen Geräten abgeschabt und ausgekratzt, die entstehenden Höhlungen, vor allem wenn das Zahnmark (pulpa) freilag, mit einem Brenneisen ausgebrannt, mit Säuren und anderen Mitteln gereinigt und danach plombiert, also mit Wachs oder Metall ausgefüllt. Das letztere geschah, indem man kleine Blei-, Zinn- oder bei wohlhabenden Patienten Goldblättchen hineinpreßte und -schlug, bis die Höhlung ausgefüllt war. Zähne wurden gezogen, wenn sie schmerzten oder faul waren. Hierzu gab es verschiedene Zangen-, Haken- und Hebelinstrumente, die nach ihrer Form Raben- oder Entenschnabel, Hund (cagnolo), Pelikan, Geißfuß, Schlüssel usw. hießen. Manchmal

14

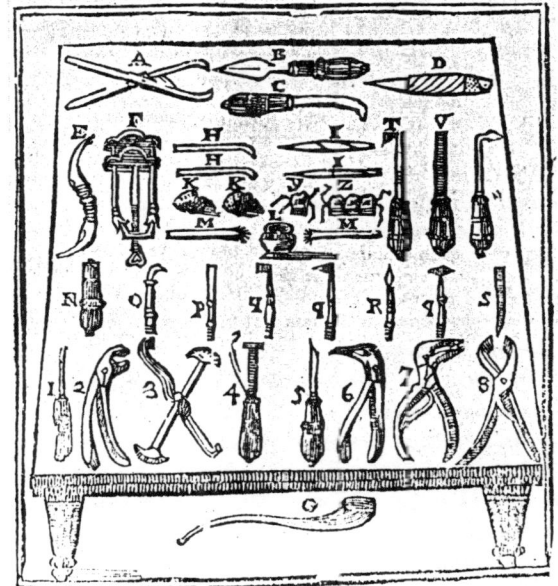

FIG. XL. POUR LES GENCIVES ET LES DENTS.

Zahnärztliches Instrumentarium, 1746.

wurden die Zähne dann behandelt und wieder eingesetzt. Zahnersatz konnten sich wiederum nur wohlhabende Leute leisten. Arme verkauften hierzu gesunde Zähne, die dem zahlenden Patienten eingesetzt wurden; auch wurden hierzu Toten Zähne gezogen. Künstliche Zähne schnitzte man aus Rindsknochen, Elfenbein und Walroßzähnen. Diese konnten in das leere Wurzelfach (Alveole) eines gezogenen Zahnes eingesetzt, mittels eines Metallstifts in der stehengebliebenen Wurzel des alten Zahns (Stiftzahn) oder mit Gold- oder Silberdraht an den benachbarten Zähnen befestigt werden.

Als Arzneimittel gegen Zahnfäule verwandte man im Sinne der Humoralpathologie Mittel, die örtlich ableiteten oder den ganzen Körper von schlechten Säften reinigten, also Abführmittel. Zahnschmerzen wurden bekämpft, indem man freiliegendes Zahnmark mit einer Säure, einer Lauge oder einem Brenneisen zerstörte und damit den Zahn abtötete oder alle möglichen Mittel aus dem Mineral-, Pflanzen- und Tierreich, auch solche aus der magischen Heilkunde und der Dreckapotheke auf den Zahn oder seine Umgebung brachte, mitunter nur Kügelchen aus einem Gemisch von Zucker, Salz und Pfeffer. Bis zum 19. Jahrhundert aber galt — wenn auch umstritten — der *Zahnwurm*, ein fiktiver kleiner Parasit, als eine Ursache für Zahnschmerzen und -fäule; er wurde mit örtlich wirkenden Mitteln einschließlich Mundräucherungen bekämpft.[16]

***

Die Münchner Klientel war wohl nicht so reichlich und die Praxis am Ort nicht sehr gewinnbringend, so daß Adam Schneider um die Jahreswende 1770/71 beim Kurfürsten um die Berechtigung bat, seine Kunst in ganz Bayern und der Oberpfalz im Herumreisen ausüben zu dürfen, was ihm am 4. Februar 1771 mit einem Patent gestattet wurde. Damit besaß er nun ziemlich weitreichende Rechte, durfte er doch *nicht allein die sich begebende Jahr- und andere Märkt besuchen, öffentlich ausstehen und seine wohlerlehrnte Kunst gegen mäniglich zu Hilf und Nutzen, der es immer bedarf, frey exerciren, sondern auch des Jahres in und ausser denen Marktzeiten an Sonn- und Feyertägen in Hin- und Herreisen sich gleichfalls praesentiren und seine Kuren sowohl zu Haus, als auf offenen Platz appliciren, auch sich ein so anderer Orten bis die übernomene Patienten in gut vergnügten, gesunden Stande wieder hergestellt seyn werden, aufhalten.*[17]

So zog Schneider denn nun durch die bayerischen Lande, besuchte Kirchweihen in Stadt und Land; auch auf den Münchner Dulten versäumte er nicht, den hier zusammenströmenden Menschen seine Operationen und Medikamente, die er selbst verfertigte, anzubieten. Bald muß er bemerkt haben, daß es mit Ausstehen und Ausschreien allein nicht getan war, um die Menschen auf sich aufmerksam zu machen. Deshalb stellte er einen Hanswursten an, der mit allerlei Possenspiel das biedere Volk anzog. Sonst von den örtlichen Obrigkeiten durchaus begünstigt, wurde ihm dies jedoch aufgrund einer Verordnung von 1772 untersagt, die auf Märkten Komödien und *Arztenspiele* mit Marionetten und Personen verbot.[18] Auf der Münchner Jakobidult 1773 ging darauf sein Geschäft merklich schlechter, so daß er beim Kurfürsten petitionierte, ihm den Hanswursten wieder zu gestatten - er führe keine Komödien auf, auch handle es sich nicht um die verbotenen Luftspringer oder anderen Gaukler - und ihm zu erlauben, 14 Tage über die Dultzeit hinaus auszustehen, damit er die bisherigen Verluste ausgleichen könnte. Das kurfürstliche Polizeikollegium wurde angewiesen, ihm beides zu gestatten.[19]

Die Jakobidult war der große Jahrmarkt Münchens, der seit dem 13. Jahrhundert im Anschluß an den Jakobitag, dem 25. Juli, 14 Tage lang bei der Klosterkirche St. Jakob am Anger gehalten wurde — seit 1905 die *Auer* Sommerdult — und im Laufe der Zeit die Größe einer Messe erreicht hatte. Zu ihr kamen Kaufleute, Händler und Handwerker aus den bayerischen Städten und Märkten, den fränkischen und schwäbischen Reichsstädten, aus Salzburg, Österreich und der Schweiz, und sie lockte große Volksmengen an. Es gab einen Tuch-, einen Pelz-, einen Gewürz-, einen Geschirr- und einen Pferdemarkt, es wurden Eisenwaren aller Art und alle möglichen sonstigen Handwerkserzeugnisse angeboten. Die Stände füllten nicht nur den Platz am Anger, sondern auch mehrere weitere Straßen und Plätze. Dazu gehörten Komödianten, Marionettenspieler, Bildermänner oder Moritatensänger, Luftspringer, Seiltänzer, Gaukler, Tierbändiger und Musikanten. Hausierer aus aller Herren Länder mit allen möglichen Waren bevölkerten zur Dultzeit die Stadt. Ganz regulär durften die Hafner den sogenannten Nach- und Neiglmarkt 14 Tage über die offizielle Dultzeit hinaus halten. Natürlich fehlten nicht die Heilkünstler verschiedener Gattung, wie fahrende Ärzte, Stein- und Bruchschneider, Zahn- und Augenärzte, Waldmänner, Ölträger, Verkäufer gebrannter Wässer und sonstige Heilmittelhändler. Daneben gab es in München die Gebnacht- oder Dreikönigsdult im Januar, die später entstanden war, aber im 18. Jahrhundert eine ähnliche Bedeutung erreichte.[20]

***

Adam Schneider hatte inzwischen geheiratet; aus der Ehe gingen sechs Kinder hervor, und so mußte sich der Familienvater anstrengen, diese hungrigen Mäuler zu sättigen.[21] Da traf ihn 1778 eine Verordnung, die das Ausstehen und Ausschreien der Ärzte und Arzneihändler, insbesondere mit Hanswursten und Affen auf Kirchweihen, Jahrmärkten und Dulten verbot.[22] Hinter dieser Verordnung stand als treibende Kraft das kurfürstliche *Collegium medicum*, das die Oberaufsicht über das bayerische Medizinalwesen führte und den Kurfürsten und seine Regierung in medizinischen Fragen zu beraten hatte.[23]

Schneider wurde offensichtlich jetzt an der weiteren Ausübung seines fahrenden Gewerbes gehindert und hat dann im Jahr 1780 um

Wiederzulassung gemäß seines Patentes von 1771 eingegeben. Er unterwarf sich auch einer nochmaligen fachlichen Prüfung, diesmal durch das Collegium medicum, die nun freilich anders ausfiel, als die beiden früheren. Das Collegium erklärte den *hiesigen Stadtarzt* Schneider als unwissend und unerfahren und hielt ihn für eine Gefahr für das Publikum. Dann ließ es seine eigentliche Absicht durchblicken: Wenn solche unerfahrenen Leute aus der Hauptstadt aufs Land hinauszögen, würde man die medizinischen Marktschreier und Waldhänsel auf dem Land nie ausrotten. Es ging ihm also in erster Linie darum, jene kleinen fahrenden handwerklichen Heiler und Arzneikrämer zu verdrängen. So sei Schneider mit seinem Gesuch abzuweisen; ihm sei, da er ein noch tauglicher, starker Mann sei, zu einem anderen Broterwerb zu verhelfen.[24]

Schneider ließ aber nicht locker. Er bemühte sich weiter um die Wiederzulassung.[25] Es ist auch anzunehmen, daß er sein fahrendes Gewerbe unerlaubt und heimlich, wenn auch notgedrungen in geringerem Umfang ausübte.[26] In einer Bittschrift an den Kurfürsten wies er darauf hin, daß schon sein Vater die Zahnarzneikunst ausgeübt und er selbst beste Zeugnisse erhalten habe. Jetzt sei er mit seiner Familie brotlos und bitte um Erlaubnis, seine *erlernte Operationen und Zahn-Arzneykunst, resp. solche zu buzen, einzusezen, zu blombiern pp.,* in den pfalz-bayerischen Landen auszuüben. Dem gab der Kurfürst persönlich und entgegen dem Gutachten seines Collegium medicum statt. Das Patent vom 28. April 1783 gestattete Schneider die Ausübung der Zahnheilkunde *jedoch ohne weitere Extension,* also kein Kurieren im Umherziehen und keinen Arzneihandel.[27]

Hieraus hat Schneider offenbar keinen großen Nutzen ziehen und die Not von sich und den seinen nicht abwenden können. Die Kundschaft eines Zahnarztes war in München nicht groß, außerdem übten sicher noch andere Bader-Chirurgen diese Kunst aus. So richtete Schneider gegen Ende des Jahres 1784 eine neue Bittschrift an den Kurfürsten, mit der er wieder um die Erneuerung jenes umfassenden Privilegs von 1771 bat, das durch die Verordnung von 1778 aufgehoben worden war. Er selbst sei hierdurch verarmt und mit seinem Weib und seinen sechs unversorgten Kindern dem Verderben nahe. Nach den bestehenden Gesetzen konnte der Kurfürst die Bitte nicht erfüllen, doch machte man sich weiter Gedanken, wie dem Manne zu helfen sei.[28] Am 11. April 1785 verfügte Kurfürst Karl Theodor, daß Schneider als Entschädigung für den Verlust seines Privilegiums das persönliche Recht, Kaffee oder Weißbier auszuschenken, erhalten

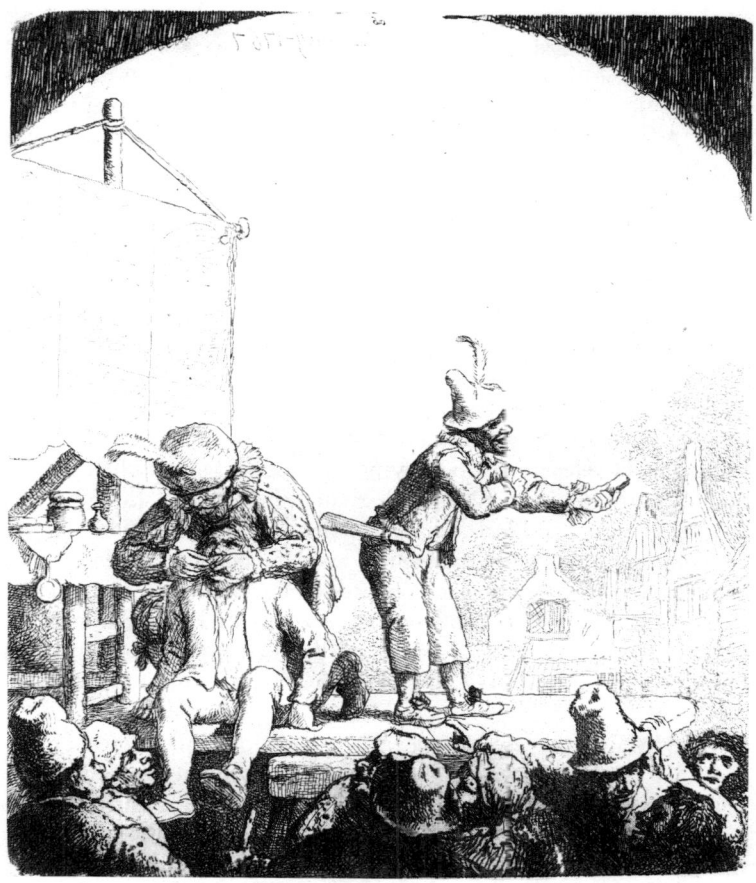

Ein Zahnarzt behandelt einen Patienten auf seiner Bühne auf öffentlichem Platz, gleichzeitig unterhält sein Hanswurst das Publikum.

sollte. Auf Antrag wurde ihm hierzu noch gestattet, diese *personal-weiße Bierzapflers-Gerechtigkeit* auf eins seiner Kinder *ad dies vitae* zu übertragen.[29]

Diese Schankkonzession hat Schneider für Weißbier und Kaffee bis 1801 ausgeübt. Das Lokal befand sich auf dem Kreuz. Als nach der Schlacht von Hohenlinden französische Truppen im Land standen, wurde der Ausschank behördlich geschlossen, das Recht bestand weiter. 1803 wollte Schneider es veräußern, doch wurde ihm nur gestattet, es an eins seiner Kinder zu übergeben.[30] Im übrigen hat er als Schankwirt und Zahnarzt, was er wohl nebeneinander betrieb, auch keinen auskömmlichen Unterhalt erlangt, denn 1791 wurde er ertappt, als er ohne Erlaubnis wieder fahrenden Arzneihandel führte.

Am Anfang dieses Jahres verließ er München mit einem Sortiment von Medikamenten, darunter sogenannte Temperierpulver, Becherische Pillen und andere Laxiermittel, dazu kamen noch weitere Arzneien, z.B. Essentia pimperneli mit Kampfergeist oder Zahnschmerzmittel; wahrscheinlich hatte er auch zahnärztliche Instrumente für Behandlungen bei sich. Er trug ein Degengehenk mit dem kurfürstlichen Wappen, das geeignet war, ihm bei den einfachen Leuten Autorität zu verleihen. Seinen Weg nahm er nach Norden in Richtung der Oberpfalz. Wie er später angab, wollte er über die Klöster Ensdorf an der Vils und Waldsassen nach Böhmen (Maria Suben) reisen. Unterwegs verkaufte er von seinen Arzneien, z.B. in Mindelstetten im Pflegsgericht Altmannstein — westlich Kehlheims zwischen Donau und Altmühl — an einen gewissen Konrad Felner für 1 fl. 36 kr. und an den Leineweber Franz Kamp in Kiendorf. Dieser zeigte ihn am 26. Februar an und beschuldigte ihn wohl des betrügerischen Arzneihandels, worauf er festgenommen und seine Arzneien beschlagnahmt wurden, da er nur sein Patent als Zahnarzt von 1783 vorweisen konnte. Das Pflegsgericht Altmannstein gab den Fall nach München an die Oberlandesregierung weiter; Schneider wurde nach Hause geschickt.[31]

Am 3. Mai wurde er von zwei Räten der Oberlandesregierung verhört. Vorher bereits waren die Arzneien untersucht worden, wobei sich gezeigt hatte, daß es sich um innerliche handelte, deren Verordnung akademischen Ärzten vorbehalten war; die Essentia pimperneli war angeblich nur aufgelöste Seife. Schneider gab zu, daß er fahrenden Arzneihandel betrieben hatte, führte aber zu seiner Entschuldigung an, daß es nur harmlose Mittel gewesen seien, außerdem verdiene er mit *Zahnausnehmen, Butzen und Ausplombiren* so wenig, daß er sich und seine Familie nicht ehrlich fortbringen könne. Sein Schankrecht erwähnte er nicht. Am 13. Mai erging das Urteil:

1. Schneider wurde das Zahnarztpatent von 1783 entzogen. Dies geschah aufgrund eines Ediktes aus dem Jahre 1788, das unter anderem *Landärzten, Waldmännern und anderen unerfahrenen Leuten* Arzneiverkauf und Behandlungen verboten hatte.[32]

2. Er erhielt eine Arreststrafe von acht Tagen wegen seiner Kuren und Betrügereien.

3. Für den Wiederholungsfall wurde ihm die Einsperrung ins Münchner Zuchthaus angedroht.
4. Es wurde ihm bei Strafe verboten, weiter das Degengehenk mit dem kurfürstlichen Wappen zu tragen.
5. Der Medikamentenverkauf wurde dem *gefährlichen Mann* verboten, doch sollte ihm ein neuer Nahrungszweig zugewiesen werden.
6. Es sollte festgestellt werden, ob er in Zahnmedizin geprüft und approbiert worden sei; wenn nicht, könne er sich einer Prüfung unterziehen.

Die Arreststrafe hat er anschließend verbüßt; von einer neuerlichen Prüfung hören wir nichts mehr. Beim Collegium medicum löste das Urteil Befriedigung aus, wobei man die Oberlandesregierung darauf aufmerksam machte, daß Schneider ja schon als Entschädigung seiner *arztenmäßigen Geldschneiderey* ein Schankrecht erhalten habe.[33]

Das weitere Lebensjahrzehnt dieses vom Glück nicht begünstigten Heilers und Arzneihändlers liegt im dunkeln. Sein Schankrecht hat er bis 1801 ausgeübt. Ob er das *Apotheken-Standl* auf der Hofbrücke schon vor oder erst nach diesem Termin erworben hat, bleibt unklar. Jedenfalls betrieb er es ohne Konzession und gegen persönliches Verbot. Auch das Zahnarztpatent hat er nicht mehr bekommen. Somit war er, als er 1804 dem Tagwerker Joseph Lechner jenes Brech-Zeltl verkaufte, von dem sich der Patient die schwere Vergiftung zuzog, die das letzte Verfahren in Gang setzte, zu keinerlei heilkundlicher Leistung mehr berechtigt, denn die Privilegien von 1768 und 1771, die er vorlegte, waren ungültig; nur das Schankrecht von 1785 war noch in Kraft. — Den Ausgang der Geschichte kennen wir.

Man kann nicht umhin, zuzugeben, daß die Behörden mit diesem notorischen Wiederholungstäter zumindest zuletzt glimpflich verfahren sind. Stets waren sie bemüht, ihm, wenn sie ihm medizinische Tätigkeit verboten, einen anderen Erwerb und zum Schluß wenigstens die Armenfürsorge zu verschaffen.[34]

Vom Unterschied Der Fahrenden Und Der Niedergelassenen Heilpersonen, Und Wovon Das Buch Noch Handelt

Die fahrenden handwerklichen oder auch empirischen Heiler und Heilmittelhändler lassen sich nur schwer festen Gruppen zuordnen. Ausbildung und Kenntnisstand der einzelnen Vertreter sind oft gar nicht zu ermitteln, die Übergänge sowohl der schul- und volksmedizinischen Konzepte und Praktiken als auch der gesellschaftlichen Schichten und Stände und der stationären oder ambulanten Erwerbstätigkeiten sind fließend, so daß sich jeder Fall einer solchen Heilperson anders darstellt und gesondert betrachtet zu werden verlangt.[35]

Die akademischen Ärzte und die zunftmäßigen Bader-Chirurgen waren demgegenüber nach Bildungs-, Kenntnis- und sozialem Stand klar abgrenzbare Berufsstände, deren Mitglieder jeweils eine geregelte Ausbildung zu durchlaufen hatten und als Doktoren bzw. Meister klar bestimmte Plätze in der ständisch geordneten Gesellschaft einnahmen.[36]

Wegen der Vielfalt der Erscheinungen des gesamten Personenkreises fahrender Heilpersonen ist es notwendig, die einzelnen Vertreter in ihren Lebensläufen, Lebensverhältnissen, ihrem Können und Wirken in den Blick zu fassen. Das heißt, wir müssen aus den Quellen, bei denen es sich gewöhnlich um Prüfungs-, Zulassungs-, Prozeß- und ähnliche Akten handelt, Biographien erstellen, und seien sie noch so bruchstückhaft, und diese im Zusammenhang mit den allgemeinen medizinischen, sozialen und politischen Verhältnissen betrachten.

● Zunächst werden Lebensbilder fahrender Operateure und Spezialisten nachgezeichnet, die uns einen Blick in die Welt der praktischen Heilkunde im ländlichen Bayern in der zweiten Hälfte des 18. bis zum Beginn des 19. Jahrhunderts tun lassen.

Zur Darstellung chirurgischer Behandlungen wird sich diese Abhandlung auf das große chirurgische Lehrbuch *Lorenz Heisters* (1683-1758) stützen, das in deutscher Sprache abgefaßt war und zum Unterricht und als Handbuch der handwerklichen Chirurgen verwendet worden ist.[37]

Die fahrenden Operateure haben gewöhnlich eine handwerkliche Ausbildung als Wundärzte durchlaufen. Meist spezialisierten sie sich für einige bestimmte Operationen und Behandlungsverfahren.

Der wesentliche Unterschied zwischen den niedergelassenen Bader-Chirurgen und den fahrenden Operateuren war, jedenfalls in Bayern, die Badstubengerechtigkeit, die jene besaßen, diese aber entbehrten. Eine Badstube gewährte dem Besitzer ein, wenn auch kleines, so doch festes Einkommen und einen festen, am Ort ansässigen Kundenkreis, den der Bader mit Rasieren, Haarschneiden und Zurüsten von Bädern bediente, wogegen die fahrenden Operateure allein auf die chirurgische Tätigkeit beschränkt waren und ihre Kundschaft in der weiteren Umgebung im Lande suchen und werben mußten. Die Bader-Chirurgen waren in Bayern im 18. Jahrhundert in Stadt und Land in Zünften inkorporiert, die fahrenden Operateure gehörten dagegen keiner solchen Gemeinschaft an, ermangelten also deren Aufsicht und Schutzes.

Während die Apotheker eine Lehre durchlaufen, Kenntnisse der lateinischen Sprache nachweisen, sich von Amtsärzten prüfen lassen mußten und zuweilen wissenschaftliche Studien an Universitäten machten, lernten die fahrenden und sonstigen freien Arzneihändler, wie Waldmänner, Olitätenträger (Arzneimittel in flüssiger Form, meist Ölpräparate, auch alkoholische Auszüge und Destillate) und andere Arzneihausierer sowie nicht operierende Laienbehandler, empirisch Pflanzen- und Arzneikunde, erwarben sich autodidaktisch Kenntnisse in der Anwendung von Arzneien, auch in der Herstellung zusammengesetzter Medikamente, und entwickelten sich oft im Laufe ihrer Berufsausübung zu Laientherapeuten, die ihre Kunden ärztlich berieten und ihnen Behandlungen verordneten. Auf eine Lehre nach handwerklichen Regeln, wie die Operateure sie gewöhnlich durchlaufen hatten, konnten Arzneikrämer, auch wenn sie als Therapeuten auftraten, gewöhnlich nicht verweisen. Eine zunftähnliche Organisation, die ihnen rechtlichen Schutz und soziale Hilfe gewährt hätte, besaßen auch sie nicht.

● Auf jene drei Lebensbeschreibungen folgen zwei allgemeine Übersichten, die die Einzelschicksale in die zeitgenössischen Verhältnisse einzuordnen ermöglichen: Eine Darstellung der sozialen Schichtung der Heilkunde, die sowohl die Heilberufe in ihrer ständischen Stufung als auch deren Inanspruchnahme durch die verschiedenen Bevölkerungsschichten kurz schildern soll, verbunden mit einer Erklärung der Begriffe *Medizinalpfuscher* und *irreguläre Heiler.* Darauf folgt ein kurzer Überblick über den obrigkeitlichen und administrativen Rahmen, also die Medizinalbehörden in Bayern.

● Das chronologische Gerüst des Buches bilden drei Kapitel, in denen das Wirken der fahrenden Heiler und Heilmittelhändler in Bayern sowie die gesetzlichen Verordnungen, die Art ihrer Durchführung und Auswirkung im Spiegel von Einzelfällen, Berichten, Reformvorschlägen usw. in ihrer zeitlichen Abfolge dargestellt werden. Den politischen Rahmen bilden jeweils die Regierungszeiten der Kurfürsten Max III. Josephs (1745-1777), Karl Theodors (1778-1799) und Max IV. Josephs bzw. König Maximilians I. (1799-1825) und die unter seiner Regierung vollzogenen Reformen bis zum Erlaß der bayerischen Medizinalverfassung im Jahre 1808.

Zwischen diesen drei chronologischen Kapiteln werden folgende Gegenstände des Rahmenthemas abgehandelt:

● Drei Kapitel widmen sich der Herstellung und dem Handel von Arzneimitteln außerhalb der Apotheken. Die Apotheken hatten ursprünglich allein das Recht zur Bereitung und zum Verkauf von Arzneien. Nach dem Aufkommen der chymischen oder chemiatrischen Arzneiherstellung neben der herkömmlichen galenischen entstanden unter bestimmten sozialen und wirtschaftlichen Voraussetzungen in verschiedenen Gebieten seit dem 17. Jahrhundert Destillatoren und Arzneimittelindustrien, die für ihre Produkte eigene Vertriebsverfahren aufbauten — so in Tirol und im Salzburger Zillertal, in Thüringen, Sachsen, Schlesien, der Slowakei, in Halle an der Saale, Augsburg, Regensburg und einigen kleineren Orten Frankens und Bayerns, von wo aus durch Hausierer, Kommissionäre und im Direktversand die Geheim-, Universal- und Spezialmittel unter Umgehung der Apotheken unmittelbar an die Verbraucher verkauft wurden. Neben den sozioökonomischen Bedingungen werden Einzelumstände und -schicksale beschrieben.

● Genaueren Einblick in die Welt der fahrenden Heiler und der immer mehr in die Illegalität abgedrängten Laienbehandler erhalten wir durch zahlreiche Akten, Zeitungsartikel und ärztliche Reformschriften aus den Jahren um 1800. So wird eine ganze Reihe illegaler Behandler, ihre schulmedizinischen, empirischen oder auch magischen Heilpraktiken vorgestellt und ihre rechtliche und soziale Lage beschrieben. Ein Kapitel widmet sich dem vielfältigen Angebot medizinischer und chirurgischer Leistungen fahrender Heiler, die damals noch legal wirken konnten. Danach kommen mit ihren Beschreibungen der allgemeinen medizinischen Versorgungslage und ihren Angriffen gegen alle irregulären Heilpersonen die Ärzte und Aufklärer zu Wort, die in Bayern ab 1799 die Medizinalreform der Montgelaszeit vorantrugen. Aus der Zeit nach der Reform lernen wir noch das Wirken eines geistlichen Wunderheilers in den Jahren 1821/22 und die Berichte bayerischer Amtsärzte über irreguläre Heilkunde um 1860 kennen.

● Den Abschluß bilden der bewegte Lebenslauf und das Wirken des Johann Georg Leinberger, Medicinae practicus, Operateur und fahrender Heiler, und seine Auseinandersetzungen mit den bayerischen Ärzten und Behörden, ein *Sittenbild* aus der Medizin des 18. Jahrhunderts.

Der Leser wird vielleicht eine Abhandlung über den berühmten Wanderarzt und Chirurgen Johann Andreas Eisenbart (1663-1728) vermissen. Hierauf wurde verzichtet, weil es über diese Symbolfigur der fahrenden Heiler bereits eine umfangreiche Literatur gibt und weil er, obwohl in Oberviechtach in der Oberpfalz geboren und in Bamberg zum Wundarzt ausgebildet, sich später in Magdeburg niedergelassen und ausschließlich im nördlichen Deutschland gewirkt hat, während diese Darstellung vor allem die Verhältnisse in und um Bayern beschreibt.

Die Fahrenden Operateure Franz Joseph Elbs Und Sein Schwiegersohn Johann Schatz

Franz Joseph Elbs wurde um 1723 in der Reichsstadt Wangen im Allgäu geboren. Er lernte ordentlich das Baderhandwerk, damit auch die handwerkliche Chirurgie, und hat sich dann auf die *Brucharzneikunst*, also die Behandlung von Eingeweidebrüchen (Hernien) spezialisiert. Die Behandlung geschah sowohl mittels blutiger Operationen als auch unblutig durch Zurückschieben der Brüche und Anlegen von Bruchbändern.

Diesen Beruf übte er selbständig seit etwa 1743 aus. Er ließ sich in Bruck in der den Freiherrn von Pienzenau gehörenden Hofmark Wildenholzen, südwestlich von Ebersberg im Landgericht Schwaben, als Bruchoperateur nieder; von einer Badstubengerechtigkeit ist nicht die Rede.[38] Von hier aus zog er als fahrender Operateur durchs Land, operierte, verkaufte Bruchbänder und gab als Arzneien eine wohl von ihm selbst bereitete grüne und gelbe Salbe zur äußerlichen Anwendung ab.[39]

Den vorliegenden Attestaten über seine erfolgreichen Kuren nach zu schließen, besuchte Elbs vornehmlich Orte in der näheren Umgebung, z.B. Albaching in der Grafschaft Haag — 20 km Luftlinie nordöstlich Brucks, die Hofmark Zinneberg — 3 km südwestlich, Feilnbach im Landgericht Aibling — 30 km südlich. Er besuchte diese Orte mehrfach zu Behandlungen. Begleitet wurde er zumindest zeitweise von seiner Tochter. Wenn er mehrere Personen behandelte und die Nachbehandlungen es erforderten, blieb er längere Zeit am Ort, so z.B. in der Grafschaft Haag, wo er 1783 zwischen August und Oktober dreizehn Wochen lang Praxis ausübte.[40]

Nach seinen eigenen Angaben zog er durch ganz Bayern und die Oberpfalz, pries seine Kuren nicht durch Ausstehen und Ausschreien an, sondern ließ sich rufen, wenn jemand seiner Hilfe bedurfte. Demnach war er in der Region als Brucharzt bekannt und genoß als solcher Anerkennung. Hierfür sprechen auch die Attestate von Ortsobrigkeiten über seine gelungenen Kuren, in denen ihm zudem stets untadeliges Betragen bescheinigt wird. Vielleicht hat er damals schon mit Reklamezetteln geworben, wie er es später tat.[41]

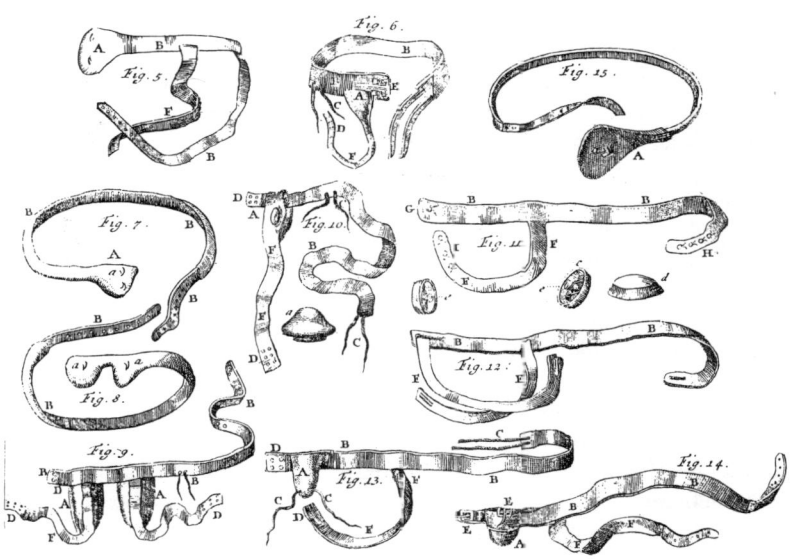

Bruchbänder in verschiedenen Formen:
A, a, d = Knöpfe oder Schilde, die auf der jeweiligen Bruchpforte liegen und sie
verschließen; B = Gürtel, der um den Leib geschnallt wird; dazu kommen Bän-
der (C) oder Schnallen (E) mit Löchern (D) usw.

Die Brucharzneikunst

Von Brüchen oder Hernien spricht man, wenn aus einer Körperhöh-
le, gewöhnlich der Bauchhöhle, Eingeweide, etwa Darmschlingen,
durch eine *Bruchpforte*, das ist eine angeborene oder erworbene
Lücke in der Wandung, meist der Bauchwand, austreten und mit dem
sie umgebenden Bauchfell einen Bruchsack bilden. Wie Lorenz Heisters *Chirurgie* ausweist, befanden sich die zu jener Zeit meist diagnostizierten und behandelten Brüche an der vorderen Bauchwand:
Leisten-, Hoden- und Nabelbrüche. Diese sind von außen als Schwel-
lung unter der Haut oder im Hodensack zu sehen und zu tasten; enthalten sie Darmschlingen, dann spürt man beim Tasten *einiges Grun-
zen der Därme*. Solche Brüche entstehen entweder langsam oder
plötzlich bei starker Belastung, wie Heben, Springen und Stoßen.
Ließ sich ein Eingeweidebruch von außen zurückschieben (reponieren), heilte man ihn bei jungen Leuten mit einem Bruchband, ältere mußten dieses lebenslang tragen. Operiert wurde, wenn der Bruch

verwachsen und nicht zu reponieren, vor allem aber wenn er einge-
klemmt (inkarzeriert) war. In diesem Fall entwickelte sich ein *Brand*,
das heißt eine Entzündung des eingeklemmten Darmstückes, es kam
zum Darmverschluß mit tödlichem Ausgang. Bei der Operation, die
ohne Narkose durchgeführt wurde, durchtrennte man die Haut über
dem Bruchsack vorsichtig, erweiterte die Bruchpforte mit einem
Messer und schob den Bruchsack in die Bauchhöhle zurück. Danach
wurde die Bruchpforte mit einer durch die ganze Bauchwand gezogenen Naht oder durch einen zusammenziehenden Verband verschlossen.

Der Patient mußte danach liegen. Die Verdauung wurde durch
leichte Kost, milde Abführmittel und vorsichtige Klistiere geregelt.
Wenn er wieder aufstehen durfte, mußte er für einige Zeit ein Bruchband tragen, bis die Bruchpforte verheilt war und die Bauchwand sich
gefestigt hatte. Diese Nachbehandlung führte der Chirurg durch; ein
fahrender Operateur mußte hierzu längere Zeit am Ort bleiben.[42]

Daneben gab es den Fleischbruch (Sarkozele), eine Geschwulstbil-
dung am Hoden, den Wasserbruch (Hydrozele), eine Flüssigkeitsan-
sammlung im Hodensack, und den Krampfaderbruch, eine starke Erweiterung der Hodenvenen; diese wurden mit Medikamenten oder
operativ behandelt.[43]

Bruchbänder hatten sich die Chirurgen in vielen verschiedenen
Formen ausgedacht. Sie sollten von außen die Bruchpforte verschließen und mußten jedem Patienten angepaßt werden. Man fertigte sie
für kleine Kinder aus starkem Leinen, für größere Kinder und Erwachsene aus Leder, fütterte und polsterte sie mit Barchent oder
Baumwolle. Zuweilen waren sie auch aus Draht oder Eisenbändern,
die mit Stoff oder Leder überzogen und gepolstert waren. An der
Stelle, die über der Bruchpforte zu liegen hatte, war oft ein besonde-
res Polster angebracht.[44]

***

Obwohl Franz Joseph Elbs sicher bereits seit Jahren in der Region
östlich Münchens seiner Tätigkeit als Operateur nachging, unterzog
er sich am 15. Januar 1781 vor dem *Collegium medicum* einem Examen. Es ist wohl anzunehmen, daß er längst geprüft war, bestand
doch Prüfungspflicht für fahrende Ärzte durch die jeweiligen
Rentamts- und Landschaftsphysici aufgrund kurfürstlichen Mandats
von 1756.[45] Vielleicht gaben die Mandate von 1778/79 über fahren-

de Heiler und Arzneihändler den Anlaß dazu.[46] Elbs jedenfalls fand die volle Anerkennung bei dem sonst seinen Berufskollegen gegenüber strengen Collegium, das ihm bescheinigte, daß er *auf die umständlich gestelte Fragen volkommenes Genügen geleistet hat.* Die Herren, unter ihnen Protomedicus Dr. Johann Anton von Wolter, erteilten ihm die Approbation, *daß er seine Brucharzneykunst nebst den hierzue erforderlichen Bändern ausüben, wie auch seine grün- und gelbe Salben, denen es vonnöthen, gebrauchen könne, hingegen aber, was sowohl innerlich als äusserlich medizin- und chirurgische Krankheiten betrifft, er sich unter Verlust seines hiemit ertheilten Privilegii zu enthalten habe.*[47]

Das war zwar eine Approbation, doch beschränkte sie den Inhaber auf sein engeres Fachgebiet. Nichtsdestoweniger war sie für Elbs unentbehrlich, denn in der folgenden Zeit wurde ihm die Konzession vom Kommerzien-Kollegium bzw. von der Oberlandesregierung jeweils nur für ein Jahr ausgestellt, wofür er ein schriftliches Gesuch einreichen mußte, auf dem er dann auf das Zeugnis des Collegium medicum verweisen konnte. Zudem legte er solchen Anträgen die bereits erwähnten Attestate von Ortsobrigkeiten über gelungene Behandlungen bei.

Die erste dieser Konzessionen wurde am 7. Juni 1781 ausgestellt und erlaubte Elbs, weiter Brüche zu behandeln, Bruchbänder, gelbe und grüne Salbe zu verkaufen und dies auf öffentlichen gefreiten Jahr- und Wochenmärkten in Bayern, der Oberpfalz und der Grafschaft Leuchtenberg. Sie wurde am 29. September 1782 erneuert, allerdings mit der Einschränkung, die Salben nur an Apotheker, Bader und Hufschmiede zu verkaufen. Die Behörden engten die Konzessionen schrittweise ein.[48]

Am 29. September 1783 beantragte Elbs eine lebenslange Konzession, die er aber nicht erhielt, denn am 14. November dieses Jahres wurde das Verbot der medizinischen Praxis durch die sogenannten Landärzte, Wurzelgräber und Waldmänner von 1778 wieder eingeschärft, nachdem es nicht befolgt worden war. Hierauf richtete Elbs ein ausführliches Gesuch an den Kurfürsten, in dem er auf 40jährige erfolgreiche Berufsausübung und die Anerkennung bei Publikum und Obrigkeiten hinwies; er habe sich stets ordentlich aufgeführt, gehöre auch nicht zu den Ausstehern und Marktschreiern usw. Da er jetzt 60 Jahre alt sei, bat er noch einmal um eine lebenslängliche Konzession. Diese wurde ihm schließlich am 14. Januar 1784 erteilt.[49]

Erfolgreiche Kuren, dankbare Patienten

Über die bruchärztliche Tätigkeit geben uns drei Zeugnisse Auskunft, die sich Elbs hat ausstellen lassen:

Das gräflich-fuggerische Hofmarksgericht zu Zinneberg bestätigte, daß Elbs 1774 einen dort ansässigen Schuhmacher ohne Operation, also wohl durch Zurückschieben von außen und mit einem Bruchband, von einem Stechen im Leib befreit habe, das diesen 14 Jahre lang gequält hatte. Außerdem habe er 1779 bei dem 14jährigen Sohn des Hofmarkwirts einen Netzbruch von der Größe eines Hühnereis ebenfalls unblutig behoben.[50]

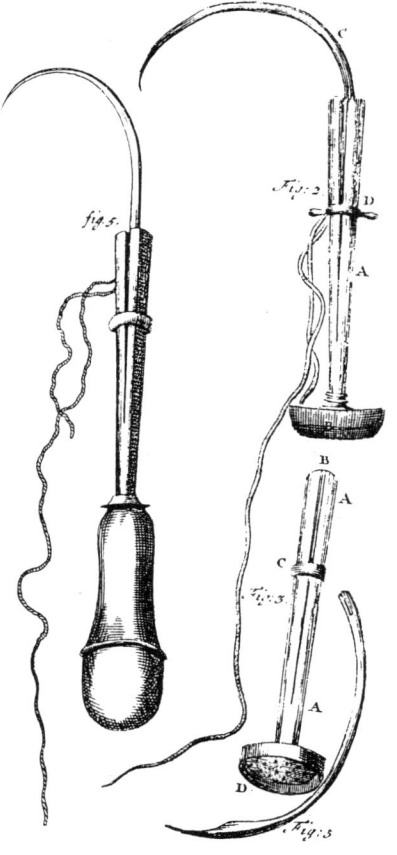

Chirurgische Nadelhalter und Nadeln: die Nadel mit dem eingezogenen Faden wurde in den Spalt des Halters gesteckt und dieser durch Vorschieben des Ringes zusammengeklemmt.

Der kurfürstliche Pfleger von Aibling konnte 1781 über die Tätigkeit des Operateurs in seinem Amtsbezirk attestieren:

1mo Gallus Schlickenrieder, verheuratheten Häußls-Besizer beim Plumbsen zu Göggenhofen, ist mit einer Glieder-Krankheit dermassen behaftet gewesen, daß deme alle umliegende Baader nicht zu helfen vermögent, und nachdeme derselbe seine Mittel gänzl. verwendet gehabt, ihn gar nicht mehr unverantwortlich besucht haben; er Elbs entgegen auf Ansuchen demselben aus Barmherzigkeit und kristlichem Menschen-Gemüthe ohne geringsten Unkosten, sohin umsonst wieder völlig hergestellet und zur nicht verhoften Gesundheit gebracht hat.

2do Josephen Zach, 13jährigen Häußlers-Sohn zu Fählnbach, ist ein Netzbruch ohne Schnitt glücklich kurirt worden, und

3^tio ist auch von selben ein zweyjähriges Mägdlein, Maria Kuchlerin von Fählnbach, mit einem Nabel-Bruch, welcher Mannsfaust groß gewesen, geschnitten und hergestellt worden.[51]

Im Fall des Gallus Schlickenrieder war Elbs, nachdem die Landbader versagt hatten, die letzte Zuflucht; es hat auch den Anschein, daß er hier innerlich mit Arzneimitteln behandelt hat, was ihm eigentlich verboten und vielleicht auch ein Grund dafür war, daß er keine Bezahlung genommen hat. In einem Zeugnis zur Vorlage bei der Zulassungsbehörde durfte hierzu natürlich keinerlei Andeutung gemacht werden. Auf der anderen Seite zeigt dies, daß der Aussteller, der ja auch eine Behörde war, hier im Interesse der Patienten und Heiler zwei Augen zudrückte.

Schließlich hat 1783 das Landgericht Reichsgrafschaft Haag dem Elbs *mit vollem Wahrheits-Grunde hiedurch obrigkeitlich bestättiget, daß er wehrend seines 13 Wochen langen Aufenthalts sowol hier, als in dem hiegerichtlichen Dorfe Albaching denen bey ihm sich gemeldeten Patienten mit verschiedenen an denenselben vorgenommenen Operationen sehr gute Dienste geleistet.*[52]

Netz- und Nabelbruch

Von einem Netzbruch (Epiplozele) spricht man, wenn bei einem Leistenbruch nicht Darmschlingen, sondern das große Bauchnetz (Omentum maius) durch den Leistenkanal aus der Bauchhöhle austritt, mitunter bis in den Hodensack. Nach Lorenz Heister war der Netzbruch nicht gefährlich, gewöhnlich leicht in die Bauchhöhle zurückzudrängen und sollte dann durch ein Bruchband gehalten werden. Eine Operation sei gewöhnlich nicht nötig.[53]

Der Nabelbruch, wie bei Maria Kuchler genannt, ist meist angeboren. Hier treten die Darmschlingen durch den nicht verschlossenen Nabelring aus der Bauchhöhle ins Unterhautgewebe. Bei der Operation wurde der auf einem Tisch liegende Patient von vier Personen an Armen und Beinen gehalten oder festgebunden. Nach Durchtrennen der Haut über dem Bruchsack wurde die Bruchpforte mit dem Messer erweitert, der Bruchsack mit den ausgetretenen Darmschlingen in die Bauchhöhle zurückgedrängt und sodann der Erweiterungsschnitt und der Nabelring zugenäht. Hierzu fädelte man einen starken gewachsten Faden auf zwei gebogene Nadeln, stach diese etwa einen Finger breit von jedem Wundrand entfernt von innen her durch die ganze Bauchwand, zog die beiden Fadenenden durch und verknotete sie über der Haut. Je nach der Größe der Bruchpforte und der Länge des Erweiterungsschnittes setzte man mehrere Nähte. Dabei mußte ein Gehilfe die Bauchdecke so zusammenhalten, daß die Wundränder aufeinanderlagen. Die verschlossene Wunde wurde mit Wundbalsam bestrichen und ein Verband aufgelegt. Regelmäßiger Verbandwechsel, Diät und Arzneimittelgaben zur Vorbeugung einer Entzündung waren nötig und konnten viele Tage dauern. Der Chirurg sollte den Patienten wenigstens einmal täglich besuchen.[54]

Gemeinschaftspraxis mit dem Schwiegersohn

Elbsens Schwiegersohn, der Operateur Johann Schatz, wurde im Jahre 1763 von dem Münchner Rentamtsphysicus Dr. Erhard Winterhalter geprüft. 1770 stellte ihm der kurfürstliche Hofrat ein Patent zur Berufsausübung auf Lebenszeit aus, das ihn als Operateur für Leibschäden, Auswüchse (Brüche, Geschwülste) und Hasenscharten approbierte. Wenn dies seinen Eintritt in die selbständige Berufsausübung markiert, dürfte er etwa 20 Jahre jünger gewesen sein als Elbs. Ansässig war Schatz in der Hofmark Bayerbach, damals den Freiherrn von Gumppenberg gehörig, im Landgericht Kirchberg am kleinen Laber. Auch Schatz besaß offenbar keine Badstubengerechtigkeit.[55]

Wann er die Tochter von Elbs geheiratet hat, die ja als Begleiterin ihres Vaters auf dessen Reisen gewissermaßen vom Fache war, ist unbekannt. Es liegt nahe anzunehmen, daß Schatz, Elbs und dessen Tochter sich bei ihrer Berufsausübung kennengelernt haben und eine zugleich familiäre und geschäftliche Verbindung eingegangen sind.

Wir hören von Elbs und Schatz jedenfalls erst wieder im Februar 1802, als sich Schwiegervater und Schwiegersohn gemeinsam im Landgericht Osterhofen an der Donau über mehrere Wochen mit Duldung des Landrichters aufhielten. Sie verteilten dort in Dörfern und einzelnen Häusern, an den Feiertagen vor den Kirchen sowie auf Märkten an die Bevölkerung Reklamezettel, in denen sie ihre Dienste als Operateure anboten. Beiden war inzwischen das Kurieren nicht mehr im freien Umherziehen, sondern nur noch in ihren Wohnorten Wildenholzen und Bayerbach erlaubt, eine Folge der 1799 begonnenen Medizinalreform.[56]

Auf die Anzeige des Osterhofener Wundarztes und Accoucheurs (Geburtshelfers) Joseph Gierlinger bei der Sanitätskommission in München erging der Befehl an die zuständigen Behörden, das weitere freie Kurieren der beiden Operateure zu unterbinden und jeden zu verpflichten, nur noch in seinem Heimatort zu praktizieren.[57]

Was hierauf konkret erfolgt ist, bleibt unklar. Im Laufe der folgenden Monate starb Franz Joseph Elbs im Alter von etwa 80 Jahren. Sein Schwiegersohn aber zog im August wieder durch die Lande, verteilte weiter die Reklamezettel und betätigte sich als Bruchoperateur. Darauf wurde im September die Fahndung gegen ihn ausgeschrieben, die Landgerichte wurden angewiesen, ihn festzunehmen.[58]

Schatz stellte sich hierauf selbst im November 1802 der Sanitätskommission zu einer Prüfung, die die Medizinalräte jetzt, nachdem er sein Approbationspatent von 1770 vorlegte, für überflüssig hielten, zumal er sich ja auch *nicht unwürdig gemacht* habe. Nichtsdestoweniger bestand die Generallandesdirektion auf der Prüfung, die dann am 1. Dezember von vier Medizinalräten abgenommen wurde; da es eine Wiederholungsprüfung war, wurden vom Prüfling keine Gebühren erhoben. Mit dem Ergebnis konnte sich Schatz sehen lassen, denn die Prüfer urteilten über ihn: er habe *über seine erlernte theoretisch- und practische Kunst, Leibschäden, Auswüchse und Hasenscharten zu operieren, durchgehends und besonders im Practischen das hinlängliche Genügen geleistet.*[59]

Die Prüfungsbescheinigung erlaubte ihm wiederum diese speziellen Operationen, verbot aber die Behandlung anderer Fälle, insbesondere innere Kuren. Außerdem war die Heiltätigkeit eines Operateurs jetzt auf den heimatlichen Gerichtsbezirk beschränkt, und es wurde verlangt, daß bei den Operationen ein Arzt zugegen war.

Dies mußte Schatz ein knappes Jahr später eingeschärft werden, nachdem er wieder angezeigt worden war, daß er herumzöge, Rekla-

mezettel verteile und seine Dienste als *Marktschreier* empfehle. Man drohte ihm jetzt mit völligem Berufsverbot und Entzug seiner Originaldokumente von 1763 und 1770.[60]
Dem hat er sich anscheinend gefügt, da sich von nun an keine aktenmäßigen Zeugnisse mehr über ihn finden.

Stand und Rechte fahrender Heiler

An Scheider, Elbs und Schatz, an dem im folgenden vorzustellenden Rupprecht und an späteren Beispielen ist zu ersehen, daß es sich bei diesen fahrenden Heilern um bürgerliche oder auf dem Land in geordneten Untertanenverhältnissen ansässige, wohl auch meist mit Haus versehene Existenzen gehandelt hat. Soweit es handwerkliche Heiler waren, unterschieden sie sich von den Bader-Chirurgen durch die fehlende Badstubengerechtigkeit, weshalb sie im Umherziehen ihre Kundschaft finden mußten, und dadurch, daß sie nicht eingezünftet waren. Soweit sie sich an ihre beruflichen Grenzen hielten, lebten sie in gesellschaftlich und rechtlich geordneten Verhältnissen. Freilich sahen sie sich oft veranlaßt oder durch Not gedrungen, diese Grenzen zu übertreten, und die ortsansässig praktizierenden Heilpersonen sahen in ihnen von vornherein unliebsame Konkurrenten, die man gern der Illegalität zieh.

Bei Schneider hatte sich der Beruf in der Familie vererbt, bei Elbs und Schatz bestand eine Verbindung durch eine Ehe. Als weiteres Beispiel für eine bürgerliche Familie fahrender Heiler ist uns die in der Stadt Dingolfing ansässige Familie Dendl bekannt; dort gab es einen Stadtphysicus, eine Apotheke, zwei Bader und zwei Stadthebammen als niedergelassen praktizierende Heilpersonen.[61]

Um die Mitte des 18. Jahrhunderts wirkte von hier aus der *Chirurgus circumforaneus* Martin Dendl. Er besaß das Bürgerrecht und war verheiratet. Seine Frau gebar ihm zwischen 1750 und 1767 vier Söhne und drei Töchter; zwei Söhne und eine Tochter starben als Säuglinge. Er beschäftigte einen Gehilfen, den *Arztenkerl* Johann Peter Leff, mit dem er 1777 seine älteste Tochter Maria Anna Rosina verheiraten wollte. Das junge Paar sollte weiter in Dendls Haus wohnen und Leff bei ihm arbeiten. Auf die Einwendungen der beiden Bader und des Apothekers hiergegen, *wegen besorglichen Einpfuschen und Brotschmellerung,* verweigerte der Stadtrat zunächst den Ehekonsens. Er hat aber wenig später den beiden anscheinend doch zu heiraten erlaubt, denn 1779 ließen sie als Ehepaar ein Söhnlein taufen, das sie allerdings schon einen Monat später ins Grab legen mußten. Der alte Martin Dendl starb 1784.

Gleichzeitig mit ihm war Tobias Dendl als *Marktschreier* in Dingolfing wohnhaft, möglicherweise ein Bruder, auch er verheiratet und mit Kindern gesegnet. Diese ganze Sippe hat wohl zusammengearbeitet und ist als Truppe mit Hanswurst im Lande herumgezogen. Zu ihrer jüngeren Generation gehörte noch der *Pharmacopola circumforaneus und Arzt*, also der fahrende Arzneihändler und Heiler, Johann Martin Dendl. Er war seit 1786 mit der Tochter des Dingolfinger Nachtwächters verheiratet und hatte von ihr zwei Söhne und eine Tochter; auch hier starb ein Sohn als Säugling. Johann Martin wirkte von Dingolfing aus als fahrender Heiler bis zu seinem Tod im Jahre 1804.

Fahrende Heiler genossen nicht nur Heimatrechte als Bürger oder ländliche Untertanen, sondern auch den üblichen Rechtsschutz, wenn sie auf ihren gewerblichen Reisen an anderen Orten weilten. Hierzu noch ein Beispiel aus Dingolfing:[62]

Hier weilte im Jahr 1774 der fahrende Okulist (Augenarzt) und Operateur Jakob Späth, um Patienten zu behandeln. Über ihn streute die bürgerliche Schneiderin Elisabeth Ernst in der Bevölkerung aus, er sei aus Ried im Innviertel bei Nacht und Nebel davongereist, weil ihm dort drei Patienten verstorben seien. Da dies seinen Ruf als Operateur empfindlich verletzte und seinem Geschäft schadete, zeigte er die Frau beim Stadtrat wegen übler Nachrede an. Die Ratsherren befanden die Frau schuldig und verurteilten sie zu einer Stunde Schandgeige; das heißt, sie mußte eine Stunde lang auf öffentlichem Platz stehen, wobei sie ein geigenförmiges aufklappbares Holzbrett tragen mußte, in das der Hals und die beiden Handgelenke in entsprechenden Öffnungen eingeschlossen waren.

DER WUND-, ZAHN- UND AUGENKÜNSTLER JOHANN CHRISTOPH RUPPRECHT

Um das Jahr 1743 geboren, hatte Johann Christoph Rupprecht das Wundarzthandwerk erlernt. Weder sein Geburts- noch sein Lehrort noch auch seine elterliche Herkunft sind uns bekannt. Wir wissen nur, daß er, offenbar nach Beendigung seiner Lehre, wie immer sie auch ausgesehen haben mag, sich im August 1768, also im Alter von etwa 25 Jahren, als Wund-, Zahn- und Augenarzt in der Hofmark Berg, unmittelbar südlich Landshuts gelegen, niederließ und als Untertan aufgenommen wurde. Eine Badstubengerechtigkeit besaß er nicht, so daß er seinen Beruf ambulant ausüben mußte; auch betrieb er keine sonstige, etwa landwirtschaftliche Tätigkeit im Nebenerwerb. Er verband mit der Tätigkeit als fahrender Operateur einen kleinen Arzneihandel, bei dem er Zahnpulver, Laxierpillen, grünes Pflaster sowie Tinkturen und Elixiere feilbot. Nachweislich hat er in den Gegenden von Mühldorf und Wasserburg behandelt, also über 40 und 50 km Luftlinie von seinem Heimatort entfernt; wahrscheinlich unternahm er aber noch weitere Reisen.[63]

Im Juli 1770 bestand er bei dem Hofarzt und Landschaftsphysicus Dr. Winterhalter in München ein Examen, wobei auch die Arzneiwaren, die er führte, als unschädlich anerkannt wurden. Hierüber erhielt er ein Zeugnis, das ihm für die nächsten Jahrzehnte als Legitimation für seine Tätigkeit diente.[64]

39 Jahre nach seiner Niederlassung in Berg stellte das dortige Hofmarksgericht Rupprecht ein sehr vorteilhaftes Zeugnis aus und bestätigte, daß er sich *nicht nur als ein ruhiger, thätiger, ehrlicher und rechtschaffener Unterthan, dann geschickter Arzt immer ausgezeichnet und sich stets so bewiesen hat, daß wider ihn während dieser langen Zeit bei dem hiesigen Amte nie die mindeste Beschwerde vorkam, sondern, daß er auch durch seine so geschickte, als glücklichen Operationen an Augen, Hasenscharten, dann Wolfsrachen etc. ... dem Publicum eben so große, als nützliche Dienste geleistet hat.* Außer diesen Operationen habe er auch andere äußerliche Schäden mit erlaubten Mitteln — also nicht innerlich — mit bestem Erfolg behandelt und sei über die *betrügerische, nachtheilige Klasse gewöhnlicher Quacksalber erhaben.*[65]

Gelungene Behandlungen

Über Rupprechts chirurgische Behandlungen liegen uns zwei Zeugnisse von kirchlicher und weltlicher Seite vor, die ausgestellt wurden, damit sie der Operateur den Zulassungsbehörden als Belege seiner Kunstfertigkeit vorlegen konnte:

Zeugnis. — Gegenwärtiger Herr Joannes Christoph Ruprecht, Oculist von Hofberg nächst Landshut, hat des Michael Oberhueber, Bauern zu Niederfeldenstein (Landgerichts Mühldorf, der Pfarre Oberfeldenstein) sein mit 16 Wochen altes Söhnlein nahmens Joseph den 13. März 1807 an einer sogenannten Hasenscharte so gut operiert, daß obbemelder Vater mit dieser Heilung vollkommen zufrieden ist und er andern dergleichen schadhaften Personen empfehlen will. Welches von Seite Endes unterschriebnen hiemit attestiert wird. — Den 20. Merz 1807, Pfarr Oberfeldenstein. (L.S.) Anton Steiner, Pfarrer.

Von Königlichen Landgericht wegen wird dem Johann Christ. Ruprecht, examinierten Occulisten, dann Wund- und Zahn-Arzt bei Landshut auf sein Ansuchen hiemit bezeiget, daß er in den hiesigen Amtsbezirke 2 recht wohl gelungene Kuren gemacht, indem er dem Mathias Garsberger, Hueber zu Heuwinkl, welcher volle 3 Jahre gesichtslos gewesen, durch eine Augen-Operation mittels Starrstechen wieder zu seinen vollkommenen Gesicht geholfen und der 7jährigen Tochter des Philipp Straßer, Reindl zu Leibestorf, einen sogenannten Wolfsrachen und gespaltenen Maxila geschnieden und innerhalb 6 Tagen völlig curiert hat. Der selbst anwesende Mathias Garsberger und der Vater der Reindlbauernstochter von Leibestorf bestättigen die Aechtheit der Angabe durch Unterzeichnung: + Zeichen des Garsberger. Philipp Strasser. — Wasserburg, den 27. Juni 1807. — (L.S.) Gröller, Landrichter.[66]

Hasenscharte und Wolfsrachen

Die Hasenscharte ist eine angeborene Hemmungsmißbildung, bei der die Oberlippe gespalten bleibt. Der Spalt kann in den Oberkieferknochen (maxilla) hineinreichen. Reicht er bis in den Gaumen, spricht man von einem Wolfsrachen. Im letzteren Fall konnten die davon Behafteten, wie Heister schreibt, auch nach der Operation *lebenslang nicht anders als sehr übel und unannehmlich durch die Nase reden.* Die Heilung dieses Schadens war damals wie heute nur durch eine Operation möglich mit dem Ziel, die gespaltenen Lippen zu vereinigen und zusammenheilen zu lassen. Ein operativer Zusammen-

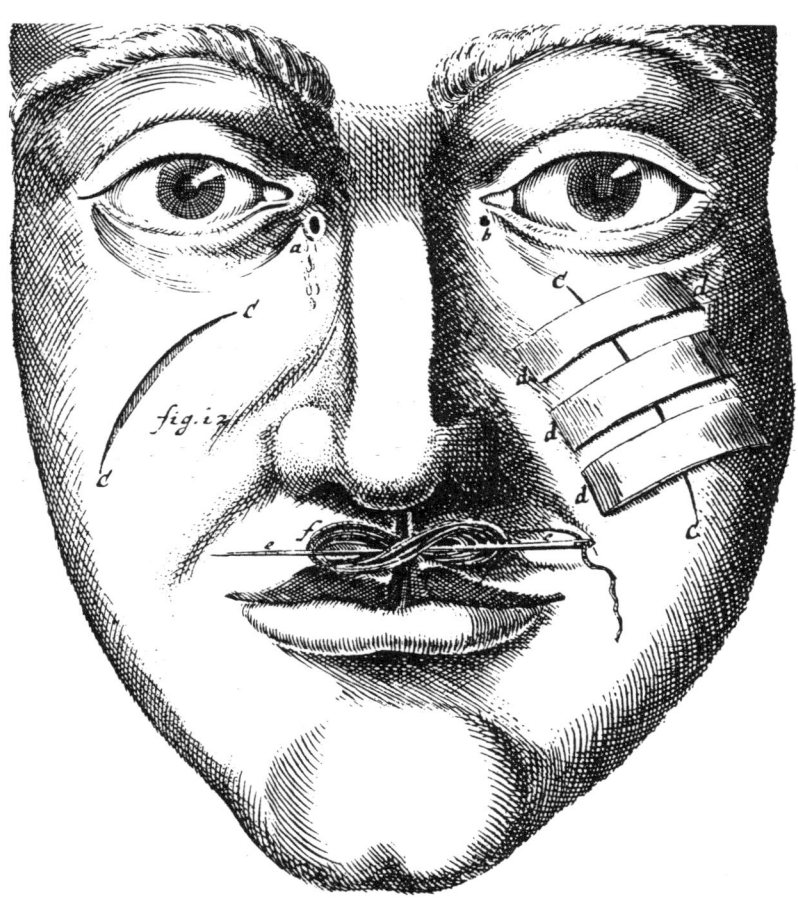

Operation der Hasenscharte: die gespaltene Oberlippe wurde vom Oberkiefer gelöst, an den Spalträndern gerade geschnitten und die hierdurch entstandenen Wundränder durch quer hindurchgesteckte Nadeln und um deren Enden gespannte Fäden zusammengezogen.

schluß des Oberkieferknochens und Gaumens war damals nicht möglich.[67]

Bei der Operation der Hasenscharte saß der Patient dem Operateur gegenüber, sein Kopf wurde von einer Hilfsperson festgehalten. Kinder, bei denen die Operation schon vom sechsten Lebensmonat an vorgenommen wurde, wurden von einer Hilfsperson auf den Schoß genommen und gehalten. Der Operateur löste die beiden Teile der Oberlippe im Bereich der Spaltung vom Zahnfleisch und schnitt die Haut in der Spalte mit einem Messer oder einer Schere weg, so daß glatte Wundränder entstanden. Diese fügte er zusammen, stieß quer durch die Wunde von einem zum anderen Oberlippenteil zwei oder drei Silbernadeln so ein, daß deren Enden aus der Haut ragten, und zog die Wundränder mit einem Faden zusammen, den er unter diese Nadelenden einlegte, in der Weise einer liegenden 8 von einem Wundrand zum anderen um die Nadel schlang und so die Wundränder zusammenzog. Die Wunde wurde mit Wundbalsam bestrichen und Charpie bedeckt und über das Ganze von einer Wange zur anderen ein Heftpflaster so straff angelegt, daß es die Wunde noch einmal zusammenzog. Erst nach drei oder vier Tagen sollte der Verband das erste Mal gewechselt, nach etwa sieben die erste Nadel und nach je zwei bis drei weiteren die übrigen herausgezogen werden.[68]

Der Starstich

An den Augen wurden damals verschiedene Operationen durchgeführt, die wichtigste war der sogenannte Starstich. Hierdurch wurde der graue Star (Katarakt) behandelt, eine altersbedingte Trübung der Linse, die zum Verlust der Sehfähigkeit führt; die Patienten können im Endzustand nur noch hell und dunkel unterscheiden. Diese Operation hat Rupprecht an Matthias Garsberger durchgeführt, bei dem der Star offenbar dieses Endstadium erreicht hatte.

Bei der Operation saß der Patient dem Operateur gegenüber, sein Kopf wurde von einer hinter ihm stehenden Hilfsperson gehalten. Der Operateur sollte fähig sein, mit beiden Händen gleich gut zu arbeiten, da er die Starnadel am linken Auge mit der rechten und am rechten mit der linken Hand führen mußte. Mit Daumen und Zeigefinger der einen Hand hielt er das Auge offen, mit der anderen führte er die schmale lange Nadel, die mit einem Griff versehen war, und stach sie von der Schläfenseite außerhalb der durchsichtigen Hornhaut durch die weiße Lederhaut ins Auge ein, schob sie unter der Regenbogenhaut bis in die Pupille vor und drückte dort die getrübte Linse nach unten hinter die Regenbogenhaut in den Glaskörper. Oft stieg die Linse wieder in die Pupille hoch; sie mußte dann mitunter mehrmals wieder hinunter gedrückt werden. Es kam auch vor, daß die Linse nach der Operation wieder hochstieg; es mußte dann nachoperiert werden. Nach der Operation wurde dem behandelten Auge eine mit einem Augenwasser oder Branntwein getränkte Kompresse aufgelegt und beide Augen verbunden, damit der Patient im Dunkeln lag und die Augen nicht bewegte. Acht Tage sollte er ruhig liegen, das Bett nicht verlassen; es mußte für leichten Stuhlgang gesorgt und einer Entzündung der Operationswunde vorgebeugt werden, letzteres z.B. durch Aderlässe. Dann wurde der Verband abgenommen, der Patient sollte aber in einem abgedunkelten Zimmer bleiben. Nach zehn Tagen durfte er im Zimmer herumgehen. Die Nachbehandlung hatte der Operateur zu leiten.[69]

In einer Eintragung im Mirakelbuch der eucharistischen Wallfahrt zum Hl. Salvator zu Bettbrunn bei Ingolstadt aus dem Jahre 1765 erzählt uns ein geheilter Patient von seiner Starerkrankung und der erfolgreichen Behandlung durch einen Augenarzt:

Es hat sich der wohlweise Herr Johann Adam Haid, des Raths und Fleischhacker in Braitenbrunn, alhier persöhnlich bekent und angezaigt, das er auf ainen Aug ganzer 7 Jahr blind gewesen, wurde auch endlich das zweyte Aug mit einen Fehl überzogen und hat sich ain halb Jahr lang in dem ellend stockblinden Stand befunden, und diser Zeit hat er beständig dem heyligen Salvator angerueffen: ainen verständigen Occulisten oder Arzten zu schickhen, welcher ihme nach Gott mitls Stechung des Staaren wüderumben zu dem Augenliecht verhelfen mechte. Er hat vollkommen erhalten, umb was er gebetten: Ain ohngefehr angelangt bewerther Occulist hat ihm ermelten Staar ohne mündisten Schmerzen dermassen glicklich gestochen, das er den 4ten Tag hat können ans Licht gestelt werden. Er schreibt alles dem wundervollen heyligen Salvator zue, ansonsten wurde dise schnelle Opperation nit so wohl gelungen haben. Er hat sich dan zu Fuess hieher verfieget, einen vergoldeten Thaller zum Anhängen überbracht und durch angefrümbte heylige Messen sein schuldige Dancksagung abgestattet.

***

Wie aus jenen Zeugnissen aus dem Jahre 1807 hervorgeht, ist Rupprecht seiner Tätigkeit als fahrender Operateur durch die Jahrzehnte und auch nach dem Beginn der Medizinalreform in Bayern ungehindert nachgegangen. Wohlhabend wurde er damit wohl nicht. Erst sehr spät gründete er eine Familie. Er war bereits 64 Jahre alt, als er neben seiner Frau noch drei kleine Kinder zu versorgen hatte, deren ältestes vier Jahre alt war.[70]

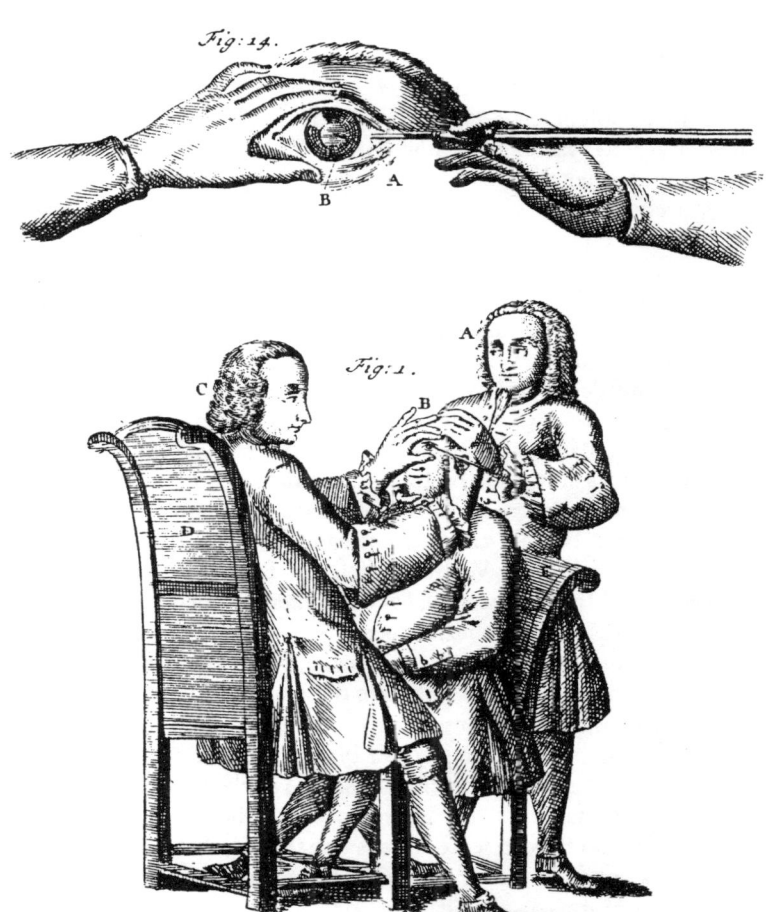

Die Operation des grauen Stars (am linken Auge): unten die Stellung von Patient, Operateur und Helfer; oben der Einstich der Starnadel durch die Lederhaut (A), die Spitze erscheint in der Pupille (B), um die getrübte Linse nach unten zu drücken.

Damals, im Januar 1807 ließ ihn der bürgerliche Kaminkehrer Martin Hanner nach Mühldorf rufen, damit er an dessen anderthalbjährigem Söhnlein eine Hasenscharte operierte. Rupprecht führte Operation und Nachbehandlung durch. Während dieser Zeit wurde er aufgrund einer Anzeige des dortigen Landgerichtsarztes vor die Landgerichtsbehörde zitiert. Der Aktuar, der den Landrichter vertrat, und der Physicus forderten ihm seine Zeugnisse ab und wiesen ihn an, entweder die Erlaubnis zur Durchführung solcher Behandlungen beizubringen oder diese künftig zu unterlassen. Als nach fünf Tagen die Behandlung des kleinen Hanner abgeschlossen und wohlgelungen war, führte Rupprecht den Patienten dem Landrichter vor. Dieser stellte den Erfolg nicht in Abrede, gab aber die Zeugnisse nicht zurück, sondern sandte sie an das für Rupprecht zuständige Landgericht in Landshut. Dieses aber wies das Hofmarksgericht Berg an, Rupprecht künftig solche Kuren zu untersagen *und kein Attestat zum Reisen mehr zu geben*. Dies aber hätte den Betroffenen in den Ruin und seine Familie an den Bettelstab gebracht.[71]

Noch während dieses Verfahren lief, hat Rupprecht im März im Landgericht Mühldorf jenen 16 Wochen alten Knaben aus Niederfeldenstein an der Hasenscharte operiert und dem Landgerichtsarzt vorgestellt, um seine Fertigkeit zu belegen, worauf dieser - im Widerspruch zu Heister - erklärte, daß man diese Operation nicht vor dem zehnten Lebensjahr vornehmen dürfe. Rupprecht muß sich seiner Sache ziemlich sicher gewesen sein. Er besorgte sich sodann jene Zeugnisse über seine erfolgreiche chirurgische Tätigkeit und ordentliche Führung als Untertan, stellte in einem ausführlichen Brief der Landesdirektion von Bayern seine Lebensverhältnisse und Berufstätigkeit dar und bat um die Erlaubnis, seine Kuren weiter durchführen zu dürfen. Das Hofmarksgericht Berg wies in seinem Führungszeugnis zudem darauf hin, daß für Rupprecht dieser Beruf der einzige Nahrungsquell sei, und bat, ihn eventuell noch einmal prüfen zu lassen. Dies entsprach einem kurfürstlichen Reskript aus dem Jahre 1805.[72]

Die Landesdirektion ging hierauf ein und bestellte Rupprecht zu einer Prüfung, die jedoch möglicherweise nicht durchgeführt wurde. Vielleicht hielten sie die Medizinalräte für überflüssig wie 1802 bei Schatz und setzten sich damit diesmal durch. Am 1. September 1807 jedenfalls wurde Rupprecht die Approbation von 1770, Augen-, Hasenscharten- und Wolfsrachenoperationen durchzuführen, *konfirmiert*.[73]

SOZIALE SCHICHTUNG DER HEILKUNDE
STÄNDISCHE MEDIZIN

Aus dem Bedürfnis nach Hilfe in Krankheit und Siechtum und aus den vorhandenen Möglichkeiten zu helfen, hatte sich im sozialen Rahmen der alten Ständegesellschaft bis zum 16. und 17. Jahrhundert eine ständisch gestufte Ordnung des Anbietens und Annehmens heilkundlicher Dienste herausgebildet.[74]

Doktoren, Bader und Ungelernte

Die Kreise, die in irgendeiner Weise an Herrschaft beteiligt waren, also Hofhaltungen, Adel, höhere Geistlichkeit und wohlhabendes Stadtbürgertum - kaum ein Zehntel der Gesamtbevölkerung - konnten sich von den wenigen akademisch gebildeten Hof- und Stadtärzten (Physici), deren Honorare die höchsten waren, beraten und behandeln lassen. Zudem gab es medizinische Selbstbildung unter den Frauen dieser Kreise.

Das mittlere Bürgertum mit den Handwerksmeistern, auch die niedere Geistlichkeit und die größeren Bauern nahmen, soweit sie sie erreichen konnten, also in den Städten und deren Umland, ebenfalls noch akademische Ärzte in Anspruch. Vor allem aber wandten sie sich sowohl für chirurgische, *äußerliche*, als auch medizinische, *innerliche*, Behandlung an die handwerklichen Wundärzte und Landbader. Diese waren reguläre und für die chirurgische Behandlung legalisierte professionelle Heiler; ihre chirurgischen Verrichtungen waren zum Teil keineswegs wohlfeiler als vergleichbare ärztliche Beratungen und Verordnungen, größere Operationen sogar wesentlich teurer, wohl aber ihre medizinischen Behandlungen, die sie eigentlich irregulär bzw. illegal durchführten. In diesen Schichten erwarben sich zudem Hausmütter und -väter heilkundliche Kenntnisse anhand medizinischer Laienliteratur, die von Ärzten in der Volkssprache zur Anleitung für Selbstbehandlung in Familie und Nachbarschaft verfaßt wurde.

Die mehr als zwei Drittel der Bevölkerung umfassenden Unterschichten nahmen, soweit sie deren Honorare bezahlen konnten, die Handwerkschirurgen und Landbader für alle möglichen Erkrankungen in Anspruch. Andernfalls waren sie auf den heilkundlichen Er-

fahrungsschatz und die Fertigkeiten der Schäfer, Schmiede, Abdecker, Wurzelgräber, fahrenden Kräuterkrämer und sonstigen Gelegenheitsheiler und Laienbehandler aus den verschiedensten Berufen
sowie vor allem auf die in den Familien überlieferten Erfahrungen
und Kenntnisse, für die stets die *alten Frauen* genannt werden, angewiesen.[75]

Selbstverständlich überschnitten sich diese Schichten in ihrem *medikalen Verhalten* vielfältig. So behandelten akademische Ärzte als
besoldete Armen- und Spitalärzte auch ganz arme Kranke. So war
den Badern und Wundärzten die chirurgische Behandlung und den
Hebammen die Geburtshilfe für sämtliche Stände und Schichten vorbehalten. Dagegen arbeiteten die Apotheker im Prinzip für alle, kurierten aber mitunter, zwar illegal, jedoch selbständig. Medizinisch
gebildete Familienangehörige einer Grundherrschaft konnten er-
krankten Untertanen beistehen. Die wohl heterogenste Heilergrup-
pe, nämlich die fahrenden Heiler und Medikamentenhändler, wurde
von allen Schichten in Anspruch genommen, vom Fürstenpalast bis
zum Kleinbauernhof.

Diese Schichtung von Angebot und Annahme heilkundlicher
Dienste hat sich in der altständischen Gesellschaft bis zum Ende des
alten Reiches in den napoleonischen Kriegen und den daraus folgenden Staats- und Medizinalreformen erhalten.[76]

Ganz ähnliche Verhältnisse kennen wir aus anderen Ländern, z.B.
aus Frankreich und England. Hier hatten die irreguläre und die
Volksheilkunde für die Versorgung der Menschen im Vergleich zur
professionellen Medizin eine viel größere Bedeutung, als bisher zur
Kenntnis genommen wurde. Die Gliederung heilkundlicher Hilfe in
unterschiedliche Stände und Zuständigkeiten der Anbieter und verschiedene Schichten der Hilfesuchenden einschließlich der wirtschaftlichen Bedingungen war eine allgemeine Gegebenheit in den
meisten europäischen Ländern.[77]

Unterschiedliche Heilkulturen — gleichwertige Heilerfolge

Bis ins 19. Jahrhundert standen sich zwei *medikale Kulturen* (Michael
Stolberg) gegenüber und griffen zugleich ineinander: die *Schulmedizin* und die *Volksmedizin*. Die Exponenten jener waren die akademischen Ärzte und die Apotheker, die Vertreter dieser waren die sich
selbst, ihre Familien und Nachbarn kurierenden kleinen Leute, weisen Frauen und Laienbehandler. Dazwischen finden sich bei den

Bader-Chirurgen, den Hebammen, den laienmäßigen und handwerklich ausgebildeten fahrenden Heilpersonen fließende Übergänge und Überschneidungen.[78]

Es muß betont werden, daß die medizinische Versorgung für die verschiedenen sozialen Schichten bzw. in den unterschiedlichen medikalen Kulturen im Bemühen, Gesundheit zu erhalten und Krankheiten zu heilen oder zu lindern, sich in Wirksamkeit und Erfolgen keineswegs so sehr unterschieden, wie es beim ersten Anblick scheinen mag. Der Kleinhäusler, der sich der Volksmedizin in Gestalt einer erfahrenen Matrone und eines in der heilkundlichen Tradition seiner Familie stehenden Laienbehandlers anvertraute, mußte mitnichten schlechter daran sein, als der vornehme Hofbeamte, dem der Weg zu einem gelehrten Hofarzt seines Fürsten offenstand. Vielfach waren die Heilmittel sogar die gleichen. Die bürgerlichen und bäuerlichen Mittelschichten fanden bei äußeren und inneren Schäden und Leiden in den handwerklich ausgebildeten Bader-Chirurgen Helfer, die in praktischer Übung und Erfahrung den akademischen Ärzten nicht nur nicht nachstanden, sondern wohl streckenweise sogar überlegen waren. Außerdem bot die Volksmedizin mit ihren volksnah-konkreten Anschauungsweisen viele Vorteile gegenüber den wissenschaftlich-abstrakten Lehren der Schulmedizin bei der Bewältigung der in gleicher Weise körperlichen wie seelischen, individuellen wie sozialen Bedrohung durch Krankheit. Dies ist eine Erfahrung, die wir in unserer Zeit in der medizinischen Entwicklungshilfe, bei der sich westliche wissenschaftliche Medizin und traditionelle Heilsysteme gegenüberstehen, immer wieder machen.[79]

Der medizinische Instanzenweg des kleinen Mannes

Unterhalb der Ebene der akademischen Ärzte und der Apotheker, also für den Bereich, den wir auch als *traditionelles Heilsystem* bezeichnen können, wobei die Bader-Chirurgen im Grenzbereich standen, hat Stolberg die Heilkundigen nach Herkunft, Fertig- und Tätigkeiten in folgende Gattungen eingeteilt, die hier in der Reihenfolge aufgezählt werden, in der sich hilfsbedürftige Kranke aus dem Volk einem vermutlichen Instanzenzug folgend an sie gewandt haben mögen:

● Am Anfang stand die *Selbstbehandlung* im Kreis der Hausgemeinschaft. Es folgte die *weise Frau* aus der Nachbarschaft oder auch ein örtlicher *Laienbehandler*. Die notwendigen Arzneien bereitete man aus Drogen zu, die man selbst sammelte oder von einem *fahrenden Arzneikrämer* bezog. Wenn es die Vermögensverhältnisse gestatteten, blieb noch der Weg zum *handwerklichen Bader-Chirurgen* oder zu einem spezialisierten *fahrenden Operateur*. Bei Krankheiten der Kinder, wenn man sie überhaupt der Behandlung durch gewerbliche Heiler für wert hielt, und bei Frauenleiden konnte man sich an eine *Hebamme* wenden. Die Heiler aller dieser Gattungen gab es überall im Land.[80]

● Die *Selbstbehandlung* innerhalb der Hausgemeinschaft ist für den Historiker nur schwer greifbar, da es sich um die Bewältigung von Anforderungen des alltäglichen Lebens handelt, über die es kaum unmittelbare schriftliche Quellen gibt. Einen Zugang zu den Denkweisen und Verfahren geben die im 19. und 20. Jahrhundert durch volkskundliche Forschung geschaffenen Sammlungen zur Volksmedizin. Die Volksmedizin beruhte gleichermaßen auf empirischen, magischen und religiösen Konzepten, enthielt auch wesentliche Bestandteile der Humoralpathologie, was sie wiederum mit der Schulmedizin verband. In einer soziologischen Feldforschung hat Gerhard Wilke 1989 versucht, diese Haus- und Dorfmedizin zu rekonstruieren. Hiernach waren Erkennen und Behandeln der Krankheiten in der Familie vorzüglich den Frauen übertragen. Diese wurden von Jugend auf für diese Aufgabe vorbereitet; sie stellten die Heilmittel her, oft als Vorrat für das ganze Jahr, diagnostizierten und setzten ihre Hausmittel ein, wobei sie sich mit Frauen der Nachbarschaft berieten.[81] Der Übergang von der Selbst- und Nachbarschaftshilfe durch die *alten Weiber* oder *weisen Frauen* zu der folgenden Gruppe ist fließend. Das gilt auch für die nicht ausgebildeten Geburtshelferinnen, die *Winkelhebammen*.

● Die wichtigste heilkundliche Versorgungsinstanz außerhalb des Hauses waren für die Landbevölkerung und wohl auch für viele Angehörige der städtischen Unterschichten die *Laienbehandler*, bei denen es sich um nebenberufliche Gelegenheitsheiler in der Dorfgemeinschaft, wie auch um renommierte Diagnosten und Therapeuten handeln konnte, die im weiteren Umkreis wirkten. Auch sie bleiben meist namenlos, da sie nur ausnahmsweise Gegenstand von Aktenvorgängen wurden. Es waren Männer und Frauen, deren Betätigung sehr unterschiedlich sein konnte, die mitunter ganz verschiedene Verfahren anwandten oder jeweils nur für bestimmte Leiden oder Behandlungsweisen zuständig waren. Auch ihre Heilkunde war Volksmedizin; sie verwendeten unter vielem anderen Harnschau, Arznei-

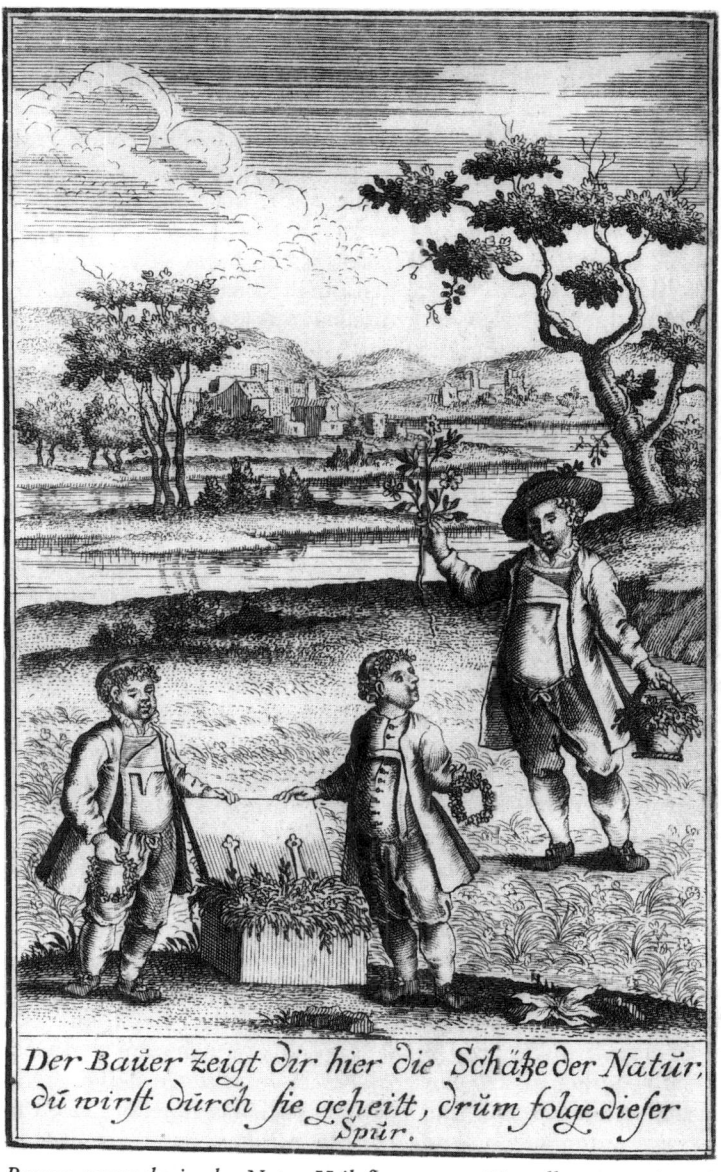

Der Bauer zeigt dir hier die Schätze der Natur;
du wirst durch sie geheilt, drum folge dieser
Spur.

Bauern sammeln in der Natur Heilpflanzen zur Herstellung von Arzneimitteln.

mittel, Aderlaß, Gebet, Amulett usw. Ihre Arzneien bereiteten sie selbst zu. Chirurgisch beherrschten z.B. Hirten, Schmiede und Scharfrichter vor allem das Einrenken. Sie hatten sich ihre Künste selbst angeeignet oder durch Überlieferung in der Familie erworben. Sie betrieben sie aus Not als Zuerwerb, oft gegen Naturalbezahlung, zuweilen aber auch kostenlos, manche im Umherziehen. Sie waren sehr verbreitet und standen den Menschen allerorts zur Verfügung.[82]

● Die *fahrenden Arzneikrämer* — Wurzelgräber, Olitätenträger, Königseer, Tyroler, Theriakskrämer, Waldmänner — versorgten die Menschen mit Arzneimitteln, die sonst in den oft entlegenen Apotheken nur gegen Rezept und vor allem nur teuer zu bekommen waren. Die Hausierer waren billiger. Ihr Arzneischatz bestand vornehmlich aus Brech- und Abführmitteln, Pulvern, Salben, Pflastern, pflanzlichen, mineralischen, chemischen Einzelsubstanzen, die sie teils selbst sammelten bzw. herstellten, fertigen Universal- und Spezialmitteln, die sie von Fabrikanten bezogen usw. Neben den Endverbrauchern belieferten sie auch Laienbehandler, Bader, Hebammen und Apotheker.[83]

● Die *Bader-* oder *Handwerkschirurgen* gab es überall in Stadt und Land. Ihre Zahl war konstant, da sie - jedenfalls in Bayern - zur Ausübung ihres Berufs eine Badstubengerechtigkeit besitzen mußten. Das war eine Meisterstelle in einer Stadt, einem Markt, einer Hofmark oder einem Dorf, mit der die Mitgliedschaft in der flächendeckenden Zunftorganisation der Bader und Wundärzte verbunden war. Diese Zunftorganisation umfaßte in Bayern als *Hauptmittel der Bader und Wundärzte* — wie auch bei anderen Handwerken - die zugelassenen Meister eines Rentamts, während die *Viertelmittel* als Unterorganisationen diejenigen einiger weniger Landgerichtsbezirke vertraten. Gab es in Städten und Märkten stets mehrere, so in Dörfern und Hofmarken gewöhnlich nur einen Bader. In den Landgerichten östlich Landshuts z.B. saßen die Landbader im 18. Jahrhundert meist in Abständen voneinander, die rund fünf, manchmal nur zwei, nie mehr als zehn Kilometer Luftlinie betrugen. In armen Gebieten waren allerdings die Baderstellen oft nicht besetzt. Die Bader waren die eigentliche reguläre Heilerinstanz für den gemeinen Mann. Neben äußerlicher, also chirurgischer Hilfe, leisteten sie notgedrungen und stillschweigend geduldet auch Hilfe bei inneren Leiden mit Arzneiverordnungen und anderen Maßnahmen. Sie waren stets von ihren Zünften und seit der zweiten Hälfte des 18. Jahrhunderts auch meist durch den zuständigen Physicus geprüft.[84]

● Über die *fahrenden Heiler* sind die Quellen spärlich, da diese Gruppe anscheinend insgesamt nicht sehr groß war. Ihre Herkunft und Ausbildung liegen oft im dunkeln. In vielen Fällen dürfte es sich um ausgebildete Handwerks- und ehemalige Militärchirurgen gehandelt haben, die sich auf bestimmte Behandlungsverfahren spezialisiert hatten, oft auch um geschickte Empiriker und Autodidakten; zweifellos gab es unter ihnen auch betrügerische Scharlatane, andererseits hatten manche sogar an Universitäten studiert. Meist hatten sie einen festen Wohnsitz. Wenn sie von Ort zu Ort zogen, oft mit allerlei Helfern, wie Dienern, Hanswursten, Gauklern, Affen und ganzen Theatertruppen, verteilten sie Reklamezettel, auf denen sie ihre Künste und Arzneien anpriesen. Sie kamen zu Jahrmärkten, um dort auf offener Bühne ihre Eingriffe vorzunehmen und durch Ausschreien ihre Arzneien feilzubieten, oder sie stiegen in Gasthäusern ab und behandelten dort ihre Patienten. Die Landes- und Ortsobrigkeiten erteilten ihnen Konzessionen für Durchreise, Aufenthalt und Ausübung ihrer Kunst. Ihre Dienste wurden viel gebraucht, und zwar von Personen der verschiedensten Stände.[85]

Was verstand man unter ‚Medizinalpfuschern‘?

Die für die genannten Heilergruppen vor allem von Ärzten, Apothekern und Chirurgen verwendeten Bezeichnungen *Pfuscher, Medizinalpfuscher, Stümpler, Quacksalber, After-* oder *Winkelarzt* und andere meist herabsetzende Benennungen hat Reinhard Spree in ihrer genaueren Bedeutung definiert. Man verstand hierunter:
1. Alle nicht regelrecht ausgebildeten Heiler, also Laienbehandler.
2. Ausgebildete und approbierte Heilpersonen, die die Grenzen ihres legalen Tätigkeitsbereichs überschritten.
3. Approbierte Heilkundige, die durch diagnostische und therapeutische Verfahren, die den Lehren der offiziellen Schulmedizin nicht entsprachen, als medizinische Außenseiter in Erscheinung traten.[86]
Daß die Laienbehandler sämtlichen approbierten Heilberufen *ins Handwerk pfuschten* — sie konnten dabei durchaus fähige Heiler sein und gute Erfolge haben —, versteht sich von selbst. Klagen gegen sie wurden vor allem dann laut, wenn sie im Volk Vertrauen fanden, Zulauf hatten und damit den Approbierten die Kunden abspenstig machten.
Bei der zweiten Kategorie ist festzustellen, daß den approbierten Heilpersonen jeweils ausschließlich bestimmte heilkundliche Tätig-

keiten zugewiesen waren: den Doctores medicinae Diätetik und innere Arzneimittelbehandlung, den Apothekern Herstellung und Verkauf der Arzneimittel, den handwerklichen Wundärzten chirurgische Eingriffe und äußerliche Behandlungen, den Hebammen und seit dem 18. Jahrhundert auch den geburtshilflich ausgebildeten Wundärzten (Accoucheuren) die Geburtshilfe. Das Recht, den jeweiligen Bereich der Heilkunde exklusiv auszuüben, sollte nicht nur die kunstgerechte Durchführung der Behandlung durch den Fachkundigen gewährleisten, sondern auch die Bereiche der Erwerbstätigkeit der einzelnen Heilberufe gegen Übergriffe der anderen schützen. Neben dem Schutz der Patienten vor unsachgemäßer Behandlung stand gleichwertig der Schutz der Heilpersonen vor fach- und standesfremder Konkurrenz, beides rechtliche Grundsätze der handwerklichen Zunftordnungen und anderer privilegierter Korporationen, wie der medizinischen Fakultäten und der Medizinalkollegien.

Die Übertreter dieser fachlich-berufsständischen Grenzen nannte man auch *Medikaster*. Die akademischen Ärzte übertraten diese Grenzen gewöhnlich nicht bzw. machten sich damit nicht schuldig, da ihnen ohnehin die Aufsicht über die Ausübung der Heilkunde aller Fächer oblag; im 18. Jahrhundert betrieben sie auch zunehmend selbst Chirurgie und Geburtshilfe. Grenzübertretungen begingen vor allem Handwerkschirurgen und Hebammen, indem sie innerlich behandelten und Arzneimittel verabreichten, außerdem viele Apotheker, indem sie ohne Konsultation eines Arztes Arzneibehandlungen verordneten und die Mittel dafür abgaben. Obwohl dies grundsätzlich verboten war, geschah es immer und überall und wurde auch geduldet, weil die Ärzte zu teuer und meist nicht erreichbar waren.

Die dritte Kategorie war möglich durch die Abgrenzung der Heilkunst als *Schulmedizin*. Diese wurde nach bestimmten wissenschaftlichen Grundsätzen und Verfahren in oberster Instanz von den medizinischen Fakultäten gelehrt, ihre Vorschriften mußten von allen approbierten Heilern eingehalten werden; die Collegia medica (Collegium medicum: Zusammenschluß der Leibärzte eines Fürsten oder der Stadtärzte einer Reichsstadt, dem die Aufsicht über das Medizinalwesen, die Seuchenbekämpfung und die Prüfung der Medizinalpersonen oblag) wachten hierüber. Alle Verfahren, die sich mit diesen Lehren nicht vereinbaren ließen, wie Zaubermittel, magische, astrologische und andere Außenseitermethoden, galten ebenfalls als Pfuscherei und Quacksalberei, gleich wer sie anwandte. Es ist klar, daß ein großer Teil der volksmedizinischen Praktiken diesem Verruf verfiel.[87]

Hier wird zudem als Sammelbegriff die Bezeichnung *irreguläre Heiler* verwendet. Damit sind nicht regulär ausgebildete, zünftisch nicht gebundene, fahrende Heiler und Heilmittelhändler, weiter Laienbehandler und ähnliche Personen gemeint, die in Bayern vor 1799 bzw. 1808 legal ihrem Gewerbe nachgehen konnten, wenn sie obrigkeitliche Lizenzen, Konzessionen, Patente oder Privilegien besaßen.[88]

DER OBRIGKEITLICHE RAHMEN: DIE BAYERISCHEN MEDIZINALBEHÖRDEN

Bevor seit dem Jahre 1799 in Bayern das Medizinalwesen von Grund auf reformiert und 1808 dem jungen Königreich eine *Medizinalverfassung* gegeben wurde, die ganz durch den systematischen Rationalismus und Zentralismus des aufgeklärten Absolutismus geprägt war und alle heilkundliche Betätigung von Personen verbot, die nicht in den staatlichen Lehranstalten, wie medizinischen Fakultäten, Landärzte- und Hebammenschulen nach den Grundsätzen der Schulmedizin ausgebildet waren, hatte man in den bayerischen Kurlanden seit der Mitte des 18. Jahrhunderts, wie in anderen Staaten auch, die vielen und vielfältigen irregulären Heiler zunehmenden Beschränkungen unterworfen. Hierdurch wurden diese vermehrt aktenkundig und haben seit jener Zeit mehr archivalische Quellen hinterlassen, die es uns möglich machen, ihre Spuren zu verfolgen.[89]

Dies hing damit zusammen, daß die akademischen Ärzte durch den Einsatz des kurfürstlichen Collegium medicum ihre Spitzenstellung in der ständischen Hierarchie der Heilberufe zur Leitungsstellung ausbauen konnten und damit die Entscheidungsgewalt darüber errangen, was als *rationelle Heilkunde* zu gelten hatte und was nicht. Einziger Maßstab war ihnen dafür — und konnte nach ihrem Selbstverständnis und dem Geist der Aufklärung auch nur sein — die wissenschaftliche Medizin, wie sie an den Universitäten gelehrt wurde. Alle Verfahren zum Erkennen und Behandeln menschlicher Leiden, die nicht den Normen dieser Schulmedizin gerecht wurden, so selbstverständlich die meisten Verfahren der Volksmedizin, galten hiernach als platter Empirismus oder finsterer Aberglaube, jedenfalls als Pfuscherei. Aus dem Bedürfnis nach Wissenschaftlichkeit und rationeller obrigkeitlicher Administration übersahen die Reformer-Ärzte jedoch vielfach die konkreten Bedürfnisse der Bevölkerung, und es verschloß sich ihnen die Einsicht, daß die heilenden Helfer und die Hilfsmittel des einfachen Volkes bei all ihrer Begrenztheit doch überall verfügbar, wohlfeil und ihrem Tun und Wirken den Menschen verständlich waren.[90]

Ober-, Mittel- und Unterbehörden

Eine Kontrolle über die fahrenden Heiler und Heilmittelhändler gab es schon lange. Sie bestand in der Ausstellung von Lizenzen und Patenten durch die Behörden.

An *oberster Stelle* besorgten dies für das ganze Land die zentralen Regierungsbehörden in der Haupt- und Residenzstadt, wobei der Landesherr oder sein Geheimer Rat stets unmittelbar Einfluß nehmen konnten. Im 18. Jahrhundert waren es vor allem der Hofrat als oberste Verwaltungsbehörde, dann das ihm unterstellte Kommerzienkollegium, das 1748 eingerichtet worden war; 1759 kam der Polizeirat hinzu, ein Ausschuß des Hofrats für öffentliche Ordnung; 1779 schließlich wurde die Oberlandesregierung als neue Zentralbehörde eingesetzt. Alle diese stellten Erlaubnisscheine für Behandlung und Arzneiverkauf aus, ja sogar das Oberhofrichteramt tat dies zuweilen.

Auf der *mittleren Ebene* taten es die Rentamtsregierungen und die Regierung der Oberpfalz, auf der *unteren Ebene* die Land- und Pflegsgerichte, die kommunalen Magistrate und die adeligen und klösterlichen Hofmarksgerichte jeweils für ihren Amtsbereich.

Hatten sich *Mediziner*, also der Protomedicus, das Collegium medicum oder Physici zur Zulassung von Heilpersonen zu äußern, so geschah dies gutachtlich aufgrund einer Prüfung der betreffenden Personen und ihrer Heilmittel. Mitunter bezogen sich die Verwaltungsbehörden, die die Lizenzen ausstellten, auf solche medizinischen *Attestate*.[91]

Das Collegium medicum

Das *Collegium medicum* mit dem *Protomedicus* als Präsidenten war das Leibärztekollegium des Landesherrn. Es erhielt auch die Aufgaben einer obersten medizinischen Aufsichtsbehörde. Seit dem Ende des 16. Jahrhunderts wurde es als Sachverständigenrat für medizinalpolizeiliche Aufgaben im Lande herangezogen, wie sie im Codex Maximilianeus 1616 niedergelegt wurden. So sollte es neben der Prüfung der Apotheker, Chirurgen, Zahn- und Augenärzte und der Leitung der Seuchenbekämpfung insbesondere fahrende Behandler und Arzneihändler kontrollieren und ihre Arzneien untersuchen. Seine Befugnisse blieben jedoch begrenzt, sein Einfluß reichte über Münchens Burgfrieden nicht weit hinaus und wurde auch hier vielfach bestritten. Seit 1651 mußte jeder Doctor medicinae, der sich in Bayern niederlassen wollte, vor dem Collegium die *Proberelation,* eine Art Staatsprüfung, ablegen, bevor er approbiert wurde.[92]

Auf Betreiben des Dr.med. Johann Anton von Wolter (1711-1787), seit 1743 Leibarzt und 1752 Protomedicus, machte Kurfürst Max III. Joseph im Jahre 1755 das Collegium medicum offiziell zur Oberbehörde des Medizinalwesens. Diese Instruktion war jedoch eigentlich nur eine Geschäftsordnung. Die Medizinalordnung, die dem Collegium die nötigen Machtbefugnisse in die Hand gegeben hätte, wurde nicht erlassen, obwohl Wolter noch Jahrzehnte lang darum kämpfte. Er hatte im selben Jahr eine medizinische Inspektionsreise durch Bayern unternommen, dabei viele Mängel konstatiert und danach einen Entwurf zur Reform des Medizinalwesens vorgelegt, nach dem das Collegium medicum die Direktion und Jurisdiktion über das ganze Heilpersonal und die Ausübung der Heilkunde erhalten sollte. Die darauf erlassenen Verordnungen, insbesondere bezüglich der irregulären Heiler, blieben jedoch weit hinter diesem Projekt zurück.[93]

Unter Kurfürst Karl Theodor (1778-1799) wurde neben dem Münchner Collegium anfangs auch das kurpfälzische Consilium medicum in Mannheim für bayerische Belange herangezogen; bis 1782 wurden beide Gremien dem pfälzischen Protomedicus Dr.med. Hubert von Harrer (1723-1792) unterstellt, tagten aber weiter für sich, und jedes wieder entschied für seinen Landesteil. Wolter ging in den Ruhestand, Harrer wirkte in München. Im Rahmen der Reformbestrebungen des neuen Kurfürsten und auf Betreiben Harrers wurden in den Jahren 1782 und 1785 die Oberaufsicht des Collegiums über das ganze Medizinalwesen in einer Medizinalordnung festgelegt und seine Mitgliederzahl von sechs auf neun erweitert. Es sollte die akademischen Ärzte, Bader-Chirurgen, Spezial- und fahrenden Ärzte und Operateure, Apotheker und Hebammen prüfen, approbieren und überwachen sowie die Krankenspitäler beaufsichtigen. Weiter oblag es ihm, letztinstanzlich gerichtsmedizinische Gutachten zu erstellen und die Bekämpfung von Seuchen zu leiten. Außerdem erhielt es die Befugnis, bei gegebenem Anlaß eine Zivil- oder Militärbehörde zur Vollstreckung einer Entscheidung aufzufordern.[94]

Zwist um Zuständigkeiten

Daß sich das Collegium medicum sehr oft nicht durchsetzte, lag wohl daran, daß der Oberlandesregierung alle anderen Stellen untergeordnet und so Kompetenzkonflikte zwischen beiden Behörden vorgegeben waren. Die Oberlandesregierung griff auch direkt in Belange des Medizinalwesens ein, während draußen im Land die Anordnungen des Collegiums oft einfach nicht befolgt wurden und die Stadt München z.B. auf eigener Entscheidungshoheit bestand. Hier wurde 1791, da die Stadt rasch wuchs und besonderer Sanitätsanstalten bedurfte, eine eigene Sanitätspolizeikommission gebildet, was die Verhältnisse noch unübersichtlicher machte.[95]

Für die *staatlichen Mittelbehörden* der vier *Rentämter* gab es seit Ende des 16. Jahrhunderts die *Landschaftsphysici*, die von den Landständen eingesetzt und bezahlt wurden. Die landesherrlichen Regierungen unterhielten seit 1628 in der Oberpfalz einen *Regierungsphysicus* und setzten 1723 bis 1752 in den Rentämtern *Rentamtsphysici* ein. Alle diese nahmen medizinalpolizeiliche Aufgaben wahr. Oft waren sie die einzigen Ärzte für weite Landstriche. Bis zum Ende des 18. Jahrhunderts blieb es umstritten, wem sie weisungsgebunden waren. Das Collegium medicum, die Landstände und die Oberlandesregierung erteilten ihnen Befehle.[96]

Auf der *unteren Verwaltungsebene* wurden die sanitätspolizeilichen Aufgaben nicht von Ärzten, sondern von den Landrichtern und Pflegskommissären erfüllt. In den Städten und Märkten hatten die Magistrate dafür Sorge zu tragen — sie hatten oft eigene Stadtphysici —, in den Hofmarken oblag dies der Grundherrschaft. Im Bezirk Ingolstadt hatte die medizinische Fakultät das Recht, das niedere Heilpersonal zu prüfen und die Apotheken zu visitieren, was auch zu Auseinandersetzungen mit dem Collegium medicum führte.[97]

Die mittleren und vor allem die unteren Behörden und die Ortsobrigkeiten hatten die medizinalpolizeilichen Verordnungen durchzuführen. Sie kannten aber auch die Bedürfnisse der Menschen aus direkter Anschauung und mußten ihnen gerecht werden. Weiter kamen zu ihnen die fahrenden Heiler und wollten ihre Lizenzen haben; hatten sie im Bezirk erfolgreiche Kuren durchgeführt, so baten sie um ein empfehlendes Zeugnis hierfür. Die meisten ärztlichen Attestate für solche Heilpersonen dürften draußen im Lande von Physici ausgestellt worden sein. Vor Ort stießen sich die Anordnungen der oberen Medizinalbehörde mit der Wirklichkeit des Lebens und den Bedürfnissen der Menschen. Deshalb wurden die Verordnungen oft nicht beachtet, die zunehmend in die Illegalität gedrängten irregulären Heiler weiter geduldet und lizensiert.

Die Montgelas-Reformen

Nach dem Regierungsantritt des Kurfürsten Max IV. Joseph wurden 1799 mit den Zentralbehörden die Oberlandesregierung und das Collegium medicum aufgelöst. In der neuen *Generallandesdirektion* mit ihren sieben Fachdeputationen gehörte zur *Polizeideputation* eine *Sanitätskommission*. Diese war eine kollegiale Behörde mit acht Medizinalräten. Sie hatte den Kurfürsten und seine Regierung in allen Dingen der medizinischen Polizei zu beraten, Aufsicht über das Heilpersonal, den Arzneiverkauf, die Seuchenbekämpfung und das Hospitalwesen zu führen, Prüfungen abzunehmen und gerichtsmedizinische Obergutachten zu erstellen. Die Oberpfalz erhielt eine *Landesdirektion* mit beigeordneten Medizinalräten. 1803 wurden *Landesdirektionen* für die neuen Provinzen Neuburg, Franken und Schwaben mit Sanitätssektionen aus zwei bis drei Medizinalräten eingerichtet; die Generallandesdirektion ging in der Landesdirektion für (Alt-) Bayern auf. 1808 wurden als mittlere Verwaltungsbezirke fünfzehn, 1810 neun Kreise mit *Kreiskommissariaten* gebildet, in denen gewöhnlich zwei Medizinalräte als Fachbeamte saßen. 1807 hatte man auch wieder eine medizinische Oberbehörde eingesetzt, das *Medizi-*

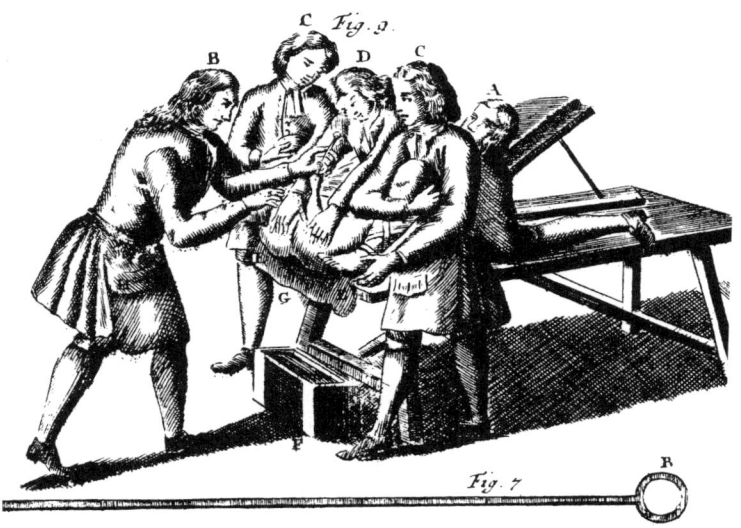

Die Operation des Blasensteins: Der Patient wird in »Steinschnittlage« von drei Männern gehalten, ihm gegenüber steht der Operateur.

nische Zentralbüro beim Innenministerium mit zwei Obermedizinalräten.

Die wohl wichtigste Reformmaßnahme war 1803 die Schaffung der *Landgerichtsärzte.* Mit ihnen erhielten die durch Gebietsreform auf der unteren Verwaltungsebene neugestalteten Landgerichte beamtete akademische Ärzte, durch die das Land flächendeckend medizinisch versorgt werden sollte und denen zugleich die Aufsicht über das gesamte Medizinalwesen und die medizinische Polizei ihres Bezirks oblag. Als Armenärzte, die den Bedürftigen ihres Amtsbezirks kostenlos zur Verfügung standen, sollten sie die Laienbehandler und innerlich kurierenden Bader überflüssig machen. Zu diesem Zweck wurde später noch der Stand der niederen *Landärzte* geschaffen.

Diese zentralistisch gegliederte Medizinalverwaltung verwirklichte den Absolutismus der Schulmedizin und gab ihm mit den Amtsärzten staatliche Aufsichtsorgane, die das ganze Land abdeckten. Das unter anderem erklärte Ziel, jene vielfältigen irregulären Heiler, die nicht ins Schema paßten, auszutilgen, konnte jetzt viel wirkungsvoller verfolgt werden. Diese neue Ordnung wurde 1808 im *Organischen Edikt über das Medizinalwesen im Königreich Baiern* zusammengefaßt. Hierin wurde endgültig allen irregulär medizinisch Ausgebildeten jegliche heilkundliche Betätigung verboten.[98]

Der Staat und seine Ärzte mußten allerdings mit der Zeit einsehen, daß all dies weder Volksmedizin und Selbstbehandlung ausrotten, noch Volks- und Wunderheiler vertilgen, noch die Menschen davon abhalten konnte, bei ihnen Hilfe zu suchen.[99]

Die Fahrenden Heiler Und Heilmittelhändler Unter Der Regierung Des Kurfürsten Max III. Joseph (1745-1777)

～～～～～

Bemühungen, die fahrenden und anderen irregulären Heilpersonen einzuschränken, hat es von seiten der Ärzte wohl immer gegeben. Aus der Anfangszeit der Regierung Max III. Joseph hören wir vom Eingreifen des Regierungsphysicus der Oberpfalz, Dr. Zetl, 1746:

Der in Tirschenreuth ansässige Operateur Jakob Luz, der seine Blasenstein- und Bruchoperationen anpries, sich auch rühmte, Taube hörend und Blinde wieder sehend zu machen, beantragte, auf dem Michaelimarkt in Amberg ein Theater aufschlagen zu dürfen, um dort Behandlungen durchzuführen und Arzneimittel zu verkaufen: Hauptpflaster, Schnupfpulver, türkischen Balsam, Augenwasser und eine *Panacea*, also ein Allheil- oder Universalmittel. Solche Universalmittel, die meist nach Geheimrezepturen und oft von angesehenen Ärzten hergestellt und vertrieben wurden, werden uns noch reichlich begegnen. Ihr Gebrauch wurde in der bayerischen Medizinalordnung von 1782/85 als gang und gäbe vorausgesetzt.[100]

Luz erhielt die Erlaubnis, auszustehen, zu behandeln und zu verkaufen, nur der Vertrieb der Panazee wurde ihm untersagt. Dabei half ihm auch der Hinweis nichts, daß dies gewöhnlich auch ausländischen fahrenden Heilern erlaubt werde.[101]

Es waren keineswegs nur Heiler mit handwerklicher oder gar keiner regelrechten Ausbildung, die umherziehend ihr Gewerbe ausübten, auch promovierte Ärzte taten dies: 1749 ließ sich Dr. Johann Georg Dobler, Landschaftsphysicus des Rentamts Burghausen, im Markt Frontenhausen an der Vils für drei Monate nieder, mietete sich in einem Bürgerhaus ein, stand öffentlich aus, pries also öffentlich werbend seine Künste an, und behandelte vielerlei Patienten. Da er ein Arzt in gehobener öffentlicher Position war, hat er wohl keine Schwierigkeiten mit der Ordnungsbehörde gehabt. Noch vor Ablauf der drei Monate raffte ihn jedoch eine ansteckende Krankheit dahin.[102]

Die Operation des Blasensteins

Der Blasensteinschnitt, den der Operateur Luz durchzuführen anbot, war eine der schwersten und gefährlichsten Operationen der alten Chirurgie, nichtsdestoweniger häufig angezeigt und seit der Antike gebräuchlich.[103]

Blasensteine entstehen mehr bei Männern als bei Frauen, und zwar aus Nierensteinen, die in der Blase liegen bleiben, oder bei häufigen Blasenentzündungen, behinderter Harnentleerung, durch Parasiten und aus anderen Ursachen. Sie können zu beachtlichen Größen anwachsen, einzeln oder zu mehreren vorliegen. Im 18. Jahrhundert beobachtete man sie mehr bei Kindern als bei Erwachsenen, bei ärmeren Leuten mehr als bei reicheren und sah ihre Ursache unter anderem im Sinne der Säftelehre im Genuß schwer verdaulicher Speisen, von Käse und Rheinwein, in verdicktem Blut und daraus folgenden Entzündungen. Die Steine behindern die Harnentleerung, verursachen Harnbluten, Blasen- und Nierenentzündungen, heftige Schmerzen, wie sie die Betroffenen in den folgenden Mirakelberichten anschaulich schildern, und können schließlich zum Tod führen. Man diagnostizierte sie aus diesen Symptomen und indem man sie mit in den Mastdarm eingeführtem Finger und einem durch die Harnröhre in die Blase geschobenen Katheter als harten, beweglichen Widerstand tastete.

Wenn die Patienten Glück hatten, gingen kleine Steine von selbst ab. Dies zeigen von Kranken selbst erzählte Berichte aus den Mirakelbüchern der Wallfahrt von Bettbrunn bei Ingolstadt. In dieser Quelle kommen Blasensteine öfter vor, doch hat es sich, wie aus den geschilderten Beschwerden zu schließen, dabei mitunter auch um Nieren- und Harnleitersteine gehandelt, so vor allem bei dem letzten nachstehenden Bericht:

(1758) Vollkommene Hülff hat von unseren wundervollen heyligen Salvator erlangt die tugentsame Magdalena Forstern, da ihr Söhnl mit einen Blasenstain behafftet ware, welches demselben grausambe Schmerzen verursachte. Da verlobt sie ihne zum heyligen Salvator mit einer heyligen Mess, worauf sich dan die Schmerzen nit allein gemündert, sondern mueste auch am 9ten Tag das Stainl einer Bonen gross von ihme weichen.

(1759) Michael Crämer von Hohenfels zaigt an, das er von Kindheit auf erschröcklich mit Sand und Gries, auch Stainschmerzen befallen war. Nachdem er kürzlich mit der gleichen unleydentlichen Stain-

schmerzen befallen worden, nahm er sein Verthrauen zum heyligen Salvator, verlobt nur ein geringes Opfer und eine Walfarth anher zu machen, worauf sogleich ein Stainl von ihme gangen wie ein Zwetschgen-Kern, dem er hirher yberbracht und dem heyligen Salvator Danckh abgestattet hat.

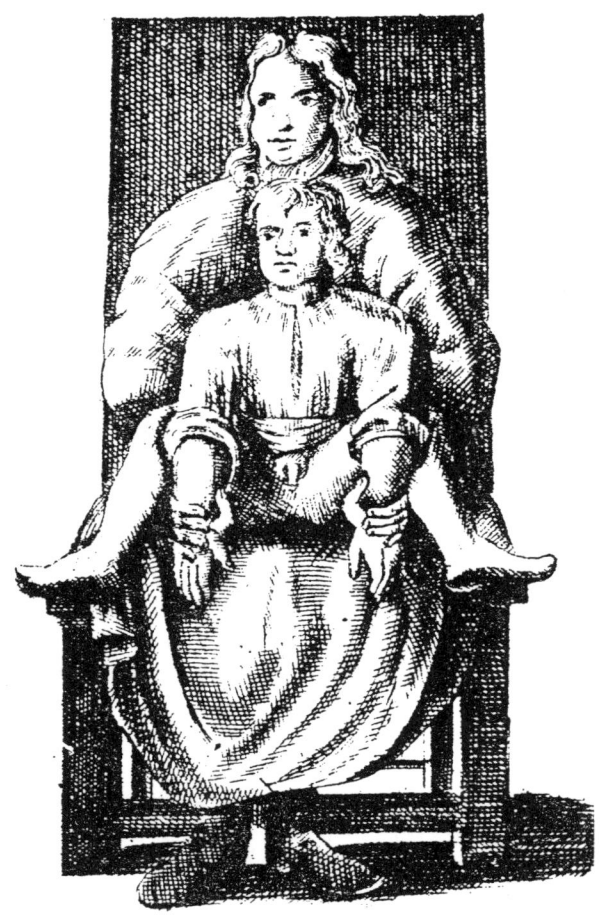

Die Operation des Blasensteins am Kind: Ein starker Mann hält einen Knaben auf seinem Schoß; er ergreift unter dessen Kniekehlen hindurch die Unterarme und zieht sie an sich; so hält er dem Operateur den gespannten Damm des Patienten entgegen.

(1762) Die tugentsambe Maria Catharina Premppmerin, Böckhin von der Neustatt, hat 8 Täg lang grausambe Ruck-. und Lendschmerzen gehabt; sie hat vermaind, es sey ihr leztes End. Da nahm sie dan ihr Zuflucht mit einer heyligen Mess und andern Opfern zum heyligen Salvator, worauf soglaich ein zimblich grosser Blassenstain nebst etlichen klei-

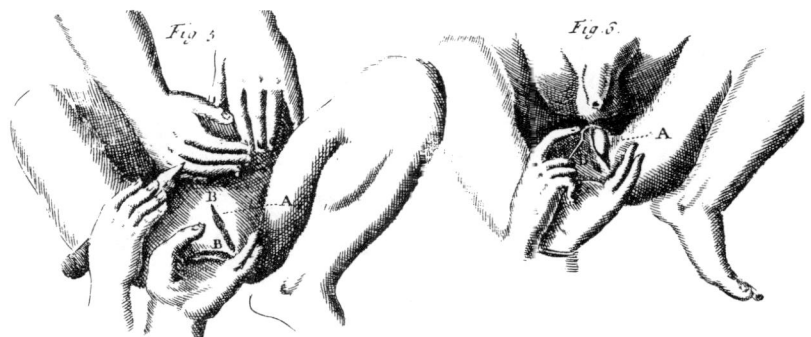

Die Operation des Blasensteins im Detail: Die linke Skizze zeigt, wie der Operateur mit Fingern der linken Hand durch After und Mastdarm den Stein nach vorn drängt und mit der rechten Hand den Schnitt zwischen Hodensack und After schräg geführt hat (B-B). Rechts sieht man, wie er den Stein mit einem Haken aus der Blase zieht.

nen von ihr gegangen, welche sie in Silber fassen und hier aufhängen lassen. Alle Schmerzen haben denselbigen Augenblickh ein End genommen.

Verlief die Krankheit nicht so glücklich wie in diesen Fällen, so mußte operiert werden. Bis zum 18. Jahrhundert hatten die Chirurgen mehrere Operationsverfahren erfunden. Die älteste und einfachste, unter anderen von Celsus (gestorben um 50 n. Chr.) beschrieben, wurde nach wie vor und vor allem von *Marktschreyern, gemeinen Steinschneidern* und *Landläufern* angewendet.

Zur Vorbereitung sollte der Patient nur leichte Kost genießen, etwas abführen und ein Klistier erhalten. Zur Operation war er auf einen Tisch in *Steinschnittlage*, das heißt halb sitzend und liegend mit stark angezogenen gespreizten Beinen zu lagern, wobei ein Erwachsener von wenigstens drei, ein Kind von einem oder zwei kräftigen Männern gehalten werden mußte, denn der Eingriff wurde ohne Narkose durchgeführt. Dem Operateur wurde so der Damm, wo er den Schnitt vornehmen mußte, entgegengehalten.

Der Chirurg führte den geölten linken Zeige- und Mittelfinger in den After so weit wie möglich ein, suchte den Blasenstein zu tasten, nach links gegen den Damm zu drängen und dort festzuhalten. Mit der Rechten ergriff er das Messer, das mit einem Leinenband so umwickelt war, daß nur die Spitze einen Daumen breit frei blieb, damit es nicht zu tief eindrang. Auf der linken Seite des Dammes, zwischen dem Ursprung des Hodensacks und dem After, führte er einen nach links schrägen Schnitt über der Stelle, wo er den Stein festhielt. Hier-

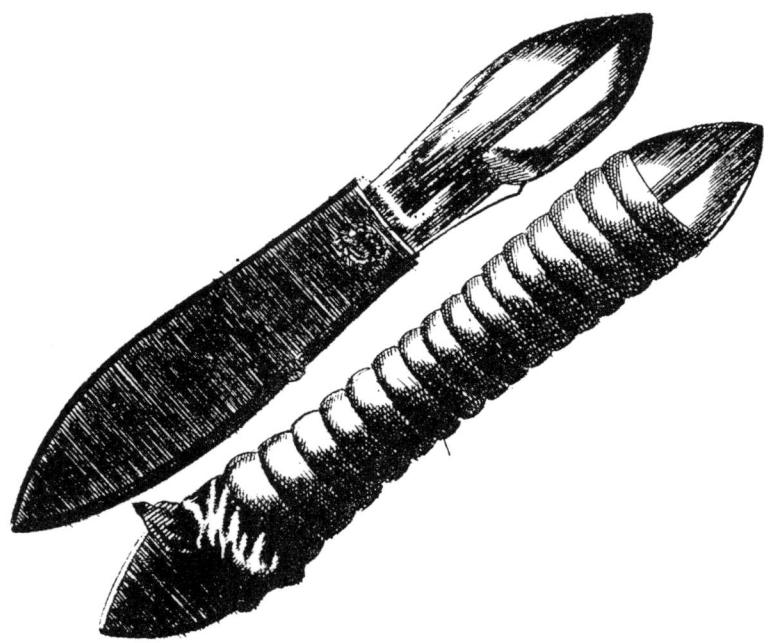

Steinschnittmesser ohne und mit Umwicklung.

mit durchtrennte er Haut, Fettgewebe, Dammuskeln und Blasenwand bis auf den Stein und holte diesen mit den Fingern, einer Zange, einem Haken oder einem Löffel heraus. Anschließend mußte er mit den Fingern oder Instrumenten in der Blase nachtasten, ob noch weitere Steine drinsteckten und solche ebenfalls entfernen. — Es war den Chirurgen bewußt, daß dieser Eingriff für die Patienten eine echte Folter war.

Nach der Operation ließ man, um einer Entzündung vorzubeugen, die Wunde etwas bluten und verband sie dann. Dabei wurden meist die Oberschenkel zusammengebunden, daß die Wundränder zusammenlagen und verheilen konnten. Der Verband wurde täglich gewechselt, dabei die Wunde gereinigt und Wundbalsam aufgetragen. In den ersten Tagen wurde der Harn durch die Wunde entleert, wobei manchmal noch kleine Steine oder Sand abgingen. Nach einer Woche etwa mußte der Patient versuchen, den Harn über die Harnröhre auszuscheiden, dazu mußte er die nun schon teilweise geschlossene Wunde zuhalten. Er durfte jetzt erstmals aufstehen. Bei gutem Verlauf verschloß sich hierauf die Wunde bald ganz.

Bei der Operation konnten verschiedene Zwischenfälle auftreten: Ohnmacht, starke Blutungen, zu große Steine ließen sich nicht entfernen, es konnten Blasenpolypen bestehen; danach konnte sich vor allem eine Wundinfektion einstellen. All dies endete meist tödlich. Spätere Komplikationen waren: unvollständige Wundheilung, wobei der Harn durch eine Blasenfistel austrat, oder auch Reststeine, die sich wieder vergrößerten und eine erneute Operation notwendig machten.

Der Entwurf für eine Medizinalordnung von 1755 und das kurfürstliche Mandat über Ärzte, Apotheker und Bader von 1756

In den 50er Jahren des 18. Jahrhunderts begannen Protomedicus von Wolter und das Collegium medicum die Duldung der irregulären Heilpersonen als eine Gefahr für die Volksgesundheit anzuprangern. Dies gehörte zu dem Bemühen der kurfürstlichen Leibärzte, das gesamte Medizinalwesen unter die administrativen und wissenschaftlichen Oberaufsicht ihrer Kollegialbehörde, die am 31. Oktober 1755 eine neue Instruktion erhielt, hierarchisch und zentralistisch zu gestalten.[104]

Bereits am 1. Januar dieses Jahres hatte der Kurfürst seinen Hofrat aufgefordert, zusammen mit dem Collegium medicum ein Generalmandat abzufassen, durch das die medizinische und chirurgische Praxis sowie die Abgabe von Arzneien nur noch angesessenen, vom Collegium medicum geprüften und approbierten Ärzten, Chirurgen und Apothekern gestattet, die Tätigkeit der *vagierenden Ärzte, Zahnbrecher, Marktschreier und dergleichen Landstreicher*, durch die der gemeine Mann betrogen und das Geld aus dem Lande geschleppt würden, verboten werden sollte. Dieses Mandat ist nie erschienen. Die Instruktion vom 31. Oktober enthielt eine entsprechende Ermächtigung des Collegiums nicht.[105]

Im Frühjahr desselben Jahres hatte der Protomedicus auf Befehl des Kurfürsten die Militärspitäler Bayerns inspiziert und auf dieser Reise sich einen Eindruck über das gesamte Medizinalwesen im Lande verschafft. Am 3. Dezember berichtete er seinem Landesherrn hierüber und schilderte die Verhältnisse in den düstersten Farben: die Unfähigkeit der Apotheker, die Pfuschereien der Bader-Chirurgen, die Mordtaten der Winkelhebammen an Müttern und Kindern. Die große Verbreitung der Laienbehandler, wie Weiber, Mönche, Schauspieler, schilderte er mit den Worten des Leibarztes und Professors Menrad von Walter von 1738: *fingunt se medicos quivis idiota profanus, femina, monachus, histrio pp.* (Alle möglichen ungebildeten Laien, Frauen, Mönche, Schauspieler usw. geben sich für Ärzte aus). Eine Medizinalpolizeiordnung sei unentbehrlich.[106]

Den Entwurf hierfür legte er bei. Dieses Projekt umfaßte 78 Paragraphen zusätzlich mehrerer Taxordnungen auf insgesamt 130 Seiten.[107] Unter anderem sah es für das Collegium medicum neben der Leitung des gesamten Medizinalwesens auch das Recht vor, alle Ärzte, Apotheker und Bader-Chirurgen zu prüfen und zu approbieren; bei den Hebammen sollten dies die Landschafts- und Regierungsphysici tun.

Die Überwachung und Untersuchung aller medizinischen und chirurgischen Stümpereien, der Herstellung und des Verkaufs von Medikamenten, *unerlaubte Practiquen deren Winckelarzten, alten Weibern, Quacksälber, Landstreicher, Waldmänner (wenn auch wirklich selbe mit Privilegien versehen wären), besonders auch auf die im Land herumvagirente Materialisten, welche mit verfälschten und übel zubereiteten chymicis, dann galenicis remediis handeln,* wollte der Protomedicus den Physici als wichtiger Aufgabe übertragen wissen, einschließlich des Rechts, den Arm der Justiz zur Exekution heranzuziehen. Gänzlich verboten werden sollten das Ausstehen der Quacksalber und Marktschreier auf Jahrmärkten, Dulten und Kirchweihen und der Arzneihandel in öffentlichen Läden und Privathäusern. Gegen unbefugte Arzneiverkäufer sollten die Polizeibehörden auf Anzeige von Apothekern sogleich das Verbot vollziehen.[108]

Es ist fraglich, ob dieser umfangreiche Entwurf überhaupt gelesen worden ist, denn 22 Jahre später sahen sich Wolter und das Collegium medicum nach langem vergeblichen Ringen um die Einführung einer Medizinalordnung veranlaßt, ihn in unveränderter Form erneut vorzulegen, und zwar mit dem Hinweis, die Verhältnisse hätten sich inzwischen noch verschlimmert.[109] Das am 5. Januar 1756 erlassene Mandat, die Ärzte, Apotheker und Bader betreffend, erfüllte jedenfalls jene Forderungen nur zum geringsten Teil. Insbesondere erhielt das Collegium nicht die gewünschten Vollmachten.

Das Mandat duldete grundsätzlich die in Bayern und der Oberpfalz ansässigen fahrenden Ärzte, Zahnbrecher, Waldmänner und Marktschreier und gestattete ihnen, ihr Gewerbe auszuüben und ihre Heilmittel auf öffentlichen Märkten feilzubieten. Es verpflichtete sie jedoch dazu, ihre Kenntnisse und Waren von dem im jeweiligen Rentamt zuständigen Landschafts- oder Regierungsphysicus prüfen und attestieren zu lassen. Nur auf solches Zeugnis sollte ihnen der Hofrat oder die zuständige Rentamtsregierung eine Konzession erteilen. Verboten wurden dagegen ausländische fahrende Heilpersonen; dies waren z.B. Bürger von Augsburg und Regensburg, Untertanen der Bischöfe von Freising oder Passau oder auch Tiroler.[110]

Das Collegium medicum sah dieses Mandat als ungenügend an, klagte auch bald über mangelhafte Durchführung[111], obwohl hier doch eigentlich die gesamte Heilkunde in ihrer Ausübung der Aufsicht akademischer Ärzte untergeordnet wurde. Auf der anderen Seite zeigt die ausdrückliche Duldung der inländischen und das Verbot der ausländischen fahrenden Heilpersonen, daß der Kurfürst und seine Berater dieses Problem nicht nur vom ärztlichen Standpunkt her betrachteten, sondern auch vom sozialen und wirtschaftlichen. Man hatte wohl erkannt, daß jene Heilpersonen von einem großen Teil des Volkes gebraucht wurden und — wenigstens vorerst — nicht zu ersetzen waren, daß sich auch eine beträchtliche Anzahl von Menschen durch solches Heilgewerbe ernährte, die man nicht einfach brotlos machen konnte und wollte.[112]

Diese Heilpersonen der Aufsicht der Landschafts- und Regierungsphysici und nicht der des Collegium medicum direkt zu unterstellen, hatte im übrigen Wolter in seinem großen Entwurf selbst vorgeschlagen.[113] Diese Regelung erleichterte weiter auch den betroffenen Personen das Zulassungsverfahren, das nicht in die Hauptstadt gezogen, sondern in der Provinz belassen wurde. Schließlich kam der Kurfürst mit dem Verbot der Ausländer einerseits den Wünschen der akademischen Ärzte auf halbem Weg entgegen, auf der anderen Seite handelte er im Sinne der merkantilistischen Volkswirtschaft, indem er den einheimischen Anbietern Konkurrenz vom Halse schaffte und dadurch verhinderte, daß Geld aus dem Lande getragen wurde.[114]

Die Zulassungsverfahren ambulanter Arzneihändler und eine Polizeirazzia

Wie diese medizingewerblichen Genehmigungsverfahren abliefen, mögen die Beispiele dreier Waldmänner, also fahrender Wurzel- und Kräuterkrämer, zeigen.

Im August 1758 prüfte der Landschaftsphysicus im Rentamt München, Dr. Winterhalter, den Waldmann Johann Georg Haller, ansässig im Dorf Mühlbach an der Altmühl in der gräflich taufkirchenschen Hofmark Wildenstein, Landgericht Riedenburg, auf seine Kenntnisse und untersuchte die von diesem geführten Arzneiwaren. Hierbei handelte es sich um Gallpillen, grüne und gelbe Waldsalbe, Allermannsharnisch, Gentiana, Angelica, Meisterwurz, Terpentin-, Rosmarin-, Stein- und Cuminöl, sowie weitere Wurzen und Kräuter. Haller bestand das Examen *ordentlich*, seine Arzneiwaren befand Winterhalter als gut und unschädlich. Der Hofrat erteilte Hallern darauf ein Patent *ad dies vitae*. Damit durfte er mit diesen Arzneien auf allen öffentlichen Märkten ausstehen. Jedoch wurde ihm bei Verlust des Patents verboten, die *Pillul- und Oleositeten* (feste und flüssige Arzneiwaren) bei Entzündungen, Fiebern und anderen inneren Erkrankungen zu verordnen. 1766 wurde ihm das Patent von der Hofkanzlei bestätigt.[115]

Etwa um die gleiche Zeit prüfte Winterhalter den Martin Führinger, der im Pflegsgericht Auerburg, an der Grenze nördlich Kufsteins gelegen, ansässig war, und stellte ihm ein Zeugnis über die von ihm geführten Arzneiwaren aus: Balsamus sulfuris, Katharinen- oder Steinöl und Mithridat. Diese Prüfung war anscheinend ziemlich oberflächlich, denn Führinger wußte bei einer 1760 durchgeführten Wiederholungsprüfung durch das Collegium medicum nichts über die Herstellung, Heilanzeigen und Anwendungsweisen seiner Mittel zu sagen, auch nicht, daß die Öle nicht innerlich und Mithridat nur in ganz kleinen Dosen genommen werden durften. Winterhalter hatte sie alle als unschädlich für Mensch und Vieh erklärt, und der Hofrat das Patent *ad dies vitae* ausgestellt und den ärztlich geprüften Mitteln pauschal weitere Wurzen und Kräuter hinzugefügt. Hierfür warf das Collegium medicum beiden Stellen grobe Leichtfertigkeit vor.[116]

Schließlich die Prüfung des Waldmanns Jakob Leinberger: Er war in der Oberpfalz gebürtig, hatte die Kräuter- und Wurzelgraberei von seinem Vater gelernt und wohl auch ein Patent besessen; des Lesens und Schreibens war er unkundig. 1758 erschien er mit dem Patent seines Bruders Johann Leinberger, eines *Medicinae practicus und Operateurs* — wir werden ihn noch ausführlich kennenlernen, er befand sich damals als Kriegschirurg im Feld —, und ließ es auf seinen Namen erneuern. Das heißt, er hat sich dieses Patent beim Hofrat erschlichen.[117]

Solche Vorgänge fielen dem Collegium medicum auf, das ohnehin mit der Regelung von 1756 unzufrieden war; jedenfalls setzte es im Jahre 1760 beim Kurfürsten durch, daß in einer Polizeirazzia die fahrenden Ärzte und Arzneihändler aufgegriffen, ihnen die Patente abgenommen und dem Collegium zur Überprüfung vorgelegt würden. Mit der Razzia wurde die Freikompanie des Hauptmanns Pindter beauftragt.[118]

Diese *Freikompanie* war eine privat von dem Amtmann Balthasar Peter Pindter — er durfte sich später Hauptmann nennen — 1752 errichtete und dem Hofrat unterstellte Sicherheitstruppe zu Fuß. Sie wurde ursprünglich zur Ausrottung des liederlichen Gesindels, zu Grenzpatrouillen, zur Überwachung öffentlicher Märkte, gegen Wilderer, Räuber und Brandstifter, zur Verhinderung des Umlaufs schlechter Münzsorten, zur Sicherung der Getreidesperre, Begleitung von Rekrutentransporten und Einbringung von Deserteuren, Ausschaffung liederlichen Weibervolks und eben auch zur medizinalpolizeilichen Überwachung eingesetzt. Um 1760 bestand sie aus etwa 60 Mann, darunter mehreren Offizieren und Unteroffizieren, die in kleinen Gruppen im Land verstreut eingesetzt waren. Die Truppe trug grüne Uniformen und führte Seitenwaffen, Pistolen und war mit Fanghunden ausgestattet. Daneben gab es eine berittene Sicherheitstruppe mit ähnlichen Aufgaben, das Husarenkorps des Oberstleutnants Joseph Hieronymus Graf Piosasque, das aber hier nicht mitwirkte.[119]

Pindters Leute griffen eine ganze Reihe fahrender Heilpersonen auf. Das Collegium medicum erklärte nach der Überprüfung *dieses Gesindels*, keinen einzigen gefunden zu haben, der von Chirurgie oder Medizin eine Ahnung gehabt hätte, sondern daß sie *durchgehends von der schlechtesten Gattung Leute waren, deren lediglich einer von den anderen die betrügerische Kunst-Griffe mit ihren lügenhaften Marktgeschrey und Gaukeleyen das Publicum zu bethören und allenfalls ein so anderes Mord-Mittel unwissend von was vor imer höchstschädlichen Wirkung zu praepariren erlernet haben.*[120]

Das Collegium medicum war natürlich in dieser ganzen Angelegenheit stark voreingenommen, einmal weil man ihm nach wie vor die selbstbeanspruchte Entscheidungsmacht über alle Heilpersonen vorenthielt, zum anderen aufgrund seines ausschließlich schulmedizinischen Standpunkts, aber auch aufgrund des tiefen Hasses der akademischen Ärzte gegen irreguläre Heiler und ihre Verfahren, der aus jeder Zeile ärztlicher Äußerungen zu diesem Thema aufscheint. Wie wir später anhand des Prüfungsprotokolls *Johann Leinbergers* sehen werden, standen jene ganz aufs Praktische eingestellten Heiler in den Examina von vornherein auf verlorenem Posten, da ihre Antworten von den Herren des Collegiums allein an den theoretischen Doktrinen der wissenschaftlichen Medizin gemessen wurden. Möglicherweise ist Landschaftsphysicus Winterhalter, abgesehen von einer gewissen Nachlässigkeit, auf die praktischen Fähigkeiten seiner Prüflinge besser eingegangen.

Am 13. Mai 1760 erstattete das Collegium medicum dem Kurfürsten Bericht und reichte am 12. Juni eine weitere Stellungnahme ein, nachdem *Jakob Leinberger* um Wiedererteilung seines Patentes eingekommen war. Die Leibärzte wiesen vor allem auf die Art und Weise hin, wie jene beiden Waldmänner Führinger und Leinberger durch Leichtfertig- und Freigiebigkeit Dr. Winterhalters und des Hofrats, ohne daß sie benachrichtigt worden seien, die Patente erlangt hätten. Weitere Patente seien auf private und partikulare Attestate ohne vorhergehende Überprüfung ausgestellt worden. Diese Öl-, Balsam- und Mithridatkrämer (Mithridat: altes Universalmittel, vor allem gegen Vergiftungen; vgl. S. 81) aber würden ihre Waren als Universalmittel verkaufen, auch Militärkrankenhäuser beliefern oder an liederliche Weibsbilder Abtreibungsmittel abgeben.[121]

Mit der Erwähnung der Militärkrankenhäuser, die eine Bedrohung der Soldaten des Kurfürsten aufzeigen — und das mitten im Siebenjährigen Krieg —, und dem Hinweis auf die Prostituierten, die moralische Entrüstung erregen sollte, suchten der Protomedicus und die Medizinalräte den Landesherrn für eine Neuregelung der Zulassungsverfahren in ihrem Sinne zu gewinnen. Sie schlugen demnach vor, sämtlichen Irregulären die Patente abnehmen und in Zukunft alle Personen, die sich wieder um Zulassung bewarben, ausschließlich vom Collegium medicum prüfen zu lassen, damit nur ehrsame und ihres Handwerks erfahrene Leute für Arzneiverkauf und Operationen legalisiert würden. Die Patente sollten nur von Hofrat und Collegium medicum gemeinsam mit beider Siegel ausgestellt werden; sie seien alle fünf Jahre neu zu beantragen und auf der Wanderschaft beim Eintritt in ein anderes Rentamt dem Landschaftsphysicus zur

Beglaubigung, beim Eintritt in einen anderen Gerichtsbezirk der Ortsobrigkeit zur Überprüfung vorzulegen. Alle überflüssigen und den Menschen schädlichen grassierenden Ärzte, Zahnbrecher, Waldmänner und Quacksalber seien, wie in anderen Ländern auch, in Bayern aufs schärfste zu verbieten.[122]

Kurfürst Max Joseph gab dem Drängen seiner Leibärzte scheinbar nach und beauftragte am 7. Juli 1760 den Hofrat, ein Generalmandat zur Abschaffung der irregulären Heiler und Heilmittelhändler zu entwerfen. Dies geschah in Zusammenarbeit mit dem Collegium, doch kam es trotz wiederholter Vorlage des Entwurfs in den folgenden Jahren zu keiner Entscheidung. Es hat den Anschein, daß es starke Kräfte am Hof und in den oberen Regierungsbehörden gab, die eine solche Maßnahme verhinderten, vielleicht auch Protektoren einzelner Heiler. Dr. Winterhalter stellte fahrenden Ärzten und Waldmännern weiter Zeugnisse aus — in unverständiger Weise, wie das Collegium medicum meinte —, und der Hofrat gab ihnen die Patente.[123]

So änderte sich im Grunde nichts, und es zogen neben den Inländern weiter auch die Ausländer mit ihren Heilmitteln durch die Kurlande. Selbst Grenzbeamte führten die Einreiseverbote für ausländische Hausierer nicht oder nur nachlässig durch, und diesen wurden weiter Patente ausgefertigt.[124]

Im November 1770 kam die fahrende Ärztin Elisabeth Steinz, wohl auch eine Ausländerin, mit einer Truppe von zehn oder zwölf Personen nach Erding und schlug dort auf einem öffentlichen Platz ein Theater auf, auf dem Gaukler und Possenreißer auftraten, um die Leute anzulocken, während sie und wohl auch andere Mitarbeiter Medikamente verkauften und Patienten behandelten. Die Größe der Truppe ist erstaunlich, wenn man bedenkt, daß alle diese Leute von den Heilkünsten und dem Arzneihandel der Patronin lebten. Die Steinzin ging offenbar recht zielstrebig vor: Neben ihrem Wirken auf öffentlichem Platz machte sie Hausbesuche und führte sowohl medizinische wie chirurgische Behandlungen durch. Sicherlich hat sie auch Leute herumgeschickt, die in den Häusern und den umliegenden Dörfern Arzneien und Kuren anboten, wohl auch Reklamezettel verteilten. Dies alles geschah aufgrund eines vom Münchner Polizeirat ausgestellten Patents legal. Es war ihr gestattet, zwei Wochen am Ort zu bleiben, dann sollte sie weiterziehen, doch nahmen weder sie selbst noch die Ortsbehörden es mit dieser Frist genau. Der Stadtphysicus von Erding, Dr. Severin Lamer, war hierbei überhaupt nicht gefragt worden. Er empfand diese Heilerin als eine unangenehme Konkurrenz für sich und die Apotheken und beklagte sich beim Protomedicus von Wolter: der *schönen Arzneywissenschaft* müsse Schaden, Schande und Schmach erwachsen, die Menschen aber würden Geld und Gesundheit verlieren. Seine Bitte, die Steinzin des Landes zu verweisen, wurde nicht erfüllt.[125]

Medizinischer Alltag und Klagen der Ärzte

Um die gleiche Zeit beklagte sich auch der Physicus des Marktes Tölz, Dr. Matthäus Ketterle, darüber, daß Polizeirat und Landgerichtsbeamte wider die bestehenden Medizinalgesetze Lizenzen an irreguläre Heilpersonen ausgäben. Diese zögen von Ort zu Ort und verkauften Arzneimittel an die Menschen; zudem hielten sich die ansässigen Bader verbotenerweise Hausapotheken und würden dabei vom Marktmagistrat gedeckt, so daß die Apotheken gar nichts mehr verkaufen könnten. Er selbst führte, da es damals in Tölz keine Apotheke gab, eine Hausapotheke, die ihm angeblich nur Verluste eingetragen hatte. So stehe er nun vor dem wirtschaftlichen Ruin. Auch er forderte scharfes Durchgreifen des Staates gegen die fahrenden Arzneikrämer, wie gegen die dispensierenden Bader, aber auch gegen die Patienten, die sich dort und nicht in den Apotheken Arzneimittel besorgten. Dies solle dem Schutz der Patienten — in der Tölzer Gegend seien in der letzten Zeit durch solche Pfuschereien 200 Personen umgebracht worden —, aber auch dem Schutz der Ärzte und Apotheken vor unlauterer Konkurrenz dienen.[126]

Es erscheint möglich, daß die Briefe dieser beiden Physici von Erding und Tölz vom Medizinalkollegium eigens bestellt worden sind, um damit den Kurfürsten von der Notwendigkeit einer Medizinalordnung zu überzeugen, für die man seit 1755 kämpfte. Hierfür sprechen die Gleichzeitigkeit, die Ähnlichkeit der Argumente und die Tatsache, daß die beiden Briefe auch tatsächlich am 4. Dezember 1770 dem Kurfürsten mit der erneuten Forderung nach einem Generalmandat vorgelegt wurden.[127]

Die Forderung blieb zunächst liegen, wurde schließlich am 16. März des folgenden Jahres dergestalt entschieden, daß der Polizeirat ein solches Mandat aufsetzen sollte. Schon vier Tage später wurde dieses im Hofrat verhandelt, dann blieb es endgültig liegen.[128]

Da wir die Argumente für diese Verhinderung nicht kennen, können wir nur vermuten, daß der Hofrat und andere einflußreiche

Kreise im Gegensatz zu den Leibärzten jene irregulären Medizinalpersonen für notwendig hielten oder doch für duldbar, dem Collegium medicum die angestrebte Machtstellung nicht gönnten und daß
Protektoren am Werk waren. Der Protomedicus jedenfalls deutete
letzteres an, als er sich darüber beklagte, daß das Kommerzienkollegium einem Bewerber ohne vorheriges Attestat den Handel mit Theriak und Ölwaren erlaubt hatte; das Patent wurde in diesem Fall wieder entzogen. Eindeutige Protektionsfälle werden wir noch kennenlernen.[129]

An Weihnachten 1771 baten Protomedicus von Wolter und zwei
weitere Leibärzte den Kurfürsten noch einmal um ein Generalmandat gegen jenes *Arzten-Gesindl,* da dem ganzen Land und hauptsäch-
lich der Residenzstadt *nichts spötlicher seyn kann, als in Dultzeiten
von derley Marktschreyern und Hans-Wursten der Verkauf deren Mord-
Mitteln auf ofentlicher Bühne gestattet zu werden.* 1772 erinnerte das
Leibärztekolleg erneut hieran. 1773 wurde eine Ordnung entworfen,
in der ihm die Oberaufsicht über die Irregulären eingeräumt werden
sollte, der auch einige Gutachten von Rentamtsphysici zustimm-
ten.[130]

In dieser Zeit traf eine nicht medizinalpolizeiliche, sondern auf Sit-
te und Anstand zielende Verordnung — wie in der Geschichte des
Adam Schneider deutlich wurde — die fahrenden Heiler in ihrer
Werbung mit Affen, Gauklern, Musik- und Komödiengruppen.
Schon 1608 hatte ein Gesetz im Herzogtum Bayern das Auftreten
von Komödianten, Gauklern, Seiltänzern und anderen *unnützen heil-
losen Gesindels* verboten, weil sie dem gemeinen Manne das Geld ab-
nähmen, Ärgernis gäben und die Jugend *zum leichtfertigen Wesen an-
reizen.* 1772 verbot eine neue Verordnung Komödien und Arztenspiele, da durch diese *die guten Sitten verderbt und die böse dagegen befördert werden.* Auch hier zeigte bereits der Fall Schneider, daß dieses
Verbot durch Sondererlaubnisse durchlöchert wurde, kaum, daß es
erlassen war.[131]

Während das Collegium medicum mit sanitätspolizeilichen und
standespolitischen Gründen nicht durchdrang, gelang es der Mautdirektion, also der obersten Zollbehörde, in diese Angelegenheit Bewegung zu bringen. In einem Votum an den Kurfürsten stellte sie Ende
1773 dar, wie in der letzten Zeit auf öffentlichen Märkten in Bayern
immer mehr ausländische den einheimischen Händlern Konkurrenz
machten und das Geld aus dem Lande wegführten; darunter seien
viele medizinische Marktschreier. Sie schlug neben der Einschrän-

kung der Landmärkte vor, jene *Landstörzer* — wie Wurzelkramer, Zahn-, Augen- und Wundärzte — im ganzen Land abzuschaffen.[132]

Da keine Entscheidung erfolgte, legte die Mautdirektion dies im Mai 1774 erneut vor und fügte den Entwurf einer Verordnung bei. Nach deren Beschreibung zogen damals auf den Märkten Bayerns und der Oberpfalz *Marktschreyer oder Charletans, Augen-, Bruch-, Wund-, Zahn- und dergleichen Ärzte ... mit und ohne Affen und Seiltänzer* herum und verkauften ihre *gefährlichen Arzneyen*. In keinem wohlgeordneten Staate würde dies geduldet. Nur nach Prüfung durch das Collegium medicum dürften Jahrespatente ausgegeben werden.[133]

Hierzu forderte nun der Kurfürst von den Regierungen in Landshut, Straubing, Burghausen und Amberg Gutachten ein, die mit Stellungnahmen dreier Physici abgegeben wurden. Die Regierungen hielten im allgemeinen die Landmärkte für notwendig, weil sich das Landvolk auf ihnen bequem und wohlfeil mit allerlei Waren versorgen könne; die Handelspatente sollten aber nicht mehr so leicht ausgestellt werden. Jene Physici sprachen sich natürlich für die Abschaffung der irregulären Heiler und Heilmittelhändler aus. Ihre Darlegungen enthalten aufschlußreiche Schilderungen und Argumente.[134]

Der Landshuter Stadt- und Garnisonsphysicus Dr. Max Keller erklärte, daß die *im Lande hin und wider schwärmenden* Afterärzte, Waldhanseln und Marktschreier, seit sie in den österreichischen Erblanden auf Betreiben des dortigen Protomedicus Gerard van Swieten verboten worden seien, *unsere kurfürstlichen Rentämter wie die wilden Heuschrecken überschwemmen*. Er wandte sich dabei sowohl gegen diese Heiler und Arzneihändler als auch gegen das Selbstkurieren der Menschen mittels der Arzneien derselben. Er habe schon manchen ehrlichen Mann *ins Graß beißen* gesehen, der sich an der Bude eines Marktschreiers Medikamente gekauft hatte: einige hätten Blutbrechen, andere Trommelsucht bekommen, daß ihnen die Bäuche aufgetrieben worden seien wie aufgeblasenen Fröschen. Durch den Mißbrauch des Theriaks seien Entzündungsfieber und daraus Schleichfieber mit tödlichem Ausgang entstanden. Nur solche, die rechtzeitig einen *wahren Arzt* aufgesucht hätten, seien gerettet worden. Die Irregulären müßten der Kontrolle des Collegium medicum unterworfen werden. Keller berief sich auf van Swieten, der Österreich *von dieser Seuche und dem menschlichen Geschlecht so schädlichen Natterbrute* befreit habe, auf ärztliche Schriftsteller seiner Zeit, nämlich Simon-André Tissot, Johann August Unzer, Johann Georg Zimmermann, Georg Gottlieb Ofterdinger und Anton de Haen, die mit populärmedizinischen Schriften und medizinischen Reformprojekten im Sinne der Aufklärung, daneben auch mit klinischen Berichten hervorgetreten waren, aber auch auf die antiken Autoritäten Hippokrates und Galen, die schon über herumschwärmende Ärzte geklagt hätten.[135]

Gerard van Swieten, Schüler Herman Boerhaaves in Leyden, seit 1745 Leibarzt Kaiserin Maria Theresias und Österreichischer Protomedicus, führte in den Habsburger Erblanden eine Medizinalreform durch, die im Rahmen einer Staatsreform erfolgte und durch die ein zentral geordnetes Sanitätswesen unter ärztlicher Leitung einschließlich einer vereinheitlichten Schulmedizin auf der Grundlage des iatromechanischen (Iatromechanik: Medizinische Lehre, die den Körper als eine komplizierte hydromechanische Maschine beschreibt) Konzepts von Leyden eingeführt wurde. Verbunden war hiermit die Bekämpfung der irregulären Heilpersonen. Sie kann durchaus dazu geführt haben, daß viele von diesen ins benachbarte Bayern auswichen. Ausgerottet wurden sie in den österreichischen Ländern gleichwohl nicht, wie die Verhältnisse in Tirol und der ungarischen Slowakei zeigen werden.[136]

Dr. Joseph Ignaz Morasch, Rentamtsphysicus zu Landshut, ging noch weiter und verlangte, daß dergleichen Empiriker gar nicht zum Examen zugelassen, sondern gänzlich verboten würden. Durch ihre drastischen Arzneien würden sie schwere Schäden bei den Menschen anrichten, blieben insbesondere nicht bei ihrem Fach, zu dem sie zugelassen, auch nicht bei den geprüften Arzneien. Klausner und Abdecker würden medizinisch behandeln usw.[137]

Diese beiden Ärzte legten 1774 ihre Gutachten vor, der Rentamtsphysicus von Burghausen, Dr. Matthias Brunnwieser tat dies erst 1777. Wenn man das Vorurteil des akademischen Arztes gegenüber heilkundlichem Wirken der Laien und Irregulären mit seinen abschätzigen Ausdrücken abzieht, erlaubt diese Darstellung einen guten Einblick in die Verhältnisse medizinischer Versorgung draußen im Land:[138]

Es durchwanderten damals offenbar viele ausländische Händler und Hausierer, vor allem Tiroler und Ungarn, Städte, Dörfer und Einöden, verkauften ihre Pillen, Balsame, Geister, Öle usw., machten damit ihr Geld und trugen es aus dem Land. Arzneihausierer kannten fast jede Behausung im Land, vor allem aber wußten sie, wo wohlhabende Leute wohnten. Hierauf verstieg sich Brunnwieser sogar zu der Behauptung, sie spionierten das Land aus und könnten in Kriegszeiten fremden Truppen zeigen, wo es etwas zu plündern gebe; dies sei im letzten Krieg auch beobachet worden. Handelte es sich bei den Mitteln, die diese Ölträger führten, vornehmlich um Arzneispezialitäten — Brunnwieser hielt sie zum großen Teil für falsch —, so waren unter den Arzneihausierern auch fahrende Materialisten, die allgemeingängige Arzneistoffe (simplicia) und zubereitete Arzneimittel (composita) verkauften, die zu führen und zu dispensieren den Apotheken vorbehalten war. Diese Händler verkauften auf Märkten und beim Hausbesuch direkt an die Endverbraucher, die diese Mittel zur Selbstbehandlung benutzten.

Die große Verbreitung der Hausierer, die in ihrem Gewerbe ein wenigstens bescheidenes Auskommen oder einen leidlichen Zuerwerb fanden, zeigt, daß die Selbstbehandlung nicht nur allgemein üblich war und sich die Menschen dabei nicht auf die einfachen *Hausmittel* und einige selbstgesuchte Heilkräuter beschränkten, sondern an ihre Behandlungskunst und die verwendeten Arzneien höhere Ansprüche stellten. Offenbar haben sie sich hierzu Familienapotheken angelegt, mit deren Mitteln sie nach den Vorschriften der Volksmedizin behandelten. Diese Selbstbehandlung prangerten die Ärzte als Quell großer Gefahren für die Volksgesundheit an. So führte Brunnwieser den Fall eines Burghausener Bürgersohnes an, der von einer Tirolerin ein Medikament gekauft und sich damit durch Selbstbehandlung fast umgebracht habe. Bei solchen Ereignissen dürfte es sich jedoch um Einzelfälle gehandelt haben, in denen sich Wert und Wirkung der Selbstbehandlung in der breiten Bevölkerung sicher nicht ausdrücken.

Neben den Endverbrauchern bezogen Laienbehandler, wie Bauern, alte Frauen und andere, die ein Arzneibuch besaßen und Rezepte kannten, auf diesem Wege Arzneimittel und behandelten damit Kranke gewerbsmäßig. *Glücket ein solches unbesonnenes Mittel,* schrieb Brunnwieser, *oder die Natur wirket unter dem Gebrauch dieses Mittels von selbsten zum besten des Kranken, so poßaunet man solches als ein Wunder aus. Schlagt es aber hingegen 100mal um, so schweigt man still, oder man sucht wohl gar durch falsche Entschuldigung einen solchen Menschen bey Credit zu erhalten.*

Solch glückliche Kuren von Laienbehandlern kamen offenbar öfter vor, wie Brunnwieser hier einräumte. Da die Laienbehandler aber weder vom menschlichen Körper noch von den Säften, noch den Wirkungen der Arzneimittel, noch von Physik und Naturgeschichte etwas verstünden, so der Rentamtsphysicus, außer was in ihrem

Kräuterbuch stehe, hätten sie ihren Erfolgen zum Trotz für Scharlatane zu gelten. Von der praktischen Erfahrung solcher Leute und der Überlieferung derselben in Familien- und Dorfgemeinschaften hören wir hier selbstverständlich nichts, denn für einen gelehrten Arzt war dies alles Aberglaube und Pfuscherei.

Schließlich versorgten sich die Bader von Ölträgern und Hausierern wohlfeil mit Medikamenten, legten sich Hausapotheken an und behandelten innere wie äußere Leiden. Über das Ausmaß des Dispensierens und innerlichen Kurierens der Bader-Chirurgen hatte der Tölzer Marktphysicus 1770 beredt geklagt:

Die Baader praepariren nunmehro von allen Gattungen Medicamenta, und fast keiner ist anzutreffen, der nicht eine kleine Apotheken sich angerichtet; und mit diesen curiren sie ... Diese gottlose und himmelschreyende Heilungskunst ist schon so weit in denen Städten und besonders auf dem Land bey denen Baurn-Badern eingewurzelt, das kein Mensch mehr, besonders hier, aus der Apotheken Medicamenta sucht und ganze Jahr hindurch um einen Doctor, ausser, da die Extrema vorhanden, zu schicken pfleget.[139]

Dies alles also schadete den Ärzten und Apothekern, denen hierdurch Kundschaft verloren ging. Brunnwieser in Burghausen, Ketterle in Tölz und die anderen Ärzte stellten in ihren Ausführungen neben den Gefahren, die ihrer Ansicht nach durch die fahrenden Arzneihändler der Gesundheit der Bevölkerung drohten, den wirtschaftlichen Schaden heraus, der den Apotheken und Ärzten, aber auch dem Land und seinem Fürsten durch den Geldabfluß ins Ausland entstünde. Die medizinalpolizeilichen Argumente waren den ständisch-ökonomischen und merkantilistischen gleichgewichtig.

Seit 1775 hatte von Wolter den Kurfürsten wieder vermehrt mit der Forderung nach Erlaß einer Medizinalordnung bedrängt und dies mit Berichten über den unerlaubten Verkauf eines für gefährlich erklärten Spezialarzneimittels, des *Poudre d'Allicut,* und über die medizinische Behandlung durch einen Münchner Abdecker, bei der ein junger Mann innerhalb weniger Stunden gestorben war, untermauert. Dazu kamen die genannten ärztlichen Berichte aus der Provinz, so daß der Kurfürst befahl, ihm jenen großen Entwurf einer *Medizinalpolizeiordnung* von 1755, der etwa 1774 noch einmal dem Polizeirat zur Beurteilung eingereicht worden war, erneut vorzulegen.

Dies geschah am 10. März 1777 mit der Erklärung, das Medizinalwesen sei inzwischen noch weiter in Verfall geraten, und die Gesetze des Entwurfs über Medizin, Chirurgie, Pharmazie und Hebammenwesen seien nach wie vor für den Vollzug geeignet. Für die fahrenden Heiler und Heilmittelhändler sah das Projekt unverändert generelle Verbote vor. Doch auch diesmal blieben diese 130 Seiten ungelesen liegen.[140]

Am 30. Dezember 1777 starb Kurfürst Max III. Joseph im Alter von 50 Jahren an den Pocken. Unter seiner Regierung hatten Reformen begonnen, wie sie auch in anderen Staaten, wie in Preußen und Österreich, durchgeführt wurden, doch war Max Joseph dabei kompromißbereit vorgegangen, auf vielfache Widerstände gestoßen und selbst mannigfachen Traditionen verhaftet geblieben. So erscheint sein Reformwerk im Rückblick unzusammenhängend und unvollkommen. Die Verhältnisse im Medizinalwesen zeigen jedoch, daß diese behutsame Politik den Notwendigkeiten des konkreten Lebens eher gerecht wurde als radikale Eingriffe.

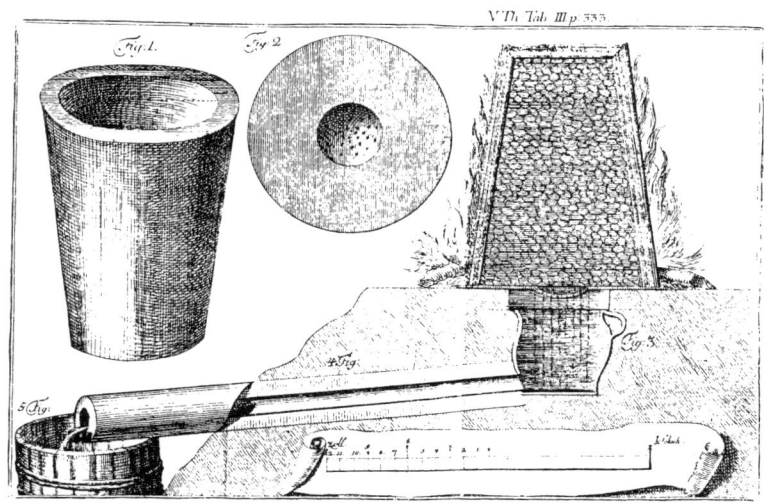

Steinöl-Brennofen: Der mit Ölschieferbrocken gefüllte, mit einem Sieb verschlossene, gestülpte Tontiegel (ca. 25 cm hoch) wird von außen mit Feuer erhitzt; das ausdestillierte Öl fließt in den Auffangtopf und durch ein Abflußrohr in ein Sammelgefäß.

DIE TIROLER OLITÄTENHÄNDLER
UND IHRE ARZNEIWAREN[141]

Einen gewichtigen Teil der die bayerischen Lande durchziehenden fahrenden Arzneihändler machten die Tiroler Olitäten- oder Ölträger aus, die mitunter sogar synonym für Arzneihausierer überhaupt genannt wurden. Bei ihnen handelte es sich um die Verteiler einer in Tirol und im Erzstift Salzburg ansässigen Arzneiwarenproduktion der Steinölbrenner und der Olitäten- und Theriakerzeuger. (Theriak: altes Universalmittel, vor allem gegen Vergiftungen; vgl. S. 81)

Die Tiroler Steinölbrenner und die Zillertaler Arzneierzeuger

Das Steinöl, dem Erdöl verwandt, wird seit dem Mittelalter aus dem Ölstein oder -schiefer gewonnen, der bei Seefeld in Tirol und später an weiteren Stellen wie dem Bächental am Achensee gebrochen wird. Aus dem zerkleinerten Gestein wird das Öl in Brennöfen herausdestilliert. Es wurde schon früh von der einheimischen Bevölkerung unter den Namen *Dirschenöl, Dirschenblut, Haussegen, Katharinenöl* oder *Steinöl* in roher oder verarbeiteter Form als Heilmittel verwendet und nach auswärts verhandelt.

Äußerlich angewandt reizt und erhitzt es die Haut, fördert also die Durchblutung. Innerlich reizt es die Schleimhäute und fördert u.a. die Harnausscheidung. So wandte man es äußerlich an — z.B. zum Einreiben bei allerlei schmerzhaften Zuständen des Rumpfes und der Glieder, bei Rheumatismus, Gicht, Krampfadern, Entzündungen oder Erfrierungen — und zu verschiedenen Arzneien verarbeitet innerlich.

Die Steinölbrennerei wurde vornehmlich von bäuerlichen Anwesen betrieben. 1745 wurde eine Brennordnung erlassen, die die Zahl der Brenner und die Zeiten des Brennens beschränken sollte, um den großen Holzverbrauch zu begrenzen. Das Steinöl wurde in ganz Österreich und den anderen Staaten des alten Reiches bis nach Hamburg und in die Niederlande verkauft, wobei bald noch andere Medikamente ins Sortiment aufgenommen wurden. In den Zeiten der österreichischen Medizinalreform, z.B. 1776, versuchte die Regierung diese Hausmittelindustrie einzuschränken. Nach einem Niedergang im 19. Jahrhundert wird die Steinölbrennerei mit Heilmittelherstellung seit 1902 in Pertisau am Achensee wieder betrieben.[142]

Die Olitäten- und Theriakerzeuger waren im 18. Jahrhundert der wichtigere Teil. Sie entstanden von 1685 an. Damals hatte der ehemalige erzstiftische Feldarzt Peter Schragl vom Erzbischof von Salzburg das Recht erhalten, in Kaltenbach im Zillertal Arzneimittel herzustellen. Er beherrschte die *chymischen* Verfahren des Extrahierens und Destillierens und verarbeitete einheimische Pflanzen zu Arzneiölen, Tinkturen, Geistern, Salben usw., die er mit gutem Gewinn verkaufte. So fand er bald Nachahmer unter den Bauern und Handwerkern dieser wirtschaftlich armen Gegend, die hierin einen für sie notwendigen Zuerwerb fanden. Es enstanden weitere Arzneierzeugungsstätten in Form von Familienbetrieben in verschiedenen Orten des Zillertals, die die Destillierkunst erlernten und eine Gerechtsame der Arzneiherstellung erwarben.

In den Laboratorien verarbeiteten sie in der Natur gesammelte oder dann auch in Hausgärten gezogene Gewächse, wie Rosmarin, Lavendel usw., stellten Salbei-, Wacholder-, Tannenzapfen-, Kien- und andere Öle her. Sie arbeiteten nach eigenen, geheim gehaltenen Rezepten, was bei der Bereitung von Theriak und Mithridat als besonders wichtig galt. Unter ihnen machte sich vor allem der erfolgreiche Barthlme Hauser mit seinem Theriak einen Namen.[143]

Weitere solcher Betriebe erwuchsen an verschiedenen Orten des Erzstiftes Salzburg und in Osttirol, vom Zillertal über Kitzbühel, Zell am See und das Salzachtal bis Golling und Gastein, darüber hinaus in Kärnten, der Steiermark und vor allem in der zur Stephanskrone gehörenden Slowakei. Ein Teil von ihnen hat zudem Steinöl gebrannt. Alle jedenfalls erwarben landesherrliche Lizenzen und wurden zu ordentlich besteuerten Gewerbebetrieben.[144]

Da diese Betriebe für die meist armen Familien jener Gebiete einen lebenswichtigen Zuerwerb ermöglichten, hielten die Fabrikanten zäh an den Gerechtsamen fest, die sie von ihren Landesherrn erhalten hatten und bauten ihre Geschäftstätigkeit aus. So können wir füglich von einer Untersuchung, die die bayerischen Behörden während der Annexion Tirols und Salzburgs durch Bayern in den Jahren 1810/11 angestellt haben, auf die Verhältnisse im 18. Jahrhundert schließen.[145]

In diesen damals sogenannten *Winkelfabriken* — heute würde man sie Waschküchenbetriebe nennen — stellte die Bauern- oder Handwerkerfamilie einige wenige Präparate, mitunter auch nur eines, nach eigenem Rezept und nur selten gemäß den Vorschriften einer Pharmakopöe (Dispensatorium/Arzneibuch) her. Oft existierten nicht einmal schriftliche Aufzeichnungen der Rezepte, und manche Hersteller waren des Lesens und Schreibens unkundig. Soweit sie Heilpflanzen und Tiere, die sie verarbeiteten, nicht selbst sammelten bzw. das Steinöl selbst brannten, bezogen sie ihre Arzneistoffe von den Arzneistoffhändlern, den Materialisten, oder auch von Apothekern. Mit der Zeit kauften sie von diesen auch fertige Arzneien und verhandelten sie weiter, wurden also auch zu Arzneiverlegern. Dieser Arzneischatz umfaßte pflanzliche, tierische, mineralisch-chemische Präparate, Spezial- und Universalmittel, vor allem den geheimnisvollen Theriak.

Es entstand ein schwer durchschaubares Netz des An- und Verkaufs zwischen den Olitätenherstellern und -verlegern mit Materialisten, Apothekern, Bader-Chirurgen, Gastwirten, Krämern, Hausierern, Pflanzen- und Tiersammlern (z.B. Skorpionsammlern und Mäusefängern) und anderen. Diese Arzneiproduktion wurde zu einem wichtigen Wirtschaftsfaktor vor allem des Zillertals, aber auch in den anderen Gegenden. So konnten auch die sonst so rücksichtslosen Behörden des bayerischen Montgelas-Staates nicht umhin, diese Betriebe zu schonen, wiewohl sie sie gern gänzlich verboten hätten; sie hätten sonst befürchten müssen, diesen Teil der Bevölkerung in drückende Not zu stürzen.

Die Ölträger: Hausierer und Wanderärzte

Den Vertrieb all dieser Arzneiwaren besorgten die Ölträger. Das waren Arzneihausierer, die mit einer Kraxe oder einer *Öltruhe* auf dem Rücken, einem kofferartigen, rot oder grün angestrichenen Kasten von etwa einem Fuß Tiefe, der an Bändern über den Schultern getragen wurde und in dem die Fläschchen, Büchsen und Päckchen mit den verschiedenen Mitteln in Fächern geordnet waren, oft über weite Strecken dahinzogen. Auch die Medizinalreformen unter Maria Theresia und Kaiser Joseph II. konnten sie nicht ausrotten.[146]

Sicher gab es Ölträger, die auf eigenes Risiko von den Fabrikanten Präparate kauften und verkauften, doch war es wohl üblich, daß die Träger, mit einem dieser Betriebe verbunden, vor allem dessen Waren vertrieben. Je nach Größe und Umfang der Herstellung hatte solch ein Betrieb zwischen einem und zehn Trägern laufen, meist Familienmitglieder, Verwandte oder Dorfgenossen, die am Verkaufserlös beteiligt waren. Es konnte die Mutter zusammen mit zwei Töchtern auf die Wanderschaft gehen, der Bruder oder die Schwester des Erzeugers, ein Kleinbauer aus dem Dorf. Eine Ölwarenfabrikantin in Zell am Ziller beschäftigte z.B. sechs Träger: einen Bauern, einen Hausbesitzer, je zwei Männer und Frauen ohne Haus- und Grundbesitz, also arme Leute; diese Träger waren zwischen 30 und 58 Jahre alt und stammten aus Zell oder nahe gelegenen Dörfern. Es gab unter den Trägern nicht nur Erwachsene, auch Kinder wurden losgeschickt.[147]

Die Anzahl dieser Hausierer muß beträchtlich gewesen sein. Zwischen 1760 und 1790 sollen allein aus dem Zillertal 500 bis 600 regelmäßig auf Verkaufsfahrt gegangen sein, die jährlich für 10000 fl. Waren verkauften. Da der größere Teil des Gewinns den Fabrikanten zufloß, stellten manche der Träger auf eigene Faust Mittel her und verkauften sie zusätzlich.

Nicht wenige sammelten auch Erfahrungen über Krankheiten und die Anwendung ihrer Mittel, weshalb sie selbst verordneten und somit als Laienbehandler auftraten. Schon 1689 empfahl das Salzburgische Collegium medicum, ihnen zur besseren Überwachung Lizenzen auszustellen. Im 18. Jahrhundert stellten die bayerischen Behörden bei der Einreise entsprechende Scheine aus, die den Inhabern gestatteten, ihre Waren direkt an die Endverbraucher oder auch an reguläre und irreguläre Heilpersonen abzugeben und sie auf öffentlichen Märkten anzubieten.[148]

Diese Ölträger, die durch Bayern zogen, kannten das Land denn auch bis in die letzten Winkel und wußten, wo sie ihre Ware an den Mann bringen konnten. Sie standen auf öffentlichen Märkten und schrien ihre Mittel aus, sprachen in Herrschaften, Klöstern, Pfarrhöfen vor, belieferten Apotheken, füllten die Hausapotheken der Bader-Chirurgen auf und halfen den Bauers- und Bürgerfrauen ihre Familienapotheken zu ergänzen, was besonders auf abgelegenen Höfen dringend nötig war. Die Menschen erwarteten diese Lieferungen und hatten sich darauf eingerichtet. So begegnete man auf den Straßen den *Tyrolern,* wenn sie ihre wiederkehrenden Rundreisen machten.[149]

Das schien sich im Jahre 1778 zu ändern. Damals weigerte sich der Münchner Hof, Tiroler und Zillertaler Arzneierzeugern und ihren Trägern die bisher erteilten Patente zu erneuern. Hierauf taten sich diese Fabrikanten und Verleger zusammen und beauftragten den kurfürstlichen Hofgerichtsadvokaten Johann Joseph Pruckmayr mit der

Vertretung ihrer Interessen. In einem Schriftsatz schilderte dieser, daß jener Handel zwischen den Ländern *ultra saeculum* ohne Betrug und Schaden des *boni publici* abgewickelt worden sei. Jetzt, da die Arzneiwaren nicht mehr wie gewohnt geliefert würden, lärme das Publikum vor allem auf dem Lande und rufe danach. Pruckmayr bat namens seiner Mandanten fußfällig, diesen Handel wieder zu gestatten.

Einige Wochen später erfolgte das allgemeine Verbot fahrender Heiler und Arzneihändler. Nachdem Pruckmayr im Jahr darauf seine Petition erneut einreichte, erfolgte ein weiteres Mandat, das die Tiroler Ölträger in das Generalverbot einbezog. Die Petition war schon vorher mit einem Hinweis hierauf abgelehnt worden.[150]

Wie wir noch hören werden, wurde das Verbot auch in die Medizinalordnung von 1782/85 aufgenommen, worauf die Kontrollen etwas schärfer und die Konzessionen etwas vorsichtiger ausgegeben wurden, doch kamen die Ölträger weiter ins Land, und die Bevölkerung versorgte sich weiter mit ihren Arzneien. Nicht einmal der wesentlich härter durchgreifende reformierte Montgelas-Staat konnte dies zunächst verhindern.

Die Arzneien aus Tirol und dem Salzburger Zillertal und was sie vermochten

Zu den berühmtesten Arzneimitteln in der Geschichte der Medizin gehören der Mithridat und der Theriak. Dies waren Universalmittel und Gegengifte; sie sollten vor Vergiftungen aller Art, auch vor den giftigen Miasmata in der Luft, die nach alter Auffassung Pest und andere Seuchen hervorriefen, schützen sowie gegen eine Vielzahl sonstiger Krankheiten helfen. Beide wurden als Latwerge (electuarium), also als Fruchtmus oder dicker Sirup dispensiert. Der Mithridat, das ältere Mittel, soll von König Mithridates IV. Eupator von Pontos (gestorben 63 v. Chr.) erfunden worden sein. Er enthielt etwa 52 bis 54 Bestandteile. Der Theriak geht der Überlieferung nach auf Andromachos, den Leibarzt Kaiser Neros, zurück und wurde durch Schriften des Galen bekannt. Er enthielt gewöhnlich um die 64 Bestandteile, darunter vor allem Opium und Vipernfleisch, mitunter aber auch viel mehr.

Seit dem ausgehenden Mittelalter hatte sich in den Städten Norditaliens eine umfangreiche Theriakproduktion mit weltweitem Export entwickelt; Zentrum war Venedig, dessen Theriak besonders geschätzt war. Es gab eine Vielzahl von Rezepten mit meist sehr komplizierten Zubereitungsverfahren. Unsere alpenländischen Olitätenerzeuger führten ihn ein oder verfertigten ihn nach eigenen geheimen Vorschriften. Der Theriak des Barthlme Hauser zu Stumm im tirolischen Zillertal wurde um 1700 als eine echte Panazee (Universalheilmittel) für Mensch und Tier, die von der Wiener medizinischen Fakultät für gut befunden worden sei, auf gedruckten Werbezetteln angepriesen:[151]

Schier oder zusammen mit Wein, Bier, Schnaps oder anderen Getränken eingenommen, in die Nasenlöcher gestrichen oder auch äußerlich aufgelegt, half er gegen Fieberschauer und Schüttelfrost, gegen den giftigen Pesthauch — hier mußte man ihn in die Nase streichen, einnehmen und darauf schwitzen, wenn man von der Pest bereits ergriffen war —, gegen ansteckende Fieber und Seuchen, wie Petechien, Flecktyphus, Wechselfieber (Malaria), gegen vergiftete Getränke und Speisen sowie den Biß oder Stich giftiger Tiere wie Schlangen, Kröten, Skorpione, Wiesel, Hermelin oder tollwütiger Hunde, gegen Lungenkrankheit, die von zuviel zähem Schleim kam, mit Katarrh, Husten, Atemnot, gegen kalten Hauptschleim (Folge: Schlagfluß), gegen Grimmen und Reißen im Bauch, das von kalten oder verschlagenen Winden herkam — hierzu war er mit Kümmel-, Anis- oder Fenchelwasser einzunehmen; er stärkte die Gebärmutter, den Magen und das Herz, vor allem, wenn sie zu kalt (Schleim) waren; schließlich half er gegen Seitenstechen (Pleuritis), Ruhr und Pocken. Den Rindern, Schafen und Geißen sollte man ihn auf Brot oder mit Steinöl vermischt bei Vergiftungen mit Aufblähungen sowie beim Almauftrieb im Frühjahr als Schutz gegen Erkrankungen eingeben.

In jener durch bayerische Amtsärzte 1810 durchgeführten Untersuchung wurde auch eine Liste der sämtlichen von den verschiedenen Betrieben in Tirol und im Salzburger Land ausgegebenen Präparate erstellt. Sie enthielt 60 Artikel. Die meisten derselben waren im 18. Jahrhundert offizinell; am Anfang des 19. Jahrhunderts verschwand ein großer Teil davon aus den offiziellen Arzneibüchern, blieb in der Volksheilkunde jedoch weiter gebräuchlich, und einige wurden von Tiroler Apotheken noch im 20. Jahrhundert geführt. Hier sei diese Arzneimittelliste vollständig wiedergegeben, damit ein Überblick über die Produktion dieser umfangreichen und auf viele Kleinbetriebe verteilten pharmazeutischen Industrie möglich wird. Wie schon erwähnt, hat jeder Betrieb nur einige dieser Mittel hergestellt bzw. verlegt. Auch die einzelnen Ölträger führten stets nur ein begrenztes

Sortiment. Diese Liste wird in der originalen Reihenfolge wiedergegeben, sie wurde zur besseren Übersicht durchnumeriert. Nach den
Arzneimittelnamen folgen an einigen Stellen Hinweise der bayerischen Amtsärzte, die die Liste zusammengestellt haben. In Klammern stehen die offizinellen Namen; der Vermerk *P. W.* bedeutet,
daß das betreffende Mittel in der damals viel gebrauchten *Pharmacopoeia Wirtenbergica,* Stuttgart 1741, aufgeführt ist. Die bayerischen
Amtsärzte unterschieden 1810 drei Klassen von Arzneien: Erstens
heftig wirkende und zum Teil verbotene (Nr. 1-15); zweitens solche,
die auf Aberglauben beruhen, ohne medizinischen Wert (Nr. 16-22);
drittens solche, die einigen medizinischen Wert besitzen (Nr. 23-60).
Diese Einteilung galt im 18. Jahrhundert noch nicht und für die
Volksmedizin überhaupt nicht. Ein großer Teil dieser Mittel wird im
Anschluß genauer erläutert werden.[152]

1. Weiß, rot oder grau gefärbtes Goldpulver, wozu Goldplättchen
   genommen wurden (verschiedene Goldlegierungen, als Plätt-
   chen allgemein verwendet; Aurum foliatum, P.W.)
2. Laxierzucker für Kinder, mit heftig wirkenden Abführmitteln
   (eventuell Zucker mit Kalomel)
3. Wurmzeltl, enthielten Wurmsamen (Semen Cinae von Artemi-
   sia cina) mit heftig wirkenden Abführmitteln
4. Lebens-Essenz, vor allem aus Aloe und Rhabarber (das sind abführende Drogen)
5. Bittere Magentropfen: sie enthielten vor allem Aloe
6. Augensalbe aus Tutia (chemische Substanz aus der Kupferverar-
   beitung, P.W.)[153]; wurde als Universalmittel für Augenkrankhei-
   ten verwendet
7. Lebenspulver (Pulvis vitae imperatoris, P.W.)
8. Kropfpulver (Pulvis ad strumas cum sacharo, P.W.)
9. Niespulver, sogenannter *Schneeberger Tobak* (Pulvis sternutatori-
   us, P.W., in verschiedenen Ausführungen)
10. Markgrafenpulver (Pulvis epilepticus Marchionis, P.W.)
11. Antispasmodisches Pulver (Pulvis antispasmodicus nitrosus, P.W.)
12. Zinnober: konnte auch Arsenik enthalten und mit Mennige ver-
    wechselt werden (alles hochgiftige Verbindungen von Quecksil-
    ber, Arsen, Blei)
13. Vitriolöl (Oleum vitrioli, P.W.; ca. 75%ige Schwefelsäure)
14. Vitriolgeist (Spiritus vitrioli simplex, P.W., ca. 3%ige Schwefel-
    säure)

15. Pillen aller Art, meist aus heftigen Abführmitteln
16. Schwindbeutel
17. Rauchstänglein (Räucherkerzen, P.W.)
18. Skorpionöl (Oleum Scorpionum)
19. Scherrenöl (Maulwurfsöl)
20. Krötenöl
21. Bezoardtinktur (Tinctura bezoardica off., P.W.)
22. spanischer Kräutertee
23. Hoffmannische Tropfen (Liquor anodynus mineralis, P.W.)
24. Minzengeist (Spiritus Menthae, P.W.)
25. Pomeranzengeist (Spiritus Aurantii)
26. Schaur-Balsam
27. Roter aromatischer Balsam
28. Wermutgeist (Spiritus Absinthii)
29. Rosmaringeist (Spiritus Rosmarini)
30. Kampfergeist (Spiritus Camphorae)
31. Asandtinktur
32. Wunderbalsam
33. Hirschhorngeist (Spiritus Cornu Cervi, P.W.)
34. Sanikelgeist (Spiritus Saniculae)
35. Meisterwurzengeist (Spiritus Radicis Impatorii)
36. Nägleingeist (Spiritus Carophylli)
37. Melissengeist (Spiritus Melissae, P.W.)
38. Spiritus apoplecticus
39. Kümmelöl (Oleum Carvi, P.W.)
40. Wacholderöl (Oleum Juniperi, P.W.)
41. Terpentinöl (Oleum Terebinthae, P.W.)
42. Kienöl (Oleum Pini, Oleum Terebintae crudum)
43. Ziegelöl (Oleum de lateribus, P.W.)
44. Steinöl (Oleum Petrae)
45. Katharinenöl (Oleum Petrae)
46. Mandelöl (Oleum Amygdalarum)
47. Cardobenedictenöl (Oleum Cardui Benedicti)
48. Tamariskenöl (Oleum Tamarisci)
49. Grünöl
50. Schmeckender Balsam
51. Chemischer Balsam
52. Schwefelbalsam (Balsamus Sulphuris, P.W., in verschiedenen Ausführungen)
53. Bolus-armena-Zeltl (Trochisci boli armenici)

54. Paulus-Zeltl
55. Mithridat (Electuarium Mithridaticum Damocratis, P.W.)
56. Venetianischer Theriak (Electuarium Theriacae Andromachi, P.W.)
57. Laussalbe (Unguentum pediculorum, P.W.)
58. Brandsalbe
59. Nürnberger Pflaster (Emplastrum Noricum, P.W.)
60. Gelbe Pechsalbe

Diese Arzneimittel, die die Ölträger auch in Bayern an den Haustüren und auf den Märkten verkauften, können hier nur zum Teil und in gebotener Kürze erläutert werden.

Goldpulver (1) stärkte nach alter Ansicht die eingepflanzte Lebenswärme und das Herz, reinigte das Blut; in Tirol wurde das rote Goldpulver Kindern als Mittel gegen Fieber gegeben.[154] — Die Lebensessenz (4) war offenbar ein Nachahmerpräparat der Augsburger Lebensessenz des Dr. Kiesow, die uns noch begegnen wird. Lebenspulver (7) stärkte den Magen, vertrieb Blähungen und half gegen Husten, der im Alter aus Verdauungsschwäche entstand. Kropfpulver (8) half gegen Kröpfe und andere Halsschwellungen, wie Skrophulose. — Der Schneeberger Tobak (9), auch Hauptflußpulver genannt, war ein Pulver zum Schnupfen und enthielt verschiedene aromatische Kräuter, Wurzeln und Blüten, in seiner weißen Art vor allem Engelwurz (Angelica Archangelica), in der roten Art Maiglöckchen (Convallaria majalis). Nach einem anderen Rezept mischte man gestoßene Nieswurz (Eleborus niger) und Stiefmütterchenwurzel mit grobem Weizenmehl zusammen. Dieses Schnupfpulver sollte den Schwindel vertreiben, das Gedächtnis stärken und den Verstand schärfen. Die Bezeichnung Hauptflußpulver deutet auf die Vorstellung der Reinigung des Kopfes von überflüssigem Schleim nach der Säftelehre hin.[155]
Der Schneeberger Tobak ahmte ein Mittel aus der sächsischen Arzneifabrikation, das antispasmodische Pulver (11) eines des Halleschen Waisenhauses nach (zu beider an anderer Stelle mehr). Das antispasmodische Pulver der Tiroler wurde aus Salpeter, vitriolisiertem Weinstein, Zinnober oder Mennige, also hochgiftigen Metallverbindungen hergestellt. Nach der oben genannten Pharmakopöe verhinderte und löste es Krämpfe und kühlte überhitztes Blut. Das Markgrafenpulver (10) half ebenfalls gegen Krämpfe einschließlich der Epilepsie sowie gegen rheumatische und gichtische Schmerzen sowie gegen Kopfschmerzen.[156] — Vitriolöl (13) wurde als Chemikalie zur

Herstellung verschiedener Arzneimittel verwendet; in Tirol mischte man es aber auch in kleinen Mengen in Zuckerwasser und färbte das Gemisch mit Blutwurz rötlich; dieses Getränk sollte den im Körper angesammelten Schleim lösen. Der Vitriolgeist (14) sollte ebenso wirken und zudem den Magen stärken, verstopfte Adern im Bauch öffnen, Fieber und Syphilis lindern.[157]

Eines der bekanntesten Erzeugnisse der Ölfabrikanten ist das Skorpionöl (18), das bis ins 20. Jahrhundert seinen Ruf als Volksheilmittel bewahren konnte. Die Zillertaler Fabrikanten bezogen die hierzu nötigen Skorpione aus Italien, Südtirol und Krain. Die Tiere mußten lebend in Oliven- oder Mandelöl eingelegt werden, und man nahm an, daß sie beim Verenden ihr Gift ausspritzten. Einige Wochen sollten sie so in einem Glasgefäß in der Sonne stehen; manche Hersteller haben sie auch destilliert. Mit diesem Öl bestrich man Stiche und Bisse giftiger Tiere, auch von Skorpionen. Man verwendete es äußerlich und innerlich gegen alle möglichen Gifte, bestrich Entzündungen und Geschwülste, nahm es innerlich gegen Bauchschmerzen und -grimmen und rieb bei Herzschwäche die Brust über dem Herzen ein. Auch hier haben wir eine echte Panazee vor uns. Es ist möglich, daß die Tiere auch gekocht wurden, wie es bei der Herstellung des Scherren- (Maulwurfs-) und Krötenöls (19, 20) geschah. Es gab verschiedene Verfahren. So konnte man Kröten in Wasser sieden, bis sich das Krötenfett absetzte; dieses wurde abgeschöpft und mit Öl vermischt; möglicherweise verwendete man hierzu mitunter auch Steinöl. Da die Kröte wie der Skorpion als giftiges und böses Tier galt, dürfte das Krötenöl ähnlich dem Skorpionöl verwendet worden sein.[158]

Die übrigen hier genannten Öle (39-49) waren ölige Auszüge, Destillate und Siedeprodukte aus verschiedenen pflanzlichen und mineralischen Wirkstoffen. Es wurde Stein-, Oliven- und Mandelöl verwendet; zum Teil wurden diese Öle schier als Heilmittel angewendet, wie beim Steinöl schon dargelegt. Das Ziegelöl (43) z.B. wurde durch Hitzezersetzung eines dieser Öle, das in Ziegelsteinpulver aufgesogen war, gewonnen. Die heilkundlichen Anwendungen waren vielfältig.[159]

Der Kümmel (39) wurde von alters her als Mittel gegen Blähsucht, Darm- und Magenstörungen verwendet. Wacholderöl (40) belebte, erwärmte, förderte Harnausscheidung, Schweiß, Monatsblutung und half gegen Blähungen und Magenverstimmung. Terpentinöl (41), gewonnen durch Destillation von Fichten- und Föhrenharz, regte in kleinen Dosen innerlich Verdauungs-, Harn-, Atmungs-, Kreislauforgane, Nervensystem und Monatsblutung an. Das Ziegelöl (43) hatte eine allgemein lösende Wirkung und reinigte Geschwüre. Mandelöl (46) wirkte einhüllend, erschlaffend, nährend und stopfend. Cardobenedictenöl (47) trieb den Schweiß und reizte zum Erbrechen. Die Tamariske (48) wirkte zusammenziehend auf Wunden.[160]

Bezoardica (21) nannte man Arzneien, denen man die Kraft zuschrieb, Gifte durch Ausdünstung aus dem Körper auszutreiben. Es gab Bezoard-Balsame und -Tinkturen. Sie wurden mittels chemischer Verfahren aus Spießglanz (Antimonsulfid) und anderen Substanzen, wie Zinnoxyd, hergestellt. Auch als schweißtreibende und Fiebermittel fanden sie Verwendung.[161]

Bis zum heutigen Tag sind Ärzten und Laien die Hoffmannstropfen (23) geläufig. Sie wurden neben vielen anderen Medikamenten von Friedrich Hoffmann, Arzt und Chemiker, Professor der Medizin in Halle, erfunden und in seiner großen Arzneimittelproduktion hergestellt. Der hier vorliegende *Liquor anodynus mineralis* war bis 1720 ein Geheimmittel, ein destillatorisch hergestelltes Gemisch aus Äther und Alkohol. Innerlich genommen lindert es Schmerzen, löst Krämpfe, eingeatmet regt es das Zentralnervensystem an und bekämpft Ohnmachten. Hier haben wir ein Nachahmerpräparat vor uns.[162]

Geister (24, 25, 28-30, 33-38) sind gewöhnlich Destillate von alkoholischen Auszügen aus Heilpflanzen, denen eine vielfältige Wirkung zur Vorbeugung und Behandlung zugesprochen wurde. Viele sind noch heute gebräuchlich, wie der Melissengeist. Sie wurden innerlich und äußerlich angewendet. Der Spiritus apoplecticus (38) sollte dem Schlaganfall vorbeugen, Lähmungen lindern und anderes mehr.

Die Destillation sollte die Wirkung der Arzneistoffe in besonders reiner *geistiger Form* zur Geltung bringen. Minzengeist (24) stärkte Nerven und Magen, vertrieb Blähungen. Wermut (28) regte Verdauung und Nervensystem an. Kampfer (30) vermehrte die Wärme im Körper, regte Herz, Puls und Schweißbildung an. Hirschhorngeist (33), das ist kohlensaures Ammoniak, gewonnen durch trockene Destillation von Tierhörnern und -klauen, wirkte ätzend, in kleinen Dosen innerlich anregend auf Herz, Puls, Atem, Schweiß- und Harnausscheidung, in größeren als Brech- und Abführmittel. Sanikel (34) wirkte zusammenziehend als Wundheilmittel. Meisterwurz (35) erregte Nerven, Gefäße, Muskeln und Darm. Die Melisse (37) galt als allgemein anregend und stärkend, schweißtreibend, aber auch beruhigend auf das Nervensystem, der Geist stärkte Nerven, Magen, Gebärmutter, half bei Menstruationsstörungen und gegen Blähsucht. Es waren also vielfältig und allgemein wirkende Mittel, die sich für die Laien- und Selbstbehandlung gut eigneten.[163]

Ähnliche Mittel waren die Balsame (26, 27, 32). Der schmeckende, der chemische und der Schwefelbalsam sowie die Bolus-armena-Zeltl (50-53) wurden hier (1810) als Vieharzneien eingestuft. Der Schwefelbalsam war nach der Württembergischen Pharmakopöe auch Arzneimittel für Menschen; seine verschiedenen Arten halfen z.B. gegen äußere und innere Geschwüre, gegen Blähsucht und durch Schleim hervorgerufene Schäden der Brustorgane oder beförderten die Harnausscheidung und bekämpften die Gonorrhoe.

Das Nürnberger Pflaster (59) war eines von verschiedenen *Universalwunderpflastern,* ähnlich dem Hamburger, dem Ochsenkopf- und dem Mutterpflaster, die auf ein Rezept des altrömischen Arztes Scribonius Largus zurückgehen, bei vielen verschiedenen Leiden, wie Entzündungen und Fieber, äußerlich aufgelegt wurden und im Sinne der Säftelehre durch Reizung der Haut bis zu Entzündung und Blasenbildung vermehrte und verderbte Säfte aus dem Körperinneren ableiten und nach außen ziehen sollten; sie sind dem heutigen ABC-Pflaster vergleichbar.[164]

Die Laussalbe (57) wurde wohl aus Läusekraut (Pedicularis palustris), einem unangenehm riechenden und scharf schmeckenden Kraut bereitet, das äußerlich als scharfe Abwaschung gegen Ungeziefer verwendet wurde. Die gelbe Pechsalbe (60) stellte man aus gelbem Fichtenharz (Pix flava) her, das man äußerlich als gelinde reizendes und zerteilendes Mittel verwendete; die Salbe diente also ähnlich jenen Pflastern äußerlich zur Reizung der Haut, etwa bei rheumatischen Leiden.[165]

Der Ölträger Peter Prosch: ein heimatloses Waisenkind

Wir wollen noch einen Blick auf das Leben und Wirken der Ölträger werfen, die gewöhnlich zu den armen Unterschichten gehörten und deshalb kaum Zeugnisse hinterlassen haben.

Der wohl bekannteste — er hat den Beruf jedoch nur kurze Zeit ausgeübt — ist Peter Prosch aus Ried im Zillertal (1744-1804). Er hat eine Selbstbiographie hinterlassen, in der er berichtet, wie er als erst zehnjähriger Knabe diesen Beruf ergriff. Sein Eintritt in dieses Ge-

werbe dürfte für die sozialen Verhältnisse typisch sein, der weitere
Verlauf seines Lebens fällt dagegen aus dem Rahmen der damaligen
gesellschaftlichen Verhältnisse.[166]

Als eines von elf Kindern armer Söldnersleute, also Kleinbauern,
wurde Prosch schon mit neun Jahren Vollwaise und von seiner
Schwägerin aus dem elterlichen Haus gewiesen. Im Sommer verding-
te er sich als Hirte, im Winter suchte er sich mit Betteln durchzubrin-
gen, führte also das Leben eines nicht Seßhaften ohne feste Erwerbstätigkeit, wie es sie in jener Zeit zahlreich gegeben hat.[167] Auf den
Rat eines Freundes — *Es sind viele, die ihr Brot mit einer Handelschaft
außer Landes suchen ...* — ging Prosch zu dem bekannten Theriak-
und Olitätenfabrikanten Barthlme Hauser und borgte sich von diesem um 3 fl. 9 kr. Arzneiwaren, um sie zu verkaufen. Er berichtet
weiter:

*Ich ging also außer Landes mit noch einem Kameraden ins Baiern, als
ein herumlaufender Ölträger, im 10ten Jahre meines Alters, und weil
ich die Medizin nicht verstunde, auch der Hunger mich niemal unge-
schoren ließ, so hausierte ich die meiste Zeit bei den Bäuerinnen in den
Kucheln um Nudeln herum, anstatt mit meiner Handelschaft etwas zu
erobern; denn, wenn ich meine Kraxen voller Nudeln hatte, war ich
reich und vergnügt, und niemand hatte weniger Sorgen und Beküm-
mernis, als ich; ich durfte mich auch nicht fürchten, daß ich bestohlen
würde. Mein Nachtlager war ein Bund Stroh oder eine Bank in der Stu-
be. ... Ich wanderte mit meiner gedachten Handelschaft noch eine Zeitlang in Baiern herum und kam sodann in Schwaben nach Augsburg,
Dillingen und Dischingen, wo ich im Markte beim obern Bauern über
Nacht blieb. Ich sah allda Heiducken, Läufer und Bediente und fragte,
was dieses für ein Volk sei und was es bedeute? Man sagte mir, es sei in
diesem Schloß ein großer Fürst, nämlich der Fürst Taxis, und viele Herrschaften. Den Tag darauf wollte ich mit meiner Apothek ins Schloß hinauf hausieren und war begierig, einen Fürsten zu sehen, weil ich nicht
wußte, wie er aussehen sollte.*

Hier endete bereits Proschens Tätigkeit als Tiroler Ölträger, denn
der Fürst Thurn und Taxis nahm ihn in seine Dienste, aus denen er
jedoch nach einiger Zeit wieder ausschied, um als fahrender Hand-
schuhhändler durch die Lande und an weltliche und geistliche Höfe
zu ziehen. Dort fand er allenthalben Eingang als *Hof-Tyroler* und
Spaßmacher. Er wurde wohlhabend und ließ sich am Ende in seiner
Heimat Ried im Zillertal als Gastwirt nieder.

Dies war nicht der normale Lebensweg eines Ölträgers. Prosch gelang es, durch seinen Witz und sein Aussehen die Gunst der großen Welt bis hin zu Kaiser und Kaiserin zu erwerben. Ein anderer Junge hätte sein Leben als fahrender Heilmittelhändler fortgebracht oder wäre, wenn er keine Geschäfte gemacht hätte, auf Dauer auf den Stand eines erwerbslosen Vaganten, Bettlers und Gelegenheitskriminellen abgesunken.[168]

Der Ölträger Andrée Buchböck: ein alter Wanderarzt und seine Patienten

In den Akten der Münchner Generalregistratur fanden sich Unterlagen über zwei weitere Ölträger des 18. Jahrhunderts: Andrée Buchböck und Max Mang Tränkler, aus denen sich die folgende Geschichte wiederherstellen läßt.[169]

Andrée Buchböck stammte aus dem salzburgischen Zillertal; dort dürfte er um das Jahr 1720 geboren worden sein. Als Junge hat er gelernt, Heilpflanzen zu sammeln. So wurde er ein Ölträger, der für Fabrikanten mit Arzneiwaren hausierte. In Jahrzehnten seiner Berufsausübung erwarb er sich heilkundliche Erfahrung, beriet seine Kunden in der Anwendung seiner Mittel und verordnete ihnen schließlich regelrecht innere Behandlungen als Laienarzt. Er hat damit offenbar Erfolge gehabt, denn er wurde von den Menschen um Rat und Hilfe angegangen. Er muß sich mit dieser Tätigkeit ein wenigstens bescheidenes Vermögen erworben haben, denn er ließ sich in der Gräflich Firmianschen Hofmark Leopoldskron bei Salzburg nieder; hierzu mußte er sich ein kleines Anwesen gekauft oder in ein solches eingeheiratet haben. Seiner Tätigkeit als Hausierer und Laienbehandler ging er vornehmlich in Oberbayern und München nach.

Im Jahre 1770 begab sich die Hofkammer-Rechnungskommissars-Witwe Elisabetha Aichinger in seine Behandlung. Sie hatte durch eine Gabe von Mercurius corrosivus, das ist ätzender Quecksilbersublimat, eine schwere Arzneimittelvergiftung erlitten — ob aufgrund einer ärztlichen Verordnung, ist nicht mehr zu ermitteln. Quecksilbersublimat galt als ein stark wirkendes Mittel gegen Syphilis, deren Symptome es rasch vertrieb, die es dennoch nicht gänzlich zu heilen vermochte. Außerdem wurde er angewandt bei chronischen Entzündungen und Drüsengeschwülsten, rheumatischen und gichtischen Beschwerden, Ischias, Eingeweidewürmern und äußerlich gegen Krätze. Wurde er innerlich genommen, so sollte er am Anfang in kleinen, dann langsam steigenden Gaben verabreicht werden. Bei Überdosierung dieses hochgiftigen Stoffes traten Schäden an den Lungen mit Bluthusten, Magenkrämpfe, Erbrechen, Koliken, Durchfälle und Fieberanfälle auf.[170]

Weder ihr Hausarzt noch vier weitere zum Konsil gerufene Doctores medicinae wußten der Aichingerin zu helfen. Innerhalb von sechs Wochen traten immer schwerere Folgen mit schmerzhaften Zuständen auf, so daß die Ärzte alle Hoffnung aufgaben. Andrée Buchböck behandelte sie nun mit seinen Arzneien, wobei unklar bleibt, was er gegeben hat. Auf jeden Fall ging es der Frau bald besser, und nach drei Wochen war ihre Gesundheit wiederhergestellt. Die dankbare Patientin stellte Buchböck ein gesiegeltes Zeugnis über seine erfolgreiche Behandlung aus, das den Krankheitsverlauf schilderte und mit den Worten schloß: ... *folglich ich meine wiederumige Genesung nach Gott niemand andern, dann ihme öfters gedachten Buchböck und seinen gebrauchten Medicamenten zu danken habe.*

Daß dies die Mißgunst der Ärzte hervorrief, versteht sich. Buchböck wurde deshalb der Medizinpfuscherei bezichtigt, und es drohte ihm eine Anzeige. Deshalb wandte er sich, gestärkt durch diesen Therapieerfolg und unterstützt durch das lobreiche Zeugnis seiner Patientin an den Kurfürsten, beklagte sich über den *Handwerksneid,* durch den er in der Ausübung seines Gewerbes behindert werde, und bat um die Erlaubnis, in den bayerischen Kurlanden einschließlich Münchens freie medizinische Praxis treiben zu dürfen. Er vergaß dabei nicht, auf seine nunmehr 40jährige Berufserfahrung hinzuweisen.

Das Gesuch ging an den Polizeirat, der gab es an den Hofrat weiter, der wiederum an das Collegium medicum, das ein Gutachten dazu abgeben sollte, diese Aufforderung aber liegen ließ. So handelte und behandelte der sogenannte *Bauerndoktor* Buchböck weiter in und um München medizinisch. 1772 stellte ihm das Kommerzienkollegium — und zwar, ohne daß es darüber mit dem Medizinalkollegium Rücksprache gehalten hätte — ein Patent aus, das ihm erlaubte, mit Theriak, Mithridat, verschiedenen Ölen sowie Vieharzneien zu handeln.

Jetzt wurde das Collegium medicum wach. Im Jahr davor hatte ein gewisser Max Mang Tränkler, sogenannter Bauerndoktor, wohl auch ein Ölträger, beantragt, ohne Hinderung durch Ärzte und Bader alle möglichen Krankheiten behandeln zu dürfen. So bestellte das Collegium ihn zusammen mit Buchböck zur Prüfung ein. Es stellte den beiden viele Fragen über ihr medizinisches Kurieren und kam zu dem Ergebnis, daß keiner der beiden von der Medizin etwas verstehe.

Nach ihrer ebenso vermessenen wie dummen Einbildungskraft hätten sie *auf die Mord-Mittel-Practic gleich proprie sich verleget,* und die Menschen nähmen, wie es stadtkundig sei, von ihnen Arzneien. Das Collegium beklagte sich, daß derlei *betrügerisch höchstgefährliche Medicin-Pfuscher und Quacksalber, dann Landstreicher, so betitultes Ärzten-Gesindl* immer wieder Protektoren fänden, die verhinderten, daß solche Leute aus den Kurlanden vertrieben würden. Die Herren trugen von Amts wegen die Bitte vor, daß die beiden *Bauerndoktoren* auf kurfürstlichen Befehl in allen Straßen der Stadt auf einem Esel herumgeführt werden sollten, damit die Menschen vor ihnen gewarnt würden.

Der Kurfürst ging hierauf nicht ein, sondern ließ dem Buchböck das vom Kommerzienkollegium ausgestellte Patent zurückgeben. So zog dieser weiter mit seiner Olitätenkraxe durchs Land. Das Collegium medicum wurde hiervon nicht einmal unterrichtet.

Tränkler genoß zeitweise die Protektion der Kurfürstin Maria Anna Sophie, einer gebürtigen Prinzessin von Sachsen, die seit 1747 mit Max III. Joseph vermählt war; die Ehe blieb kinderlos. Die Kurfürstin hatte anscheinend eine besondere Schwäche für irreguläre Heiler; neben Tränkler protegierte sie den Münchner Wasenmeister Knisel, doch zog sie, nachdem ihr von seiten des Collegium medicum hierüber Vorhaltungen gemacht worden waren, ihren Schutz von den beiden zurück. Später als Kurfürstin-Witwe setzte sie sich für den Heiler Johann Leinberger ein.[171]

Tränkler medizinierte zunächst ungehindert weiter. Er wurde 1773 wohl auf Betreiben des Collegium medicum inhaftiert; jedenfalls beantragte dieses erneut dessen Kurierverbot und Abschiebung aus dem Lande.

In diesem Jahr wurde Buchböck von der Münchner Metzgermeistersgattin Schelchmärtl wegen eines Fiebers konsultiert. Er besuchte sie drei oder vier Mal und gab ihr einen Laxierzucker, also ein Abführmittel, das — nach der Säftelehre — den das Fieber verursachenden Stoff austreiben sollte. Mit dieser Behandlung hatte er keinen Erfolg, worauf die Schelchmärtlin den Leibmedicus Dr. Ruf holen ließ. Dieser und das Collegium medicum zeigten Buchböck an und erklärten, dieser habe bei der Behandlung das Fieber zu früh zu vertreiben versucht — hielten also die Behandlung unausgesprochen im Grundsatz für richtig, nur den Zeitpunkt für falsch —, so daß die Patientin *ellendiglich und dermassen zugericht worden ist, daß selbe schwerlich mehr zu rectificiren seyn dörfte.* Auch seien mehrere solcher Fälle bekannt geworden, bei denen Buchböck die Menschen nicht nur um die Gesundheit, sondern auch um namhaftes Geld gebracht habe.

Buchböck wurde zum Verhör vor den Polizeirat zitiert. Er befand sich gerade in Holzkirchen. Anscheinend war er sich seines Fehlers bewußt, denn er erklärte, er habe in München schon länger niemanden mehr behandelt, die Schelchmärtlin nur auf deren ausdrücklichen Wunsch, und er werde hier auch keine Kuren mehr vornehmen. Er bat, nach Inhalt seiner bisherigen Patente auf dem Land und in Ortschaften weiter mit Arzneimitteln handeln zu dürfen gleich anderen Ölträgern.

Darauf wurde ihm aufgetragen, hier — das hieß wohl in München — niemanden mehr in die Kur zu nehmen sowie sein Patent vorzulegen. Letzteres ist wohl geschehen, worauf er anscheinend seine Ölträgertätigkeit fortsetzen durfte, denn es finden sich über ihn keine weiteren Aktenvorgänge, desgleichen keine über Tränkler.

Arzneierzeugung In Thüringen, Sachsen, Schlesien, Ungarn Und Halle. Die Königseer Und Ungarischen Olitätenträger[172]

Neben den Tiroler und Zillertaler Arzneierzeugern und ihren Olitätenträgern, die in Bayern die größere Menge ausmachten, waren die des Thüringer Waldes für Bayern und Franken von wichtiger Bedeutung, wurden doch die *Königseer* neben den *Tyrolern* und *Ungarn* als fahrende Arzneihändler genannt und diese Bezeichnungen mitunter synonym gebraucht. Zudem war im sächsischen Erzgebirge eine ähnliche Klein- und Heimerzeugung von Heilmitteln entstanden, für die vor allem der *Schneeberger Schnupftabak* neben Bergöl und anderen Olitäten als bekannte Produkte standen und deren Hausierer oft mit den Königseern in einen Topf geworfen wurden. Weiter bestand eine solche Kleinindustrie im schlesischen Erzgebirge, und *Ungarn* vertrieben die Arzneiwaren der slowakischen Hersteller.

Im Gegensatz dazu konzentrierte sich die Hallenser pharmazeutische Produktion in einigen wenigen Großbetrieben, die in alle Welt exportierten. Sie sei hier zum Vergleich mit den später zu behandelnden Herstellern in Schwaben, Franken und Bayern vorgestellt. Fast alle diese pharmazeutischen Heim- oder Manufakturunternehmen entstanden im 17. und erlebten ihre Blüte im 18. Jahrhundert.[173]

Im Thüringer Wald

Die Thüringer Heilmittelindustrie, die sich vor allem in der Grafschaft, seit 1710 dem Fürstentum Schwarzburg-Rudolstadt, in dessen Amt Königsee entwickelte, ging allem Anschein nach aus städtischen Produzenten hervor. In der Stadt Königsee gab es um 1673 einen Apotheker und mehrere Destillatoren, die meist zugleich Mälzer waren, zusammen sieben Betriebe, die Branntweine und andere gebrannte Wässer, wie Schlag-, Haupt-, Herz-, Brust-, Leber- und Magenwasser, Balsame, wie Schwefelbalsam, *Thüringer Balsam*, Olitäten, wie Wacholder-, Terpentin-, Lein-, Anis-, Fenchel-, Kümmel-, Kien- und Harzöl herstellten. Verkauft wurden diese Waren durch *Olitäten-*

oder *Balsamträger*, die meist aus den armen Dörfern stammten und diese Tätigkeit als Zuerwerb ausübten. Verschiedene dieser Träger begannen selbst Arzneimittel herzustellen, Brennereien mit Destillieröfen einzurichten und mit den eigenen Erzeugnissen zu handeln, nachdem sie vorher am Verkauf der fremden Ware nur einen kleinen Gewinnanteil gehabt hatten.[174]

Dieses Gewerbe hat einen raschen Aufschwung genommen und stellte bereits 1710 nach obrigkeitlichen Erhebungen eine wichtige Lebensgrundlage der Bevölkerung des Fürstentums und damit auch eine steuerliche Einnahmequelle dar. Schwarzburg-Rudolstadt zählte damals etwa 10.000 Familienväter, fast die Hälfte davon im Amt Königsee. In sechs ausgewählten Dörfern gab es zu dieser Zeit 58 Laboranten, wovon allein auf Deesbach 36 und auf Oberweißbach 15 entfielen. Die Anzahl der Olitätenhändler belief sich in fünf dieser Dörfer auf zusammen 231, von denen wiederum in Deesbach 65 und in Oberweißbach 80 wohnten. 1734 wurden im Amt Königsee 800 bis 900 Balsamträger angegeben; 1805 waren es noch 29 Laboranten und 604 Balsamträger. Dieses Gewerbe hielt sich dort bis in die zweite Hälfte des 19. Jahrhunderts und wandelte sich dann zu kleineren und größeren pharmazeutischen Betrieben, die zum Teil bis heute bestehen.[175]

Die Thüringer Olitätenhändler waren schon im 17. Jahrhundert in benachbarten und weiter entfernten Landen ihrer Handelschaft nachgegangen. Im 18. Jahrhundert erreichten sie neben den deutschen Staaten auch Dänemark, die Niederlande, die Schweiz und Polen. Je mehr Hersteller dazukamen, um so unübersichtlicher wurde das Warenangebot und um so mehr gefälschte und untüchtige Präparate mischten sich darunter. Es traten illegale Händler auf, stellungslose Hirten, Knechte und minderjährige Knaben. Außerdem betätigten sich die Träger als Laientherapeuten, wie wir es von den Tirolern schon kennen.

Aus diesem Grund wurde schon seit dem späten 17., vor allem aber im 18. Jahrhundert in den Staaten und Städten, die sie vornehmlich besuchten, der medizinische Wanderhandel immer wieder verboten, so im Herzogtum Sachsen-Weimar, in Kursachsen und in den brandenburg-preußischen Staaten. Auch hier erleben wir wieder die häufigen Wiederholungen und Einschärfungen der Mandate, die zeigen, daß diese Ge- und Verbote von geringer oder kurzer Wirkung waren. In Bayern wurden mit den Tirolern und Ungarn die Königseer wiederholt verboten.[176]

Nichtsdestoweniger versuchte die Regierung von Schwarzburg-Rudolstadt diesen Einschränkungen des für ihr Land wichtigen Gewerbes und der Gegenpropaganda der Ärzte und Apotheker entgegenzuwirken. Bereits von 1711/12 an wurden im Amt Königsee Laboranten und Ölitätenhändler von den Behörden erfaßt und mußten sich einem Zulassungsverfahren unterwerfen, das darauf zielte, die unfähigen und unzuverlässigen von dieser Betätigung fernzuhalten und damit Ruf und Ansehen dieses Exportgewerbes zu verbessern.

Ein junger Laborant machte seine Lehre gewöhnlich in seinem Vaterhaus, wo die vom Großvater überkommenen Vorschriften der Arzneibereitung für Fremde unzugänglich aufbewahrt wurden. Er mußte lesen und schreiben können, eventuell auch Latein, wenn man nach lateinischen Rezepten arbeitete. Der Oberweißbacher Apotheker Dr. Worm durfte seit 1732 fremde Laborantenlehrlinge ausbilden; zu ihm kamen auch solche aus dem sächsischen Erzgebirge. Manche gingen nach Halle in die Lehre. Mitunter studierten Laborantensöhne sogar Medizin und übernahmen dann den väterlichen Betrieb.[177]

Angehende Laboranten mußten dem Amtsphysicus Warenproben aus ihrer Herstellung vorlegen und bei ihm eine Prüfung ablegen. Dabei hatten sie über die gesetzlichen Bestimmungen ihres Gewerbes Auskunft zu geben, Arzneistoffe zu bestimmen, die Herstellung einzelner Arzneien zu beschreiben und praktisch einige Extraktionen und Destillationen durchzuführen. Die Händler mußten sich verpflichten, keine selbstgefertigten Präparate, sondern nur solche von konzessionierten Laboranten zu verkaufen.

Die Amtsärzte und später das Collegium medicum des Landes stellten ihre medizinalpolizeilichen Bedenken gegen die rein kommerzielle Heilmittelherstellung und den freien, an den Endverbraucher gerichteten Vertrieb zurück und räumten wirtschaftlichen Interessen den Vorrang ein, ja empfahlen sogar, diesen Wirtschaftszweig zu fördern, da sonst viele Familien verarmen würden.

Die Gewerbetreibenden bemühten sich ihrerseits um die Verbesserung ihrer Absatzmöglichkeiten und kamen bei den verschiedenen Regierungen immer wieder um Handelszulasssungen ein. Bei der eigenen Landesherrschaft beantragten sie im Laufe des 18. Jahrhunderts mehrmals, daß ein *Syndikat,* also eine Genossenschaft der Laboranten, errichtet würde, die in der Art einer Zunft die Mitglieder bei der Berufsausübung beaufsichtigen und in ihren Rechten und Anliegen nach außen vertreten sollte. Die Laboranten wollten damit auch den Zugang zum Gewerbe beschränken, damit nur noch ihre Söhne und Witwen zugelassen würden. Der Fürst hat die Genehmigung hierfür nicht erteilt.[178]

Im Thüringer Olitätengewerbe waren Hersteller und Händler nicht durchweg getrennt, und in der Größe der Geschäfte gab es erhebliche Unterschiede. Es gab größere Laboranten, die jede Art von Arznei fertigten und sie an Träger zum Verkauf abgaben; weiter gab es Händler, die nebenher einige Mittel selbst herstellten, und schließlich reine Händler, die ihre Waren nur von Laboranten nahmen; unter allen gab es größere und kleinere. Die geläufigste Erscheinung der *Königseer* war der hausierende und auf Märkten ausstehende Balsamoder Olitätenträger, der mit seinem *Reff*, wie hier die *Kraxe* oder *Kiepe* heißt, über die Landstraßen zog. Guten Verkäufern wurden Hilfsträger mitgegeben, die zwischendurch nach Hause gehen konnten, um neue Ware zu holen. Zuweilen wurden im Verkaufsgebiet Niederlagen eingerichtet, wo die Träger ihr Sortiment auffüllen konnten. Jeder Olitätenträger hatte sein Absatzgebiet, dessen Wege und Menschen er kannte. Väter nahmen ihre Söhne mit und lernten sie an. Die Abrechnung der Träger mit den Laboranten geschah gewöhnlich am Ende der Tour. Die Träger erhielten eine Vergütung oder *Tantiemen*. Einigen reichen Medizinhändlern gelang es, Absatzmonopole zu erwerben, z.B. für die Stadt Hof, die Markgrafschaften Ansbach und Bayreuth oder das sachsen-weimarische Amt Jena.[179]

Mit diesen Maßnahmen, die von der schwarzburgischen Regierung bis hinunter zum kleinen Balsamträger unternommen wurden, erreichte man, daß das Heilmittelgewerbe im Fürstentum während des ganzen 18. Jahrhunderts die Güte seiner Erzeugnisse und seinen Absatz auf ungefähr der gleichen Höhe hielt. Obgleich der fahrende Medizinhandel in verschiedenen Ländern verboten wurde, blühte er weiter. Die Balsamträger waren in vielen Gegenden die einzigen Arzneiverkäufer und forderten zudem niedrige Preise. Dies brachte in die Thüringer Gebirgsdörfer einen bescheidenen Wohlstand. Um 1800 wurde der jährliche Reinertrag der Laboranten im Amt Königsee auf 100.000 Taler geschätzt.[180]

Im Jahre 1805 geriet durch einen Zwischenfall das Gewerbe in den Absatzländern, darunter auch Bayern, in großen Mißkredit. Der bekannte Laborant und Apotheker Dr. Worm in Oberweißbach hatte Elixier Proprietatis Paracelsi bereitet und an eine Reihe von Trägern abgegeben. Als er das Mittel selbst versuchte, wurde ihm übel, und er vermutete, von einem Zulieferer Pottasche erhalten zu haben, die durch Scherbenkobalt, eine Arsenverbindung, verunreinigt war. Er versuchte durch Polizeiorgane alle Balsamträger, denen er das Mittel gegeben hatte, zurückrufen zu lassen, erreichte aber mehrere nicht mehr, und von diesen zogen einige ins damals bereits bayerische Franken. Da die Behörden gewarnt wurden, entstand in Thüringen und in den Ländern, die die *Königseer* gewöhnlich besuchten, große Aufregung, es wurde nach den Trägern gefahndet, und schließlich nahmen die Regierungen den Vorfall zum Anlaß, den fahrenden Arzneihandel erneut zu verbieten und die Durchführung streng zu überwachen. Nicht nur die Polizei und die Ärzte, sondern auch die Pfarrer auf den Kanzeln warnten vor den Olitätenträgern. Obwohl schließlich der Verdacht der Giftbeimischung nicht bestätigt, das inkriminierte Elixier durch ein Gutachten von Ärzten und Chemikern aus Leipzig für unschädlich erklärt und dies durch die schwarzburgische Regierung in Zeitungen bekanntgemacht wurde, war der Schaden für die Thüringer Arzneimittelindustrie groß; die Verbote wurden nicht zurückgenommen.[181]

Im Jahre 1806 erfolgte eine zusammenfassende Verordnung zur Regelung des Arzneilaborantenwesens im Fürstentum Schwarzburg-Rudolstadt, in der unter anderem vorgeschrieben wurde: Prüfung der Kenntnisse und Rezepte eines angehenden Laboranten vor der Zulassung durch den Amtsphysicus; Erlaubnis, nur die geprüften Präparate herzustellen; Abgabe derselben in versiegelten Originalpackungen nur an konzessionierte Händler; eine drei- bis vierjährige Lehrzeit für jeden angehenden Medizinhändler; Verbot der Arzneiherstellung für Händler. Diese Verordnung blieb bis zur Gewerbeordnung des Norddeutschen Bundes von 1869 in Kraft.[182]

Von den Anfängen bis in die Mitte des 19. Jahrhunderts waren, abgesehen von einigen Apotheken und städtischen Mälzereien, die Fabrikationsstätten hier durchweg Familienbetriebe, in denen meist alle Arbeitsgänge vom Kräutersammeln bis zur Abfüllung der fertigen Präparate in die Verkaufspackungen und oft auch der Vertrieb auf dem Reff von Familienmitgliedern besorgt wurden, der Verkauf gewöhnlich vom Familienoberhaupt selbst. Wir wollen in diese Betriebe anhand von Beschreibungen des 18. und 19. Jahrhundert einen Blick werfen.

Der Laborant benötigte neben dem eigentlichen Laboratorium Räume zum Trocknen der Heilpflanzen, zum übersichtlichen Aufbewahren der Rohmaterialien, zum Verpacken und Stapeln der fertigen Arzneien. Oft drängte sich dies im Wohngebäude des ländlichen

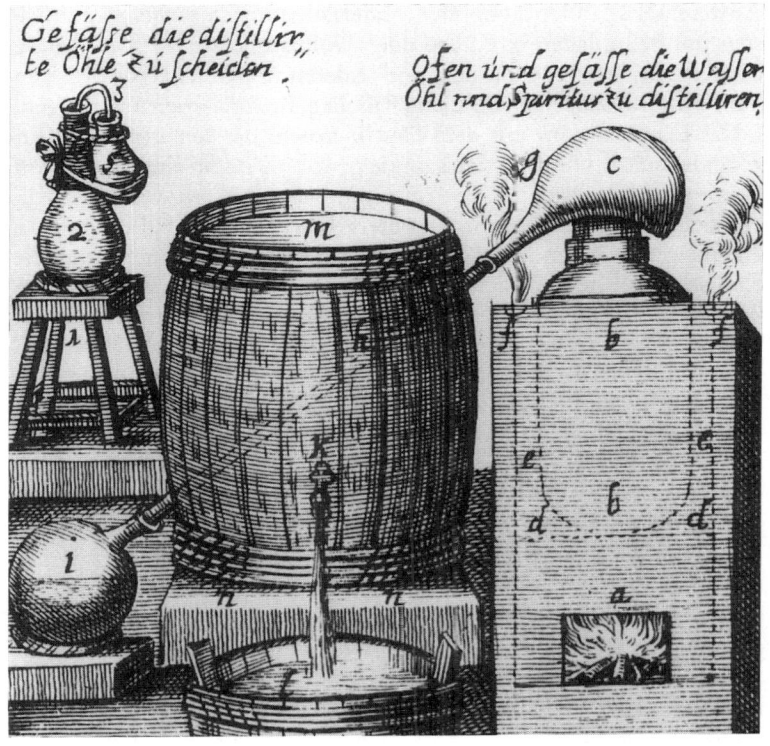

Gefäße die distillirte Öhle zu scheiden.

Ofen und gefäße die Waßer Öhl und Spiritus zu distilliren.

Laboratorium zur Durchführung chymischer Operationen: Rechts der Destillierofen mit Feuerstelle (a), Blase, die das zu destillierende Material enthält (b), Destillierhelm oder Alembik zum Auffangen des Destillates (c), Kühlrohr (h), das durch ein Faß mit Kühlwasser (m) geführt ist und in der Vorlage (i), einem Kolben zum Sammeln des Destillates, endet. Hinten links eine Vorrichtung, mit der ein Destillat aus wäßrigen und öligen Bestandteilen getrennt wird: aus dem Kolben mit Wasser und darauf schwimmendem Öl (2) saugt ein Baumwolldocht (3) das Öl in einen zweiten Kolben (5).

Anwesens. Es gab Trockenböden, Materialkammern, zuweilen nur Kästen mit Schubladen in Küche oder Wohnstube zur Aufbewahrung der Kräuter, Wurzeln, Früchte und anderen teils festen, teils flüssigen Substanzen in Schachteln, Säcken, Fäßchen, Korbflaschen und Krügen.

Das Laboratorium mit dem Destillierofen, das Kernstück der Erzeugungsstätte, wurde in der Familie gewöhnlich von einer Reihe von Generationen verwendet. Bei kleineren Laboranten war es in der Küche oder gar in der Wohnstube untergebracht, andernfalls hatte man einen eigenen Raum mit trichterförmigem Abzug gemauert. Manche Kleinerzeuger teilten sich zu zweit einen Destillierofen, größere konnten deren mehrere besitzen. In den gemauerten Öfen standen im Wasser- oder Sandbad Tonkolben mit aufgesetztem grüngläsernem *Alembik*, dem Destillierhelm, zum Destillieren der Olitäten und gebrannten Wässer. Es konnte auch eine *Blase*, also ein kupferner Destillationskessel, verwendet werden. Als Kühlvorrichtung dienten ein von einem Holzrohr durchbohrtes Wasserfaß oder gewundene Bleirohrleitungen, als Auffanggefäße Tontöpfe. Es gab Kupfer- oder Eisenkessel zum Kochen von Schwefelbalsam, Pflastern und anderem, hölzerne oder eiserne Kräuterpressen zum Abpressen des Kräutersaftes. Pillen drehte man mit der Hand oder mit einem Pillenbrett, auf das der Pillenteig wurstförmig gelegt und mittels einer gerillten Mangel zu Pillen gedreht wurde, die dann fest werden mußten. Außerdem brauchte der Laborant Waagen, Meßgefäße, Mörser, Reibschalen, Siebe und anderes mehr.

Die fertigen Olitäten, Balsame, Wässer usw. wurden in die in Thüringer und sächsischen Glasbläsereien geblasenen Fläschchen — *Sachsenpfündchen* oder *Nönnchen* — zu sechs Lot (ca. 100 g) abgefüllt, die ursprünglich mit Bienenwachs, dann mit Korken verschlossen, mit einer Papierhaube verschnürt und einem Echtheitssiegel versehen wurden. Pulver kamen in zylindrische Papiertüten, Pillen und Pflaster in Spanschachteln, die in den holzreichen Berggebieten Thüringens und Sachsens in großer Zahl hergestellt wurden. Etiketten und Gebrauchszettel wurden beigefügt. Größere Betriebe besaßen eine eigene *Zubindestube,* wo auf Tischen zur Erleichterung des Abfüllens *Füllbretter* mit Rahmen standen, auf denen die zu füllenden Fläschchen in dichten Reihen angeordnet waren. Die Sortimente der Ölträger enthielten auch getrocknete Heilpflanzen und Gemische davon. Zum Transport auf dem Reff wurden Flaschen, Tüten und Schachteln in große Holzspanschachteln verpackt und zum Schutz gegen Regen ein Kalbfellsack darübergestülpt.[183]

Eine wichtige Voraussetzung für die Produktion war der Reichtum dieses Gebietes, insbesondere seiner Bergwälder, an Heilkräutern, die seit alters von der Bevölkerung gesammelt, später auch in Gärten gezogen wurden und den Arzneiherstellern die notwendigen Drogen lieferten. Dann ist der Alkohol zu nennen, mit dem die pflanzlichen Drogen extrahiert und destilliert wurden. Man nahm hierzu Kornbranntwein, der von den vielen Branntweinern in Thüringen und Sachsen gebrannt wurde, später Kartoffelschnaps. Von den notwendigen Chemikalien bereitete man die Pottasche meist selbst. Andere, wie Weinsteinsäure, Salmiak oder Bleisalze, die man zur Pflasterherstellung brauchte, lieferten Materialisten. Seit dem 16. Jahrhundert wurden bei Böhlen und Altenfeld Alaunschiefer, Kupfer und Schwefelverbindungen bergmännisch abgebaut und in Hüttenbetrieben zu Vitriol, Schwefel, Kupferwasser und Alaun verarbeitet, ebenfalls wichtige Rohstoffe für die chymische Arzneierzeugung. Das Vitriolöl, also die Schwefelsäure, konnten die Laboranten durch Destillation von Metallsulfaten, den Vitriolen, selbst erzeugen.[184]

Bei der Arzneibereitung müssen wir die althergebrachten galenischen Verfahrensweisen von den vor allem seit dem 16. Jahrhundert verbreiteten chymischen oder chemiatrischen unterscheiden. Bei den ersteren wurden die pflanzlichen, tierischen und mineralischen Grundsubstanzen zum Arzneimittel gemischt — *komponiert, dispensiert* —, bei den anderen versuchte man nach den Grundsätzen und Vorschriften des Paracelsus (1493-1541) die besonderen Heilkräfte freizusetzen, indem man die Drogen in Alkohol legte und auszog — *extrahierte* oder unter Erwärmung *digerierte* —, den Extrakt oft brannte — *destillierte* — oder noch andere *chymische* Operationen vornahm. Besonders auf diese Weisen erzeugten die Arzneilaboranten ihre Mittel.

Nach den ursprünglich alchimistischen Grundsätzen waren solche Verfahren ausgewählten und *eingeweihten* Personen vorbehalten, weshalb man von *Geheimmitteln* oder *Arcana* (lat. arcanum = Geheimnis) sprach. Von den Arzneiherstellern wurden die Herstellungsvorschriften freilich vor allem zum Schutz vor Nachahmung und Konkurrenz geheimgehalten. Durch das Extrahieren, Destillieren usw. erhielt man *Tinkturen, Elixiere, Essenzen, Spiritus* oder *Geister, gebrannte Wässer* und andere Arkane. Neben pflanzlichen wurden auch tierische und mineralische Stoffe verarbeitet, zuweilen auch Gold und Edelsteine.[185] Über die Präparate, die am Anfang des 18. Jahrhunderts in Thüringen vornehmlich hergestellt wurden, gibt ein Bericht des Königseer Stadtphysicus Dr. Georg Christoph Frobenius Auskunft. Dieser Arzt hatte 1708 auf Befehl der Regierung die Arzneiwaren der Olitätenhändler untersucht und für gut befunden. Dabei nannte er an chymischen Gattungen: Olitäten, Tinkturen, Elixiere, Spiritus, an galenischen: Mixturen (Mischungen), Elektuare (Latwergen) und ganz allgemein Composita (zusammengesetzte Mittel) und Simplicia (Einzelsubstanzen).[186]

An einzelnen Präparaten gab Frobenius fast ausschließlich gebrannte Wässer an, die teils nach den Grundstoffen benannt waren, wie Zimt-, Gülden-, Melissen-, Zittwer-, Krauseminzen-, Cardobenedictenwasser und Wermutextrakt, oder nach den Krankheiten und Organen, für die sie bestimmt waren, wie Schlag-, Gift-, Haupt-, Herz-Karfunkel-, Brust-, Lungen-, Magen- und Mutterwasser.[187]

Die wohl häufigsten und von fast allen Laboranten Thüringens wie Sachsens und Schlesiens hergestellten Präparate waren der Schwefeloder Universalbalsam und das Bergöl. Den *Balsamus sulfuris* stellte man her, indem man Schwefel (Flores sulfuris) in Leinöl (Oleum lini) meist im Verhältnis eins zu sechs langsam kochte *(digerierte),* bis daraus eine zähe, rotbraune Masse entstanden war; diese wurde in Terpentinöl (Oleum terebinthinae) im Verhältnis eins zu drei digeriert, wobei eine klare rotbraune Flüssigkeit, eben der Schwefelbalsam, entstand. Angewandt wurde er bei vielen Leiden äußerlich.[188]

Das Bergöl, ebenfalls ein Heilmittel gegen viele Leiden sowie auch als Bestandteil anderer Medikamente gebraucht, wurde durch trockene Destillation der Wurzeln von Nadel- und Laubhölzern gewonnen.[189]

Folgende Spezial- und Universalmittel wurden als Arcana von Thüringer und sächsischen Arzneilaboranten chymisch hergestellt: Hamburger Lebensöl, Augsburger Lebensessenz, Hienfongessenz, Ballhauser Tropfen, Schweerische oder Altonaer wunderbare Essenz, Elixier Proprietatis Paracelsi, Stoughthon, Wiener und Jerusalemer Balsam, Kronenessenz, Sulzbergers Salzunger Tropfen, Schaurbalsam, Lockwitzer Balsam, Schwarzburger, Hamburger und Dicksches Pflaster, Frankfurter Pillen und Kaiserpillen. Keine Arkane waren Wacholdersaft, Baldrian-, Arnika- und Melissentinktur, Pomeranzenelixier, versüßter Salpetergeist, Brust- und Rhabarberzucker und der Schneeberger Schupftabak.[190]

Dies ist nur eine Auswahl aus der Gesamtproduktion. In einer Großhandelsliste von 1790 werden Elixiere und gebrannte Wässer pauschal mit einem Preis von 6 fl. pro Pfund genannt, verschiedene

Spiritus pro Pfund mit 5 bis 8 fl., Schwefelbalsam 8 fl., Bergöl 6 fl., Bezoardpulver 18 fl., Hoffmannstropfen 18 fl., antispasmodisches Pulver 21 fl., für ein Lot Pilulae Polychrestae und Pilulae purgantes je 4 fl. usw.[191]

Im sächsischen Erzgebirge

Auch im Kurfürstentum Sachsen hatte sich bis zum 18. Jahrhundert ein Arzneilaboranten- und Olitätenträgergewerbe als Wirtschaftszweig erheblichen Umfangs und sozialer Bedeutung entwickelt. Es konzentrierte sich auf die Städte, Flecken und Dörfer Bockau, Schneeberg, Eibenstock, Cuttendorf, Johanngeorgenstadt, Schwarzenberg, Jöhstadt und weitere Ortschaften dieses Gebietes — eben der Gegend, in der Stefan Heyms Roman *Schwarzenberg* spielt, dieser allerdings im Jahre 1945.[192]

Neben dem Reichtum an wildwachsenden und später auch angebauten Heilpflanzen sowie an Holz bildete dort der Bergbau mit Schmelzhütten für Silber, Kupfer, Zinn, Eisen und Arsen, in denen Bleiweiß, Silberglätte, Alaun, Vitriol, Schwefel usw. als Produkte anfielen, eine weitere Grundlage für die Brennerei von Vitriolöl, Bergöl und vielen Olitäten. Im 18. Jahrhundert erlebte der Bergbau einen Niedergang, so daß viele Bergleute das Laboranten- und Olitätenträgergewerbe ergriffen, wobei sie jedoch den Bergbau, selbst wenn er unrentabel war, nicht ganz aufgaben. Als Knappen genossen sie besondere Privilegien, wie Steuerfreiheit und Schutz vor Soldatenwerbern. Es waren oft kleine Privat- oder Genossenschaftsgruben, in die sie nur für kurze Zeit des Jahres einfuhren, während sie ihren Haupterwerb im Arzneigewerbe fanden.[193]

Die ältesten Laboranten sind in dem Bergflecken Bockau nachweisbar. Im 18. Jahrhundert wurden dort unter anderem hergestellt: Gnad- und Lebensbalsam aus 15 Pflanzen und Ōlen, Elixier Proprietatis Paracelsi aus sechs, Heil-, Brand- und Flußpulver sowie Magen- und Lebenspulver aus je 20 Bestandteilen, weiter Heilpflanzen, Theriak, Herz-Morsellen (Morsellen: Arzneiplätzchen, meist viereckig aus Zucker), ein Gift- und Magen-, ein Fluß-, Haupt- und Hirn- sowie ein Lebenspulver, das letztere für Schäden an Lunge, Leber und Milz, Schwefelbalsam und vor allem Vitriol- und Bergöl. Im Jahre 1772 wirkten in diesem Flecken 28 Laboranten.

Die alte Silberstadt Schneeberg war durch den *Schneeberger Schnupftabak* sehr bekannt. Dieses *Fluß-, Haupt- und Hirnpulver* war ein typisches humoralpathologisches galenisches Mittel, das überschüssigen Schleim schon am Ort des Ursprungs, dem Gehirn, durch die Nase ausführen sollte. Der Schleim, nach dieser Lehre im Gehirn gebildet, konnte durch Fluß (Rheuma) in alle möglichen Körperteile gelangen und dort verschiedene Krankheiten hervorrufen, z.B. Schlagfluß, Halsentzündung, Bronchitis, Wassersucht, Gelenkentzündungen und anderes mehr. So hieß es in einem Gebrauchszettel: *es ist gut für den Schwindel, verzehrt die Flüsse und stärket das Gedächtniß, führet viel Feuchtigkeit aus dem Haupt* ... Der *Schneeberger Tobak* wurde vielerorts nachgeahmt, wie erwähnt in Tirol und Thüringen, vor allem in den anderen erzgebirgischen Laborantenorten. Als *Schneeberger Schnupfpulver* aus den Hauptbestandteilen Traubenzucker und Menthol ist er noch heute im Handel.

Den Namen Schneebergs trugen weitere verschiedene Arzneiwaren, die die dortigen Laboranten nach Geheimrezepten fertigten: Gnaden- und Lebensbalsam, Elixier Proprietatis Pestilentiae, Heilpflaster, Lebenspulver, Brustzucker usw. So erhielt ein Laborant 1741 die Spezialkonzession für sechs Mittel:

1. Pest-, Magen- und Fieberelixier; es bestand aus Aloe succotrina 6 Lot, Theriak 3 Lot, Myrrhe 3 Gramm, Indianischem Rhabarber und Zittwersamen je 1 Lot, Italienischem Saffran, Angelica, weißem Diptam, rotem Enzian und Tormentill je 3 Gramm, Lärchenschwamm 2 Gramm, Biebergeil 1 Gramm, Kampfer 1/2 Gramm
2. Balsamus vitae
3. Essentia amara visceralis polychresta
4. Sal volatile oleosum
5. Tinktur aus Sandelholz, Betonienwurzel und Angelica
6. Haupt-, Brust- und Magen-Kräuterpulver aus Rosenblättern, Fenchel, Anis, Coriander, Ingwer, Kalmus je 1 Pfund, Zimt 10 Lot, Zibeben 9 Lot, Cardamon, Nelken, Aron je 8 Lot, Muskatblumen 4 Lot und Zucker, soviel nötig.

Auch hier strebte man danach, Universalmittel herzustellen, die bei allen häufigen Krankheiten, die die Menschen bedrohten und quälten, einzusetzen waren, wie etwa den Spiritus nitri dulcis, der helfen sollte gegen:

1. Faul- und Nervenfieber, Masern, Röteln und Pocken
2. Durchfall und Ruhr

3. Nervenkrankheiten, wie Lähmungen, Schlafsucht, Epilepsie und Schwindel
4. Verdauungsfehler
5. Brustzufälle
6. Rheumatismus und Gicht
7. Verminderte Harnausscheidung und Hautwassersucht.

Mit dem Schmelzhüttenwesen in unmittelbarem Zusammenhang stand die Herstellung von Schwabenpulver aus Hüttenrauch (Arsenik). Zu all diesen laborierten und dispensierten Mitteln kamen im Handel der Träger die mannigfaltigen Heilpflanzen.

Einen starken Anteil hatte die Bergamtstadt Eibenstock. Ihre Haupterzeugnisse waren Bergöl, gebrannte Wässer und Heilpflanzen, aber auch Spitzen, die im Erzgebirge von Frauen und Kindern in Heimarbeit geklöppelt wurden.

Im Jahre 1788 ernährten sich in Eibenstock 31 Personen, Gehilfen und Familien inbegriffen, von der Arzneibereitung, 340 durch den Arzneihandel. Es gab hier Laboratorien von beachtlicher Größe. So stellte der Branntweinbrenner Gottfried Mechsner 1770 80 bis 90 Mittel her und ließ sie von 28 Trägern in Kursachsen und 63 in anderen Ländern verkaufen. Ein anderer beschäftigte 42, ein dritter 11 *Landreisende,* meist Bergknappen im Nebenerwerb oder ohne Arbeit. 1818 waren es noch fünf Laboranten, die zusammen 400 Träger beschäftigten; sie erzeugten 23 Sorten Olitäten, darunter 17 gebrannte Wässer.

Auch in dem hochgelegenen Jöhstadt an der böhmischen Grenze blühte das Arzneigewerbe auf, als der Bergbau abnahm. Ähnlich war es in den anderen Orten. Im 18. Jahrhundert zogen die erzgebirgischen Händler mit ihren *Buckelapotheken* ähnlich weit herum wie die des Thüringer Waldes. Im Gegensatz zu Schwarzburg-Rudolstadt wurden ihnen jedoch im eigenen Land Sachsen seit 1767 aufgrund ärztlicher Eingaben durch die Regierung zunehmende Beschränkungen auferlegt, ähnlich wie es in Bayern geschah. Das Laborantenwesen und der Olitätenhandel endeten in dieser Gegend im Laufe des 19. Jahrhunderts.

Im schlesischen Riesengebirge

Die schlesische Arzneimittelfabrikation und ihre wirtschaft- und gesellschaftlichen Voraussetzungen unterschieden sich von der Thüringer und sächsischen nicht wesentlich. Sie war im Riesengebirge in

Krummhübel und den Nachbardörfern Arnsdorf und Steinseifen beheimatet. 1740 gab es dort 30 konzessionierte Laboranten als Familienbetriebe, die ihre Olitäten jedoch nicht an fremde Träger abgaben, sondern selbst verkauften. Wie in den anderen Gebieten wurden auch hier Schwefelbalsam, Bergöl, Kindertinktur und Lebensessenz hergestellt; hinzu kamen Englischer Balsam, verschiedene Magenessenzen, der abführende Rhabarberzucker und Korallentropfen. Allerdings verkauften die Schlesier ihre Waren nur innerhalb der heimatlichen Grenzen und im angrenzenden Königreich Böhmen, mit dem sie bis 1742 unter dem Zepter der Habsburger dynastisch vereint waren. Nach Bayern kamen sie ebensowenig wie in die anderen deutschen Lande.[194]

In der ungarischen Slowakei[195]

Im Gegensatz hierzu traten die *ungarischen Ölträger* neben den Tirolern und Königseern in Bayern in großer Zahl auf. Sie kamen vornehmlich aus der Slowakei, die zur Krone Ungarn gehörte, also nicht mehr Bestandteil des Heiligen Römischen Reiches Deutscher Nation, aber mit diesem durch das Haus Habsburg dynastisch verbunden war.

In den Komitaten Turocz, Liptau und Zips, an den Gebirgszügen der Hohen und Kleinen Tatra betrieb die meist aus hörigen Kleinbauern bestehende Bevölkerung im Nebenerwerb das Sammeln und Züchten von Heilpflanzen; seit dem 17. Jahrhundert stellte sie in Hausdestillationen ätherische Öle aus Nadelhölzern, vor allem Latschenkiefern, her.

Dieses *Krummholz-Öl*, auch *Essentia carpatica* oder *Balsamus hungaricus* genannt, wurde sowohl rein als auch mit anderen Arzneistoffen verarbeitet zur Behandlung verschiedenster Leiden verwandt. Rein gab man es in Wein oder Branntwein innerlich gegen Husten, Lungensucht, Magenbeschwerden und Fieber; bei Seitenstechen (Pleuritis), Gicht (Arthritis), Lähmungen, Krämpfen und anderem wurde es an den leidenden Körperteilen äußerlich eingerieben.

Die bäuerlichen Destillatoren erweiterten ihre Arzneiherstellung, so daß im 18. Jahrhundert im Komitat Turocz folgende Präparate genannt wurden:

1. Ätherische Öle: Latschenkiefern-, Kiefernbaum-, Kiefernsprossen-, Terpentin-, Rosmarin-, Wacholder-, Kümmel- und Lorbeeröl
2. Weitere einfache und zusammengesetzte Arzneimittel unter Ver-

wendung von pflanzlichen, tierischen und mineralischen Stoffen, wie Enzianwurzel, Bärenfett, Hirschtalg, Steinöl, Steinmilch (aus Tropfstein), weißes Vitriol (Zinksulfat) und Bernsteinöl
3. Universal- und magische Mittel: Theriak, Alkermes, Einhornpulver (aus Narwalstoßzahn) und Wurmfarnwurzel.

Neben den bäuerlichen Kleinerzeugern beteiligten sich Klosterapotheken an der Arzneiherstellung, wie die des Jesuitenklosters von Turocz, die ihre Waren zum Verkauf mit Gütesiegeln versahen. Ihre Verpackungen und Siegel wurden von den Kleinerzeugern oft gefälscht.

Den Verkauf all dieser Arzneiwaren besorgten auch hier wandernde Olitätenträger. Diese *Ungarn* durchzogen neben den Erblanden des Erzhauses das übrige Heilige Römische Reich und kamen bis in die Schweiz, nach Frankreich, in die Niederlande und ins Russische Reich, teils mit echten, teils mit gefälschten Pässen.

In den Landen der Stephanskrone wehrten sich zunächst Ärzte und Apotheker gegen diese Konkurrenz und erwirkten Beschränkungen innerhalb der ungarischen Grenzen. Das österreichische Sanitätsnormativ von 1770 und seine Ergänzung von 1773 versuchten dies für die gesamte Monarchie. Unterdrücken konnte man diesen Arzneihandel, der stets auch mit therapeutischer Beratung, also Laienbehandlung verbunden war, auf diese Weise nicht. 1792 und 1798 regelte der königliche Statthalterrat von Ungarn den Hausierhandel der Turoczer Ölträger noch einmal und beschränkte ihn auf den Verkauf ätherischer Öle. Im Laufe des 19. Jahrhunderts ging dieser Olitätenhandel ein.

Pharmazeutische Kleinerzeuger im Vergleich

Ein Vergleich von Arzneiherstellung und -vertrieb in Tirol, Thüringen, Sachsen, Schlesien und der Slowakei zeigt bemerkenswerte geographische, ökonomische und soziale Übereinstimmungen:

Alle fünf Gebiete waren gebirgige Landschaften mit wenig bewirtschafteten, also ökologisch intakten Wäldern, die eine artenreiche Flora einschließlich vieler Arzneipflanzen boten. Die landwirtschaftliche Nutzung des Bodens war schwer und wenig ertragreich, die Bauern waren arm und auf Zuerwerb angewiesen. Diesen suchten und fanden sie im Sammeln und Züchten von Heilpflanzen, dann vor allem in der chymischen Arzneibereitung. Der Holzreichtum lieferte wohlfeile Energie für die Destillieröfen. In einigen Gebieten, so in Thüringen, im Erzgebirge und in Tirol, konnte man auf technisches Wissen aus Bergbau und chemischer Scheidekunst sowie auf Chemikalien aus Hüttenbetrieben zurückgreifen. Sowohl ärmliche Landwirtschaft, als auch niedergehender Bergbau setzten Arbeitskräfte frei, die als Wanderhändler die Erzeugnisse in andere, teils weit entfernte Gebiete ausführen und verkaufen konnten. Der zugleich herstellende und handelnde Familienbetrieb war in allen fünf Gebieten die vorherrschende Unternehmensform in dieser Arzneimittelindustrie.

In Halle an der Saale und Dresden

Ganz anders als die bisher geschilderten Arzneiindustrien sahen die pharmazeutischen Manufakturen aus, die mit Beginn des 18. Jahrhunderts in der zum alten Erzstift Magdeburg gehörigen Stadt Halle entstanden. 1680 war Magdeburg dem Kurfürstentum Brandenburg dynastisch angegliedert, 1694 die Universität Halle gegründet worden. Ein allgemeiner Wirtschaftsaufschwung erfolgte im nunmehrigen *Herzogtum Magdeburg* und besonders in Halle. Diese Stadt wurde außerdem zu einem Mittelpunkt der Aufklärung, des Pietismus und moderner Medizin mit praktischer Ausbildung der Studenten in Poliklinik und Klinik. Die Ärzte und Chemiker Friedrich Hoffmann und Georg Ernst Stahl lehrten hier als Professoren der medizinischen Fakultät.[196]

Im Jahre 1695 gründete hier der pietistische Theologe August Hermann Francke eine Stiftung zur Erziehung der Jugend mit Waisenhaus, verschiedenen Schulen, Verlag, Bibelanstalt, Apotheke und Missionsgesellschaft sowie, nachdem eine Fleckfieberepidemie in der Stadt viele Opfer gefordert hatte, 1700 einen von der Apotheke getrennten pharmazeutischen Laboratoriumsbetrieb. In diesem sollten der Arzt und Theologe Christian Albrecht Richter und sein Bruder, der Arzt Christian Friedrich Richter, spezifische Mittel gegen ansteckende Krankheiten entwickeln. Es entwickelte sich hieraus innerhalb weniger Jahre die *Hallesche Waisenhaus-Medikamenten-Expedition,* in der Geheimmittel gegen die verschiedensten Krankheiten in großer Menge erzeugt und über weltweit geknüpfte Handelsbeziehungen vertrieben wurden. Dieses Unternehmen erweiterte Produktion und Absatz in den folgenden Jahrzehnten laufend und erwirtschaftete so hohe Gewinne, daß hieraus die große Stiftung zu einem wesentlichen Teil unterhalten werden konnte. Diese umfaßte 1727 beim Tod Franckes zehn Anstalten mit 2200 Schülern, davon 200 im Internat, 169 Lehrern, acht Inspektoren und zahlreichem anderen Personal.

Für die Arzneimittel wurde durch Schriften, die in der stiftungseigenen Druckerei gedruckt und mit den anderen Erzeugnissen des Verlags, wie Bibeln und pietistischen Schriften, vertrieben wurden, gezielt geworben. Christian Friedrich Richter schrieb das populärmedizinische Buch *Die höchstnöthige Erkenntniß des Menschen, sonderlich nach dem Leibe und natürlichen Leben, oder: ein deutlicher Unterricht von der Gesundheit und deren Erhaltung*, das zwischen 1705 und 1791 17 Auflagen erlebte und in dem er an den geeigneten Stellen die Waisenhaus-Medikamente anpries.

Der Verkauf derselben erfolgte ohne Vermittlung eines rezeptierenden Arztes direkt an den Verbraucher über ein weitgespanntes Vertriebsnetz von Kommissionären, die in den Absatzgebieten wohnten, wie Postmeister, Kaufleute, Steuereinnehmer, Geistliche und andere, nur ausnahmsweise durch Apotheker. Außerdem wurden sie auf briefliche Bestellung mit der Post versandt; hierbei wurden auf Wunsch ganze Hausapotheken zusammengestellt. Hausierer erhielten grundsätzlich keine Kommission, worauf in der Werbung zur Abwehr von Fälschungen hingewiesen wurde. Die Medikamente wurden einschließlich ihrer typischen Verpackung und ihrem Gütesiegel vielfach gefälscht, was aber ihren Erfolg nicht beeinträchtigte. Die Nachahmungen sind uns bereits begegnet und werden uns noch weiter begegnen.

Der jährliche Reinertrag der Waisenhaus-Medikamenten-Expedition betrug im 18. Jahrhundert während des zweiten Jahrzehnts im Schnitt fast 9000 Taler, erreichte seinen Höhepunkt im siebten Jahrzehnt mit über 30.000 Talern, ging dann zurück und lag im neunten bei knapp 13.000 Talern. Nach 1800 erlebte die Expedition noch einmal eine Blüte. Der preußische Staat hat die halleschen Arzneien und ihren Verkauf aus staatswirtschaftlichen Gründen geschützt und gefördert. Für die Stadt Halle und ihr ganzes Sozialgefüge war diese Industrie ein wirtschaftlicher Stabilisierungsfaktor.

Das Waisenhaus-Laboratorium, in dem unter der ärztlichen Leitung der Familie Richter Laboranten und Apotheker wirkten, stellte im Jahre 1708 je drei Essenzen-, Pulver- und Pillenarten her. Am bekanntesten war die Goldtinktur oder Essentia dulcis; über deren chymische Herstellung schreibt Richter in seinem oben erwähnten Buch, daß die eigentliche Kraft in ihr *subtiles purpurrothes Gold* sei, *so in Spiritu Vini solviret ist.* Dieser Alkohol diene als Träger für das *zarte Gold: Es wird das Gold in der Arbeit dergestalt im Grunde aufge-schlossen, daß es die in ihm enthaltenen Kräfte dem menschlichen Leibe mittheilen und sich leicht durch alle Säfte desselben ausbreiten und dar-innen wirken kann.*[197]

Im Verlagsverzeichnis der Medikamenten-Expedition von 1746 wurden 16 Spezialitäten angeboten, die uns andernorts oder als Nachahmerpräparate bereits begegneten und hier um der Anschau-lichkeit willen mit ihren Deklarationen und Indikationen aufgeführt seien:[198]

1. Essentia dulcis, ein stärkendes Medikament: *vermehret die Kräfte des Lebens, erfreuet die Natur und machet sie vigoureuse. Allgemei-ne oder Universal-Artzeney*
2. Essentia amara, reinigt das Blut: *Kranckheiten, die von dem so ge-nannten Scharbock entstehen* (Skorbut galt als eine allgemeine Störung der Säftemischung)
3. Essentia antihypochondriaca, reinigt die Milz: *bei allen Kranck-heiten mit Verstopfungen* (gemeint sind Verstopfungen der inne-ren Wege, vor allem der Adern und Lymphgefäße in den Orga-nen)
4. Pilulae polychrestae, ein kräftigendes Mittel, besonders für Frau-en: *dienen bey der Geburt und für Kindbetterinnen*
5. Pilulae purgantes, lösen Schleim im Magen und in den Eingewei-den (Reinigung des Körpers über den Magen-Darm-Kanal)
6. Pilulae contra obstructiones, wirken in Krankheiten, die durch Verstopfung entstehen (vgl. Nr. 3)
7. Pulvis bezoardicus *dienet im Wallen des Geblüts: corrigiret die Schärfe der Galle* (die Galle wurde humoralpathologisch für die Entstehung von Entzündungen und akuten Fiebern verantwort-lich gemacht)
8. Pulvis contra acredinem, wider die Schärfe: *Kranckheiten, bey welchen eine Schärfe, Rauhigkeit, Säure und Hitze verspüret wird*
9. Pulvis antispasmodicus, für sanguinische Personen: *es eröffnet den Leib, befördert den Urin* (hierdurch sollte offenbar das über-schüssige Blut ausgeführt werden)
10. Pulvis vitalis, stärkendes Mittel: *stärcket die Wirkungen des na-türlichen Lebens*
11. Balsamus cephalico-stomachico-nervinus, stärkt das Gedächtnis: *dienet bey Kranckheiten des Hauptes*

12. Pulvis niger, zur Stärkung der Kräfte: *in allen Kranckheiten*
13. Pulvis laxans, führt gelinde ab: *eröffnet den Leib* (Vgl. Nr. 5)
14. Electuarium antiphthisicum, *Nutzen in Lungenbeschwerung: gegen die anfangende Schwind- und Lungensucht* (die Tuberkulose war eine sehr verbreitete Erkrankung)
15. Pulvis solaris, kommt einer Universalmedizin nahe: *in morbis chronicis*
16. Tinctura corallina, allgemeine Muttertinktur: *in der Mutterbeschwerung ... schmertzhafte mensibus* (gynäkologisches Mittel).

Im Jahre 1808 waren es 26 Präparate, darunter neu Pulvis digestivus, Pulvis mundificans, Tinctura anticachectica, Tinctura antihectica, Balsamus mineralis, Brustlatwerge, Spiritus nervinus, aromatischer Brusttee und andere.

Neben dem Waisenhaus begannen in Halle verschiedene Ärzte Geheimmittel zu laborieren und zu verkaufen:

An erster Stelle ist Friedrich Hoffmann zu nennen, der ebenfalls eine Manufaktur gründete und aufgrund seines hervorragenden Rufes als Arzt und Gelehrter großen Erfolg damit hatte. Er erwarb ein riesiges Vermögen mit seinem Medikamentenverkauf. Ebenso wie die Arzneien des Waisenhauses genossen seine Präparate staatlichen Schutz. Dieser Betrieb blieb ein Familienunternehmen, das nach dem Tode des Gründers 1742 von dessen Sohn weitergeführt wurde, aber nach dessen Ableben 1766 an Bedeutung stark einbüßte.

Von den verschiedenen Hoffmannschen Medikamenten seien folgende genannt: Seit 1706 wurde der *Liquor anodynus mineralis Hoffmanni* verkauft, der uns als Tiroler Nachahmepräparat bereits begegnet ist, ein Gemisch aus Äther und Alkohol (heute im Verhältnis 3:1), damals destillatorisch aus Schwefelsäure und Alkohol hergestellt; er wurde 1731 in die preußische Pharmakopoe aufgenommen und ist heute noch als *Hoffmannstropfen* oder *Spiritus aethereus* gebräuchlich. Weiter gab es das *Hoffmannsche Balsamum Vitae*, das *Elixir viscerale Hoffmanni* und andere mehr. Dazu vertrieb Hoffmann das Heilwasser des Lauchstädter Brunnens. Für alle diese Mittel wurde ähnlich geworben wie für die Waisenhauspräparate; es erschienen medizinische Abhandlungen; Prospekte mit Angaben über die Behandlungsanzeigen und die Dosierungen wurden mitgeliefert.

Von Dr. Johann Juncker, der auch am Waisenhaus wirkte, stammten Balsamische Pillen. Dessen jüngerer Bruder Dr. Johann Eberhard Juncker vertrieb verschiedene Medikamente außerhalb Halles. Dr.

Christian Gottfried Webel trieb Handel mit Pyrmonter und Schwalbacher Brunnenwasser. Neben weiteren Ärzten stellten auch Apotheker Geheimmittel her, um an dem großen Erfolg Anteil zu haben. Gegen einige von ihnen gab es Lizenz-Prozesse. Größere Erfolge und längere Dauer waren all diesen Unternehmungen nicht beschieden.

Nur kurz erwähnt werden sollen einige Arzneihersteller in Dresden:[199] Hier produzierte der Bürger und Stallschneider Georg Wolfgang Übel das Übelsche Pflaster, Witwe und Sohn Hermann die Crusius-Pillen, der Rittmeister Antony Fischer Beckers balsamische Polychrestpillen, Gift- und Pesttheriak, Blutreinigungstinktur und Schnupftabak zur Konservierung des Gesichts und Stärkung des Haupts; der dortige Destillator Hauschild, der verschiedene gebrannte Wässer sowie Steintinktur fabrizierte, wurde 1740 sogar *Hoflaborant*.

Dresden war ein Zentrum solcher Familien-Laboratorien. Die Geheimmittelfabrikation der Familie Klepperbein bot um die Jahrhundertmitte 56 verschiedene Mittel an, darunter ein Pulver wider die rote Ruhr, Bezoar-Pulver, -Tinktur und -Spiritus, balsamische Eröffnungspillen, Gicht-, Magen- und Wundpflaster.

Die Mohrentalsche Buchhandlung verkaufte Mohrentalsches Pflaster, Norwegisches Brust- und Brandpulver, Leipziger Zahnkugeln, Pompadoursche Zahntinktur, die so schöne Zähne machen sollte, wie sie die Madame Pompadour hatte, und anderes mehr. Für alle diese Mittel wurde in Zeitungsanzeigen geworben.

Arzneimittelhersteller Um Und In Bayern Und Ihre Handelschaft

〰〰〰〰

Die Familie Schaur in Augsburg und ihr Universalbalsam

Eines der bekanntesten und begehrtesten Geheimmittel im deutschen Reich des 18. Jahrhunderts, privilegiert von Seiner Römisch-Kaiserlichen Majestät, vom König von Polen und Kurfürsten von Sachsen, von den Kurfürsten von Bayern und von der Pfalz sowie dem Fürsterzbischof von Salzburg, zugleich Arcanum und Panazee, war der etwa seit der Mitte des 17. Jahrhunderts in Augsburg von der Familie der Chymici und Destillatoren Schaur hergestellte *Schaur-Balsam.* Der Werbe- und Gebrauchszettel gibt eine geradezu wunderbar anmutende Auswahl von Leiden an, in denen dieses Mittel angezeigt war:[200]

Der Schaur-Balsam, hier *Universal-Balsam* genannt, half gegen kalte Hauptflüsse, Kopfschmerzen, vorbeugend gegen Schlaganfall, heilend auf die Lähmungen nach demselben und Verkrümmungen der Glieder, vorbeugend gegen allerlei *gefährliche Zufälle.* Er stärkte das Herz, den Kopf, das Gedächtnis, die Augen, heilte Triefaugen, Ohrensausen, Schwerhörigkeit, Zahnschmerzen mit und ohne Geschwulst, rote Flecken im Gesicht und andere Unreinigkeiten der Haut; stärkte die inneren Organe, behob Verdauungsstörungen und Blähsucht, half gegen Lungensucht und das verzehrende Fieber, gegen Atemnot, Husten und Seitenstechen, gegen innere Geschwüre, Abszesse, stinkenden Atem und Eingeweidewürmer; förderte den Harnfluß und führte Sand und Steine aus Nieren und Blase aus, stillte das *Hüftweh* sowie Samen-, Blut- und Eiterfluß, Krämpfe im Leib, förderte die Geburt, regelte die gestörte Monatsblutung; löste Blutergüsse auf, insbesondere bei Verrenkungen und Verstauchungen, half gegen Ischias, Gliederreißen, Gicht, löste Geschwülste einschließlich des Kropfes. Als Wundbalsam förderte er die Heilung, heilte Hautleiden, wie Erbgrind, Schuppenflechte, Krätze, Räude und oberflächliche Verbrennungen, wobei er die Blasenbildung verhinderte. Regelmäßig eingenommen schützte er vor ansteckenden Krankheiten und vor Vergiftungen, insbesondere bei Bissen und Stichen giftiger Tiere und tollwütiger Hunde. Insgesamt stärkte er die ganze Natur und die natürlich eingeborene Wärme.

Anzuwenden war der Schaur-Balsam, indem man damit Scheitel, Schläfen, Nacken, den ganzen Kopf, das Zahnfleisch, die Haut an ihren schadhaften Stellen, die Herzgrube, die ganzen schmerzenden Teile, die Geschwüre, den Kropf usw. bestrich oder einrieb, etwas Baumwolle tränkte und in die Ohren oder einen hohlen Zahn einlegte, ein Tüchlein tränkte und auf Wunden, Verbrennungen und Tierbisse auflegte. Weiter empfahl der Hersteller, den Balsam tropfenweise aufzuschnupfen oder in die Augen zu träufeln. Innerlich sollte er in Mengen von 13 bis 17, vereinzelt 30 Tropfen in Wein, Branntwein, Fleischbrühe oder Tee täglich oder wöchentlich morgens nüchtern genommen werden.

Die Vorstellungen, die man über das Wirken des Balsams angab, entstammten der Säftelehre (Humoralpathologie), nach der die gesamten leiblichen und auch seelischen Funktionen, Gesundheit und Krankheit auf den vier Hauptsäften, Blut, Schleim, gelber und schwarzer Galle, ihren Qualitäten warm-kalt, trocken-feucht und ihrer harmonischen oder gestörten Mischung, Verteilung und gemeinsamen Wirkung im Körper beruhten. In volkstümlich vereinfachender Weise sprach der Hersteller davon, daß kalte Flüsse (Schleim) erwärmt und verteilt, böser Schleim verzehrt oder herausgezogen, erkaltetes Blut erwärmt und verfeinert, böse Feuchtigkeit ausgetrieben, die inneren Geister gestärkt und verfeinert würden usw. Der Balsam schade keiner individuellen Säftemischung *(Complexion, Temperament)*, auch nicht kleinen Kindern. Die besondere Wirkung als Vorbeugungs- und Gegenmittel gegen Gifte aller Art, also auch gegen Ansteckungsstoffe von Seuchen *(Miasma, Contagium)* wurde hervorgehoben.

Die Destillieranstalt der Schaur, zugleich Fabrik und Handelshaus in der Reichsstadt Augsburg am Schwibbogentor, bot neben dem Balsam allerhand weitere Essenzen, Tinkturen, Olitäten, Salze usw. an, die man aus Metallen, Mineralien, Steinen, Gewürzen, Früchten, Kräutern und Samen *künstlich nach spagirischer Art* extrahierte und destillierte. Für den Vertrieb des ursprünglich in weißer und roter Farbe hergestellten Schaur-Balsams und dazu des auch andernorts viel erzeugten Elixier Proprietatis Paracelsi hatte die Fabrikantenfamilie 1716 von Kurfürst Max Emanuel ein Verkaufsprivileg für Bayern und die Oberpfalz erhalten, 1727 ein kaiserliches Privileg. Die bayerische Urkunde wurde für die jeweiligen Erben 1734 und 1746 erneuert; sie erlaubte den Verkauf nicht nur auf allen Jahr- und Wochenmärkten, sondern während des ganzen Jahres mit *freier Praxis,* was wohl heißt, daß den ausstehenden und hausierenden Verkäufern auch medizinische Beratung für die Anwendung erlaubt war.[201]

Die Erneuerung war 1734 notwendig geworden, weil sich seinerzeit drei Nachahmer-Produzenten aus Augsburg um Verkaufsprivilegien für Schaur-Balsam in Bayern bewarben, darunter ein Mitglied der Familie selbst, Johann Georg Schaur, der von seinen Verwandten als Betrüger bezeichnet wurde. Die drei wurden abgewiesen und setzten ihre Versuche noch einige Jahre erfolglos fort. Das kurfürstliche Collegium medicum erklärte damals in einem Gutachten den echten Schaur-Balsam als weit überlegen; er habe sich außerdem seit etwa 100 Jahren in Bayern bewährt.[202]

Ein Sohn jenes Johann Georg, namens Andrée Schaur, der bei seinem Vater gelernt hatte, ließ sich 1762, nachdem er vom lutherischen zum katholischen Bekenntnis übergetreten war, in Friedberg östlich Augsburgs auf bayerischem Boden als Destillator nieder, stellte Schaur-Balsam her und erwirkte ein Verkaufsprivileg für Bayern und die Oberpfalz ebenfalls mit *freier Praxis.* Hierzu hatte ihm das Collegium medicum nach einer Analyse seines Produkts ein sehr vorteilhaftes Gutachten ausgestellt.

Um diese nunmehr *inländische* Produktion zu fördern, wurde der Augsburger Stammfirma der Verkauf in Bayern verboten. Den Gebrüdern Schaur wurde, als sie im selben Jahr auf der Jacobi-Dult in München ihre Ware feilboten, dieselbe durch die Pindtersche Polizeitruppe abgenommen und eine schriftliche Verzichtserklärung abverlangt. Hinter dieser ungewöhnlichen Maßnahme stand der Protomedicus von Wolter, der anscheinend Andrée Schaur verpflichtet war und hier eigenmächtig handelte. Die Augsburger wehrten sich. Es kam zu einem Rechtsstreit, der sich länger hinzog. Andrée Schaur erhielt zunächst recht. Er siedelte nach München über und gab einen täuschend ähnlichen Werbe- und Gebrauchszettel wie die Augsburger Stammfirma heraus. Bald geriet er jedoch in Schulden, beging Betrügereien und mußte sein Privileg verpfänden. Seine Augsburger Verwandten schilderten ihn als Tunichtgut und Verschwender; er habe nichts Rechtes gelernt, sei schon als Wirt gescheitert, auch Soldat gewesen, aber desertiert usw.[203]

Der Protomedicus und das Collegium medicum gerieten in die peinliche Lage, ihre Begünstigung Andrée Schaurs rechtfertigen zu müssen. In einem neuen Gutachten, nachdem die Augsburger ihrem Münchner Verwandten Fälschung vorgeworfen hatten, erklärte das Collegium 1764, bei der ersten Analyse sei der Balsam gut gewesen, jetzt könne Andrée Schaur die Ingredienzien nicht mehr bezahlen. Im übrigen enthalte der Werbezettel der Augsburger mit den vielfachen Anwendungen falsche Vorspiegelungen, das Rezept sei in der Pharmacopoeia Wirtenbergica abgedruckt, weshalb es sich weder um ein Universal- noch um ein Geheimmittel handle; in den meisten Erkrankungen sei der Balsam zu hitzig und könne zudem als Abtreibungsmittel mißbraucht werden. Aus diesen Gründen müsse der Verkauf ganz verboten oder wenigstens auf die öffentlichen Märkte beschränkt werden. Dies waren Vorwürfe, die von Wolter seinem Münchner Schützling selbstverständlich auch hätte machen müssen, aber unterlassen hatte, was auf seine Parteilichkeit in dem Verfahren hinweist.[204]

Nachdem Andrée Schaur die Erzeugung ganz eingestellt hatte und die Augsburger Firma weiter petitionierte, befürwortete das Collegium 1766 deren Wiederzulassung, da das Publikum großes Vertrauen in den Balsam setze. Hierauf erneuerte der Kurfürst die alten Rechte über den freien Verkauf. 1774 starben die Augsburger Schaur im Mannesstamm aus; es erbte eine Tochter Regina Susanna, verheiratete Netlbach. 1777 wurde den Erben das Verkaufspatent für Bayern erneuert.[205]

Dr. Kiesows Augsburger Lebensessenz

Während der damals so viel verkaufte und nachgeahmte Schaur-Balsam heute vom Arzneimarkt verschwunden ist, ist das zweite berühmte und im 18. wie im 19. Jahrhundert in großer Menge verkaufte Geheimmittel aus Augsburger Herstellung heute noch erhältlich: Dr. Kiesows Augsburger Lebensessenz.[206]

Erfinder derselben war der Arzt Dr. Johann Georg Kiesow (1718-1786). Die Familie stammte aus Pommern, er selbst war in Saarbrücken geboren und aufgewachsen, hatte in Straßburg Medizin studiert, als Militärarzt im französischen Heer, dann als Hausmedicus in Paris in Adelshäusern Dienst getan. Dabei hat er die Lebensessenz entwickelt und erprobt. Erfolge erzielte er damit bei Verdauungsstörungen, verdorbenem Magen und allen Krankheiten, die daraus entstanden — und das war nach damaliger medizinischer Lehre eine große Zahl —, vor allem bei Verstopfungen der Adern, hysterischen, hypochondrischen, skorbutischen Zuständen und besonders bei Fiebern. Nach den damals geltenden Lehren der Humoralpathologie und der Iatromechanik waren dies Störungen der Säfte, ihres Haushalts und ihrer Bewegungen in den Gefäßen.

Die Lebensessenz ist ein konzentrierter alkoholischer Auszug aus verschiedenen Arzneidrogen, wobei die abführenden Stoffe Aloe und Rhabarber den Hauptbestandteil ausmachen; es kommen hinzu Myrrhe, Lärchenschwamm, Safran, Enzianwurzel, Zedoar, Theriak und Kampfer, zur Geschmacksverbesserung Zucker. Die Wirkung der Arznei ist nach heutiger Beschreibung, die *Speichel- und Magensaftbildung zu fördern, die Magenausleerung zu beschleunigen, Magen- und Darmkrämpfe zu lösen, den Gallenfluß zu beleben, die Tätigkeit der Nieren anzuregen, Stoffwechselschlacken auszuschwemmen und eine regelmäßige Darmentleerung zu gewährleisten. ... vielerlei kleine Unpäßlichkeiten, die als Folge von Verdauungsschwäche und Verdauungsstörungen im Laufe der Zeit in den verschiedenen Organen auftreten, zu beeinflussen.*[207]

Auch aus dieser heutigen Wirkungsbeschreibung wird deutlich, daß die Arznei im Sinne der alten Heilkunde vor allem dazu diente, Ausgeglichenheit und Bewegung der Körpersäfte, womit die Gesundheit stand und fiel, zu erhalten oder wiederherzustellen.

Im Jahre 1762 ließ sich Kiesow in Augsburg nieder, logierte zunächst im Gasthof *Goldene Traube* und vertrieb mit großem Erfolg seine Lebensessenz. Das altehrwürdige Collegium medicum Augustanum und die sechs Apotheker der Stadt versuchten, ihn ausweisen zu lassen, da sie seine Konkurrenz fürchteten, doch erhielt der findige Arzt 1763 vom Kurfürsten von Bayern ein Patent, das ihm den Verkauf in dessen Landen erlaubte, und kurz danach den Titel eines *kurbayerischen Rates.* Im Jahr darauf folgte das Privilegium exclusivum durch Kaiser Franz I., für zehn Jahre im Heiligen Römischen Reich die Essenz herzustellen und zu verkaufen. Das machte Kiesow für die Augsburger Ärzte und Apotheker unangreifbar. 1772 erhielt er das Bürgerrecht der Reichsstadt. Das kaiserliche Privileg wurde 1774 und 1784 jeweils um zehn Jahre verlängert.

Die Lebensessenz hatte rasch in Deutschland und Europa großen Erfolg. Selbstverständlich drängten bald Nachahmerpräparate auf den Markt. Kiesow wurde reich und kaufte sich 1772 ein Patrizierhaus am Perlachplatz. Nach seinem Tod übernahm sein Bruder, Johann Erhard von Kiesow, später kaiserlich russischer Konsul in Augsburg, die Firma, die sich dank der großen Nachfrage weiter vergrößerte. Das Reichspatent wurde 1790 durch den damaligen Reichsvikar Kurfürst Karl Theodor von Pfalz-Bayern nochmals um zehn Jahre verlängert. 1800 übernahm Johann Georg von Kiesow, wieder ein Mediziner, das Erbe.

Im Zusammenhang mit der bayerischen Medizinalreform wurde die Lebensessenz 1803 in Bayern mit der Begründung verboten, sie sei ein falsches Arcanum, täusche die Menschen und verführe sie zur Selbstbehandlung, die hundertmal falsch und nur einmal richtig sei. Auch in den österreichischen Erblanden wurde ihr Verkauf untersagt, doch gingen Herstellung und Ausfuhr, geduldet aus staatswirtschaftlichen Erwägungen, in vielen anderen Ländern weiter. Die Firma saß jetzt in zwei Häusern am Maximiliansplatz, also im vornehmsten Stadtteil. Im Jahre 1833 erhielt sie vom Bayerischen Staatsministerium des Inneren, jetzt die oberste Medizinalbehörde, wieder das Recht, die Lebensessenz im Inland zu verkaufen. Die Ausfuhr dehnte sich über Europa bis nach Übersee aus. Als 1885 der letzte Kiesow starb, war er einer der reichsten Männer der Stadt. Heute wird die Herstellung von der Elisabeth-Apotheke daselbst fortgeführt.

Arkane und Panazeen aus Niederstetten in Franken und ihr Kommissionsvertrieb

Einen anschaulichen Eindruck über den Vertrieb von Geheimmitteln mit Hilfe eines Verteilernetzes von Kommissionären, wie es für die Waisenhaus-Medikamenten-Expedition in Halle bereits erwähnt wurde, finden wir, freilich in kleinerem Maßstab, um das Jahr 1760 für einen Arzneifabrikanten in der Landstadt Niederstetten, die — zwischen Rothenburg ob der Tauber und Mergentheim auf reichsritterschaftlichem Territorium gelegen — damals der Herrschaft der Fürsten von Hatzfeld unterstand. Johann Michael Bosch war dort Stadtapotheker, bekleidete das Amt eines hatzfeldischen Stadt- und Landhauptmanns und betrieb eine chymische Arzneimittelproduktion.[208]

Nach den erhaltenen Werbe- und Anwendungsschriften erzeugte Bosch neun Mittel: Drei Universalmittel, die ähnlich weite oder gar größere Anwendungsgebiete hatten als beim Schaur-Balsam beschrieben, nämlich das *Wunder- und Lebenswasser* zur äußer- und innerlichen, die *Bezoardischen Universalpillen* zur inner- und das *Heil-, Wund- und Brandpflaster* zur äußerlichen Anwendung; vier Spezialmittel, nämlich einen *Spiritus balsamicus* zur Bewahr- und Wiederherstellung des Gedächtnisses sowie gegen alle möglichen Leiden und Schwächen der Kopforgane, einschließlich Schlagfluß und Trunkenheit, inner- und äußerlich zu nehmen, ein äußerliches *Arcanum und*

Specificum wider den kalten und heißen Brand, das heißt gegen alle
möglichen Entzündungen, Schwellungen usw., einen *Universal-blut-
stellenden Wundbalsam* zur äußerlichen Behandlung von Wunden,
Blutungen, Entzündungen, Krebs, Tierbissen und Hautleiden und
eine innerliche *Universalmedizin* gegen Wechselfieber; schließlich einen Balsam und ein Rauchpulver zum Vertreiben von Wanzen, Scha-
ben, Motten und anderem Ungeziefer aus Wohnräumen und Mö-
beln. Die Wirkungsweisen wurden meist humoralpathologisch und
an einer Stelle iatrochemisch beschrieben.

In diesen Schriften gab Bosch an, von wem man diese Mittel beziehen konnte. Dies waren neben seiner eigenen Apotheke in Niederstetten Kommissionäre in 22 Städten in Franken bis in die Pfalz, in
Schwaben und Bayern. Die Kommissionäre hatten verschiedene Berufe. Einen hohen Anteil hatten Personen aus dem Buch- und Ver-
lagswesen, Kanzlisten und Kaufleute, größtenteils nicht zunftgebun-
dene, gewerblich freie Leute. Drei waren Materialisten, jedoch war
kein Apotheker darunter, was auch für das Hallenser Waisenhaus zu-
traf. Der Grund ist nicht bekannt; vielleicht fürchteten die Produzenten, Apotheker wären am ehesten in der Lage, Nachahmerpräparate herzustellen und unbemerkt zum eigenen Gewinn für echt zu
verkaufen. Vereinzelt wechselten die Kommissionäre, oder es waren
zwei an einem Ort. Sie saßen in folgenden Städten:

Ansbach (Hofbuchführer), Augsburg (zwei Buchführer, Buch-
druckerei, Zeitungsverleger), Bamberg (Leutnant), Dillingen (Regierungskanzlist), Eichstätt (Buchbinder), Ellwangen (Kapitelschreiber),
Erlangen (Universitätsbuchbinder), Frankfurt (Frau ohne Berufsbezeichnung), Friedberg in der Wetterau (Mann ohne Berufsbezeichnung), Fürth (Dr.med., Kaufmann), Schwäbisch Hall (zwei Orgelma-
cher), Hanau (Materialist), Mainz (Kaufmann), Mannheim (Gasthof), Mergentheim (Materialist), Miltenberg (Materialist), München
(Buchbinder, später der Hausmeister des Grafen Lodron), Neuburg
an der Donau (Regierungskanzlist), Nürnberg (Regierungskanzlist,
Kaufmann), Rothenburg (Zuckerbäcker), Villingen (Kaufmann),
Würzburg (Faktor in der Universitätsbuchdruckerei).

Diese Kommissionäre betrieben in ihrem Absatzgebiet selbst Werbung, so in München Antoni Paul Pontifeser, der Hausmeister des
Grafen Lodron, der ein eigenes *Avertissement* für Boschens *Arcana
und Medicamenta* mit dem Hinweis drucken ließ, diese seien in seiner
Wohnung gegenüber der kurfürstlichen Residenz, offenbar im gräfli-
chen Stadthaus, zu erhalten. Der eigentliche Kommissionär war in

diesem Falle wohl der Graf selbst, Generalmajor und Kapitän der Trabantengarde, denn Hofbedienstete und Adelige betrieben solchen Importhandel öfter. Zwar war ihnen grundsätzlich Handel zu treiben verboten, doch durften die gefreiten Stände zum Eigenbedarf Waren zollfrei importieren. Dies nutzten sie aus und ließen die Artikel über Mittelsleute verkaufen, hier durch den eigenen Hausmeister.[209]

Der Regensburger Karmelitengeist und das Schlagwasser der Augustinerinnen von Niederviehbach

Über Kommission gab auch das Regensburger Karmelitenkloster seinen beim Publikum begehrten und von den Ärzten oft verordneten *Karmelitengeist* ab. Verkaufsstätten waren die Karmelitenklöster und ihre Apotheken. Außerdem wurde er in kleinen Mengen durch ordentliche Land-, Gerichts- und Kapitelboten, nicht aber durch gewöhnliche Hausierer vertrieben. Der Karmelitengeist wurde und wird durch alkoholische Extraktion von Heilpflanzen mit der Melisse als Hauptbestandteil und anschließender Destillation bereitet.

Das Karmelitenkloster St. Joseph in der Reichsstadt Regensburg begann in den Jahren vor 1720 mit der Herstellung dieses Geheimmittels. Destillator war — nach dem Bericht der Klosterchronik — Pater Ulrich Eberskirch, geboren 1662 in Koblenz, der nach seiner Ausbildung zum Apotheker in den Orden eingetreten war, in verschiedenen Klöstern desselben gewirkt hatte und schließlich nach Regensburg gekommen war. Dieses Kloster war am Anfang des 18. Jahrhunderts wirtschaftlich völlig verarmt. Eberskirch begann seinen Melissengeist herzustellen, der gleich so gut verkauft wurde, daß das Kloster bereits nach wenigen Jahren einen Gewinn von 2000 fl. machte. So konnte der Konvent zuerst die Brauerei und den Heilkräutergarten wieder instand setzen und 1721 ein neues Laboratorium zur vermehrten und besseren Destillation des jetzt so genannten Karmelitengeistes errichten. Letzteres war notwendig geworden, da man die gestiegene Nachfrage nach diesem Arcanum nicht mehr befriedigen konnte. Das Kloster hatte sich durch die Geheimmittelerzeugung in wenigen Jahren wirtschaftlich völlig saniert.[210]

Der Karmelitengeist, auch *Schlagwasser* genannt, wurde im 18. und frühen 19. Jahrhundert in erster Linie zur Vorbeugung und Behandlung des Schlaganfalls und seiner Folgen, wie Extremitäten- und Sprachlähmungen, verwendet sowie gegen Schwindel, Gedächtnisstörungen, Schwäche der Augen, Ohrensausen usw. Er wurde innerlich genommen, aufgeschnupft, an Kopf und Gliedern eingerieben und in die Ohren mit Baumwolle eingelegt. Weitere Heilanzeigen waren Schwäche und Klopfen des Herzens, Magenschwäche und Übelkeit, Atemnot und Husten, Verstopfungen der Leber und der Milz nebst Gelb- und Wassersucht, schwere Geburt und Gebärmutterschmerzen, Nierensteine und -koliken sowie Gicht. Er sollte vor Gift, giftigen Tieren und Ansteckung durch Seuchen schützen.

Auch dieses Arcanum war also eine echte Panazee. Eines seiner Hauptabsatzgebiete war Kurbayern. Es erhielt sich sein Ansehen über das ganze Jahrhundert und galt selbst bei den bayerischen Medizinalreformern der Montgelas-Zeit als nützlich. Nur die Landesdirektion von Schwaben verbot es im Jahre 1806 vorübergehend auf Betreiben ihrer Medizinalsektion. In dieser Zeit beantragten verschiedene Personen, darunter auch ein Arzt, in Bayern Lizenzen zur Herstellung von Melissengeist. Da der Regensburger Karmelitengeist ein *ausländisches* Produkt war, wurde diesen Inländern die Erlaubnis erteilt. Nach der Annexion Regensburgs durch Bayern und der Säkularisation des dortigen Karmel durfte die Herstellung des Karmelitengeistes fortgesetzt werden. Mit der Restitution des Klosters durch König Ludwig I. 1836 übernahm der Konvent wieder die Produktion und betreibt sie bis zum heutigen Tag mit Erfolg.

Ganz ähnlich verhielt es sich mit dem *Viehbacher Schlagwasser,* das die Nonnen des Augustinerinnenklosters Niederviehbach an der unteren Isar etwa seit 1700 herstellten, ebenfalls ein alkoholisches Destillat. Es wurde ganz ähnlich angewendet wie der Karmelitengeist, und seine Anwendungsgebiete waren ungefähr die gleichen, vor allem Schlagfluß und allerlei Schwächen und Leiden des Hauptes. Beiden Mitteln wurde im Sinne der Humoralpathologie die Wirkung zugeschrieben, *katarrhose Feuchtigkeiten* zu vertreiben, *die kalten Feuchtigkeiten und Schleim* zu verzehren, Verstopfungen in Organen zu lösen usw.

Verkauft wurde das Viehbacher Schlagwasser nur in Augustinerklöstern und in verschiedenen Städten von dort ansässigen Kommissionären. Da 1780 Fälschungen davon vertrieben wurden, wies das Kommerzienkollegium die Priorin von Niederviehbach, die sich hierüber beklagt hatte, an, den von ihr belieferten Verkäufern Zeugnisse auszustellen, die den kontrollierenden Polizeiorganen vorzuweisen waren, damit man Hausierer, die mit unechten Präparaten handelten, überführen konnte. Auch dieses Arcanum wurde von den Medizinalreformern 1803 zu den nicht gefährlichen Medikamenten gezählt und weiter erlaubt.[211]

Die Weilheimer und Pollinger Pillen und der Hausierhandel in Bayern

Einen Einblick in den Arznei-Hausierhandel, wie er im Bayern des 18. Jahrhunderts betrieben wurde, bieten uns die beiden im oberbayerischen Pfaffenwinkel hergestellten Arzneimittel der *Weilheimer* und der *Pollinger Pillen*, zweier wohl ähnlicher Präparate. Hierzu zunächst einige allgemeine Bemerkungen über den Binnen- und Importhandel in Bayern.[212]

Für den Landesherrn und seine Regierung galt schon vor und besonders in der Zeit des Merkantilismus der selbsterzeugende und -verkaufende Handwerker als der wünschenswerte Kleinhändler, der zwischenhandelnde Kaufmann und Krämer waren eigentlich unerwünscht, wurden aber geduldet. Als Großkaufmann wünschte man sich den Großverleger, an den Handwerker und Manufakturen lieferten. Ziel war die Förderung der Inlandsproduktion und der Ausfuhr. Der Importkaufmann jedoch galt als ein *Staatsungeziefer*, das die inländische Wirtschaft untergrub. Insgesamt wurde die Bedeutung der Warenverteilung durch Zwischen- und Kleinhändler als notwendige Dienstleistung zur besseren Versorgung der Bevölkerung in dem weitläufigen dünn- und streubesiedelten Land nicht richtig erkannt. Durch einschränkende Gesetze versuchte man Händler und Krämer zu behindern, doch setzten sich diese und vor allem die Verbraucher darüber hinweg.

Im bayerischen Kaufmanns- und Händlerstand überwogen stark die kleinen Einzelhändler, die in die seßhaften Krämer mit Ladengeschäften und die fahrenden Händler zerfielen. Als zweite Gruppe gab es verschieden große Verlage, die alle möglichen Waren führten und an Kleinhändler, insbesondere an fahrende Händler und Hausierer, abgaben. Daneben sind die Handwerker zu nennen, die ihre Erzeugnisse selbst in der Werkstatt oder auf dem Markt vertrieben, sowie die Manufakturen, die an Verleger oder endverbrauchende Großabnehmer, wie den Hof oder das Heer, verkauften. Den Kommissionärshandel haben wir kennengelernt. Sonderstellungen nahmen ein der Handel mit Agrarprodukten der Hofmarksherren, Klöster und des Landesherrn über Großhändler sowie die landesherrlichen Monopole für Salz, Holz, Eisen, Weißbier oder Tabak, von Beamten auf eigene Rechnung betrieben[213] oder an Großkaufleute verpachtet.

Die Bevölkerung brauchte die in Städten und Märkten, aber auch

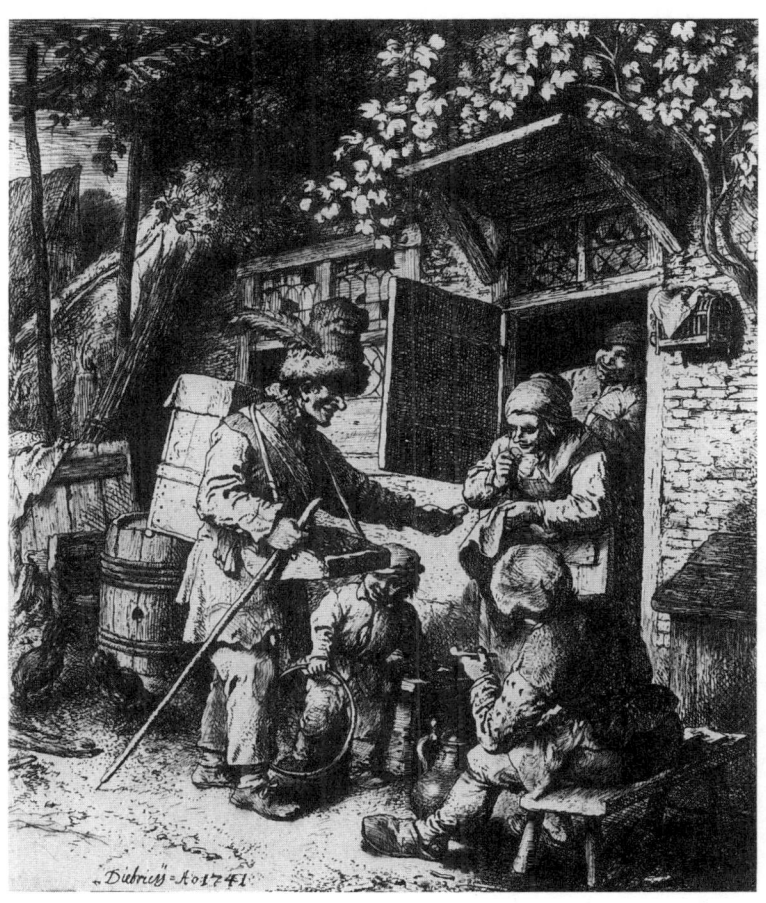

Ein reisender Arzneihausierer oder Waldmann bietet vor einem Bauernhaus sei-
ne Mittel an.

in den Dörfern des flachen Landes ansässigen kleinen Händler und Krämer sowie die im 18. Jahrhundert stark zunehmenden fahrenden Krämer und Hausierer, die ihre Kunden auch in entlegenen Weilern und Einöden, in Wald- und Gebirgsgegenden aufsuchten. Ursprünglich hatten alle diese von den Ortsobrigkeiten ihre Handels- und Krämergerechtigkeiten erhalten. Dies änderte sich 1765 durch eine neue Maut- und Akziseordnung: Von jetzt an erteilte der Landesherr die Genehmigungen für die nicht eingezünfteten Händler und Krämer; diese mußten sich bei der Generalmautdirektion in eine Matrikel eintragen und Händlerpatente ausstellen lassen. Damit wollte der Staat die Kontrolle über den Handel, insbesondere den fahrenden, ausüben.

Den durchs Land ziehenden Händlern, vom einfachen Kraxenträger bis zum mehrspännig fahrenden Fuhrwerkshändler, konnte man alltäglich auf den Straßen begegnen. Von der Regierung mißtrauisch beäugt, waren sie beim Landvolk gern gesehen, kamen sie doch mit ihrem reichhaltigen Warenangebot, das von Metallwaren über Textilien, Tand und Flitter sowie Schriften, Bücher, Tabak bis zu Spezereien und eben auch Arzneistoffen und -mitteln reichen konnte, bis an die Haustür und machten den oft weiten Weg auf den Markt zum Krämer und in die Apotheke überflüssig. Sie konnten auch in einem nahe gelegenen Gasthof absteigen und dort ihre Waren feilhalten oder auf öffentlichen Märkten ausstehen; doch ließen sie sich nicht an die ordentlichen Marktzeiten binden und verkauften an allen Tagen im Jahr.

Ebenso wie die früheren Verbote der Hausierer, die das ansässige Gewerbe hätten schützen sollen, nichts gefruchtet hatten, konnte auch die neue Maut- und Akziseordnung das Hausierertum nicht verhindern. Die fahrenden Händler verfeinerten ihre Verkaufsmethoden, legten sich Warenlager im Lande an, aus denen sie ihre Bestände ergänzten, und es gab Vertriebs-Verleger, die von ihnen abhängige Hausierer mit dem Einzelverkauf beauftragten. Zudem drängten viele Kleinhäusler, Arme und Erwerbslose in dieses Gewerbe.

In den Akten zum Hausierhandel mit Weilheimer und Pollinger Pillen findet sich ein für dieses Kapitel der Wirtschaftsgeschichte Bayerns wertvoller Hinweis: Für das Jahr 1792 gab die Oberlandesregierung die Gesamtzahl der damals eingetragenen und mit Patenten versehenen fahrenden Händler in den oberen Kurlanden, also Altbayern, Oberpfalz, Sulzbach und Neuburg, mit mehr als 2000 an. Die Einwohnerzahl dieses Gebietes betrug damals etwa 1,25 Millionen.[214]

Die fahrenden Krämer handelten auch viel mit importierten Waren, die in Bayern in ihrer Art und Güte nicht hergestellt wurden, so auch die fahrenden Arzneihändler, die, wie sattsam dargestellt, zu einem großen Teil selbst Ausländer waren. Sie schlossen nicht nur Lücken im Warenverteilersysten, sondern auch im Angebot, und befriedigten Nachfragen der Bevölkerung, die die einheimische Produktion nicht stillen konnte. Es ist klar, daß dies den Zielen merkantilistischer Wirtschaftspolitik zuwiderlief, und das wurde auch immer wieder in den Einwänden ärztlicher und staatlicher Stellen gegen ausländische Arzneien und Heilmittelhändler betont.

Bei den Pollinger und Weilheimer Pillen handelte es sich um inländische Produkte, die vornehmlich im Hausierhandel vertrieben wurden. Hergestellt wurden sie als Arcana von der Klosterapotheke des Augustiner-Chorherren-Stiftes zu Polling, das heißt von dem Apotheker und Laienbruder Damian Honnakam, einem gebürtigen Böhmen, und von der Stadtapotheke zu Weilheim. In der Zusammensetzung dürften sie ähnlich gewesen sein, jedenfalls wurden die beiden Mittel vom Collegium medicum gleich beurteilt: ihre Bestandteile wirkten heftig und erhitzend. Der Weilheimer Stadtapotheker, Dr. Johann Michael Klieber, der zugleich Arzt war, meinte, seine Pillen seien *der Natur des Bauern angemessen,* was darauf schließen läßt, daß es im humoralpathologischen Sinne *reinigende,* also abführende und vielleicht auch zum Erbrechen reizende Mittel für angeblich grobe Naturen waren. Sie sollten zur Vorbeugung und Selbstbehandlung der Menschen gegen Leiden verschiedener Art dienen und wurden auch so gebraucht.[215]

Nach der Säkularisation oder noch später brachte die Weilheimer Stadtapotheke das Rezept der Pollinger Pillen an sich — vielleicht gab sie auch nur den eigenen Pillen diesen Namen. Jedenfalls verfertigte sie dieses Geheimmittel bis zum Jahre 1990 und fand damit bis zum Schluß reichen Absatz. Wegen damals erfolgter gesetzlicher Neuregelung *(Negativliste)* hörte man mit der Herstellung auf. Nach Aussagen der Apotheke, die auch jetzt noch nichts von dem Geheimrezept preisgeben will, enthielten diese *Pollinger Klosterpillen* zahlreiche abführende und auf den Stoffwechsel wirkende Drogen in meist chymischer Zubereitung.

Noch 1770 hatte das Collegium medicum die Pollinger Pillen geprüft und ihre vortreffliche Wirkung bestätigt, worauf der Kurfürst dieses seit *unfürdenklichen Zeiten* hergestellte Mittel zum Verkauf in

Bayern erneut privilegiert hatte. Bereits 1786 jedoch erklärte das Collegium die Weilheimer und Pollinger Pillen für äußerst gefährlich und warnte vor deren freiem Verkauf. Sowohl der Propst von Polling als auch der Apotheker von Weilheim, zwischen denen mittlerweile ein Konkurrenzstreit ausgebrochen war, petitionierten um die Erneuerung ihrer Verkaufspatente. Der Propst bat sogar um Erweiterung des Hausierverkaufs. Die Sache wurde verschleppt. 1792 wandte sich das Collegium medicum noch einmal in aller Schärfe gegen den Handel mit den Pillen und den freien Arzneihandel überhaupt, unter anderem mit der Begründung, *daß es die Sache des gemeinen Mannes nicht ist, zu bestimmen, wann und wie ihm derlei feile Medikamente dienlich sein können*. Es wollte den Verkauf auf Apotheken beschränken lassen, konnte sich jedoch mit seiner Meinung nicht durchsetzen. Der Kurfürst wies die Oberlandesregierung an, den Verkauf der Mittel mit geringen Einschränkungen wieder zu privilegieren. Als es 1793 zu einem Fall von Arzneivergiftung durch Weilheimer Pillen kam, sollte der Verkauf auf Apotheken beschränkt werden; es ist anzunehmen, daß auch dies nicht eingehalten wurde. Die Pollinger Pillen wurden jedenfalls bis zur Säkularisation 1803 weiter verkauft, dann erst wurde dies im Rahmen der Medizinalreform untersagt.[216]

Am Beispiel der Pollinger Pillen läßt sich der Gang von Herstellung, Verlegung und Hausierverkauf eines Arzneimittels zur damaligen Zeit aus den Quellen darstellen:[217]

Hiernach kaufte das Chorherrnstift für seine Apotheke die nötigen Arzneistoffe, aus denen diese die Pillen in größerer Menge zubereitete. Sicher hat sie kleinere Mengen im Direktverkauf abgegeben, den Großteil der Produktion gab der Propst jedoch *al grosso* an Großhändler ab. Dies waren drei Verleger, die in Dießen und Utting am Ammersee saßen und die ein größeres Warensortiment verschiedener Art verlegten, wobei Arzneimittel wohl nur einen kleinen Teil ausmachten. Ob diese drei Verleger in irgendeiner Weise zusammenarbeiteten, ist unbekannt. Sie ließen zusammen insgesamt 290 hausierende und auf Märkten ausstehende Händler laufen. Diese erhielten von ihnen die Waren zum Verkauf und trugen sie durch Bayern. Diese Träger waren zum Teil in den Rentämtern ansässig, in denen sie verkauften, und es ist anzunehmen, daß die Verleger ihnen dorthin das Sortiment der *kurzen und geistlichen Waaren* durch Fuhrwerkstransport anlieferten und in Magazinen niederlegten.

Die fahrenden Händler mußten für ihren Verkauf lizenziert sein, wobei auch die einzelnen Waren in die Patente einzutragen waren, insbesondere die Arzneimittel. Freilich wurden die Patente hierzu oft dehnbar abgefaßt und enthielten eine Wendung wie *und sonstige Arzneiwaren.* Grundsätzlich aber mußten die Pollinger Pillen in den Patenten stehen, damit die Träger sie verkaufen durften.

Es war nun wiederum die Aufgabe des Propstes von Polling, in München bei der jeweils zuständigen Stelle, sei es der Generalmautdirektion, dem Kommerzienkollegium oder der Oberlandesregierung, darauf hinzuwirken, daß seine Pillen in die Patente der betreffenden Träger jener Verleger eingetragen wurden. 1786 war das bei nur acht Trägern der Fall; der Propst beantragte deshalb, daß 60 Träger diese Lizenz erhielten. Hierüber sowie um einen ähnlichen Antrag des Weilheimer Apothekers entstand jene oben geschilderte Auseinandersetzung zwischen den Pillenherstellern, den Münchner Behörden einschließlich des Collegium medicum und dem Kurfürsten; an deren Ende wurde der freie Verkauf der Pillen wieder gestattet.

Die Fahrenden Heiler Und Heilmittelhändler Unter Der Regierung Des Kurfürsten Karl Theodor (1777-1799)

~~~~~~~~

Als Kurfürst und Pfalzgraf bei Rhein trat Karl Theodor die Regierung im Jahre 1742 an. Mit der Kurpfalz verbunden waren die Herzogtümer Jülich, Berg und Pfalz-Neuburg. Karl Theodor führte in diesen Landen ähnlich wie Max III. Joseph in Bayern eine vorsichtige Reformpolitik durch, die auch das Medizinalwesen umfaßte. 1730 war in der Kurpfalz die Medizinalordnung von Jülich und Berg eingeführt und ein *Consilium medicum* als oberste medizinische Behörde errichtet worden. Diese erhielt Aufsichtsfunktionen über das gesamte Heilpersonal, wirkte aber im übrigen nur beratend für den Kurfürsten und seine Regierungsorgane. Karl Theodor schuf in den Residenzstädten Düsseldorf und Mannheim Chirurgen- und Hebammenschulen. Die irregulären Heiler gerieten gerade während seiner Regierung in Mannheim, nachdem einigen von ihnen spektakuläre Kuren gelungen waren, zu Ansehen und wurden damit zum Stein des Anstoßes für die akademischen Ärzte.[218]

Das Verbot der fahrenden Heiler und Arzneihändler von 1778/79

Nach seinem Regierungsantritt in Bayern erreichten Karl Theodor im August 1778 Darlegungen der Regierung Burghausen, des Polizeirats und des Collegium medicum über das Überhandnehmen der Marktschreier, Ölträger und vagierenden Ärzte *mit ihren albern Hanns-Wurst* und *ihrem betrügerischen Mord-Geschrey* auf Märkten und Dulten, vor allem auf der letzten Jacobi-Dult in München. Man bat ihn, zu veranlassen, daß das Kommerzienkollegium keine entsprechenden Patente mehr ausstellen sollte bzw. *dieses gefähr- und schädliche Ölträgers- und sogenannte Arzten-Gesindl* überhaupt abgeschafft würde.[219]

Karl Theodor, dessen Bereitschaft zu Reformen sich nicht nur in der Einsetzung der Oberlandesregierung als neuer Verwaltungsspitze im Jahre 1779 zeigte, ließ hierauf am 10. November 1778 ein General-mandat ergehen, in dem auf Kirchenweihen, Jahrmärkten und Dulten *das ärgerliche Ausstehen der Bildermänner, dann Sänger und Sänge-rinnen, nicht weniger erwehnter Waldhänsel oder Aerzte, wie auch die Verkaufung deren Arzneymitteln* und allen Behörden die Duldung dessen bei zehn Reichstalern Strafe verboten wurden.[220]

Da hier der Arzneihausierhandel nicht ausdrücklich genannt wur-de, erfolgte auf ein entsprechendes Gutachten des Collegium medi-cum am 2. September 1779 ein Ergänzungsmandat, nach dem unter den *abgeschafften Personen auch die Oeltrager verstanden, und diese we-der auf Märkten, noch sonsten fürohin zu gedulden, sondern all derglei-chen Oeltrager sogleich auf der Gränz zurück zu weisen* seien.[221]

Der Fall des Münchner Stadtzahnarztes Adam Schneider, dem der fahrende Medikamentenverkauf untersagt und der dafür mit einer Schankgerechtigkeit entschädigt wurde, zeigt, daß diese Mandate we-nigstens zunächst und in der hauptstädtischen Region durchgeführt wurden. Das gleiche ersehen wir aus dem vergeblichen Versuch der Tiroler Arzneihändler von 1778/79, ihre althergebrachten Konzes-sionen zum ambulanten Arzneiverkauf in Bayern erneuern zu lassen; sie wurden auf diese Mandate verwiesen.[222] Der seit langer Zeit als fahrender Brucharzt tätige Franz Joseph Elbs mußte sich 1781 vom Collegium medicum prüfen und danach sein eingeschränktes Patent jährlich erneuern lassen.

Die Medizinalordnung von 1782

Als das Collegium medicum am 2. April 1782 die seit 27 Jahren ange-strebte neue Instruktion erhielt, die zugleich eine Medizinalordnung für das Land war, wurde ihm darin nicht nur die Oberaufsicht über sämtliche Heilpersonen einschließlich der Spezialoperateure übertra-gen, sondern es wurden noch einmal alle irregulären Heiler verboten bzw. ihre Zulassung von einem Examen vor dem Collegium abhän-gig gemacht. Übrigens wurde der uns als großzügiger Prüfer dieser Personengruppe aus früheren Jahren bekannte Landschaftsphysicus Dr. Winterhalter mit gleichem Datum zum Mitglied dieser Behörde ernannt. Der hier wichtige Paragraph 10 dieser Ordnung lautete:[223]

Mehr als zu viele und öfters betrübte Anzeigung geben, daß Marktschrey-er, Landstreicher, Quacksalber, Nachrichter, alte Weiber und sonst keine verläßige Grundsätze innen habende, vielweniger Ursachen ihrer vor-

schützenden Kunst besitzende, die Patienten, besonders die von mittelmäßig- und geringem Stande mit Schwätzen, Purganzien, Kräuter und allerley sonst gemeiniglich meist schädlich, als helfende Mitteln und Operationen in Städten und auf dem Lande ausgebende, verkaufende und unternehmende Leute betrügen und gefährden: gebieten Wir, daß selbige weder in- noch außer den Jahrmärkten dergleichen Betrieb- und Anmaßung weder offentlich, noch heimlich gestattet, und wenn je ein besonders erfahrner oder geschickter Arzt, Chymist oder Operateur sich anmeldet und von seiner geheimen Wissenschaft oder Arzney Beglaubigung von sich zu ertheilen oder gar der Prüfung zu unterwerfen sich getrauet, er ehender nicht zum Ausstellen oder Ausgeben der Medikamenten und Verrichtung einiger Operation, als nach vorgegangener wirklicher derer Untersuchung durch das zusammen berufene Concilium medicum zugelassen, und wenn er schon dessen alsdann würdig gehalten wird, nachgehends aber sich zutragen würde, daß er die Kranken oder Leidenden mehr um das Geld bringe, als ihnen Hilf verschaffe, dieselbigen ausgefertigten Erlaubnißscheine und Privilegien wieder eingezogen und zugleich aufgehoben werden sollen.

Das Verbot der irregulären Heiler, denen sich vor allem die Menschen der ärmeren Schichten anvertrauten, wurde für die Stadt München wenig später durch zwei Verordnungen ergänzt, durch die die hier ansässigen 24 Doctores medicinae, 30 Bader-Chirurgen und 14 Hebammen verpflichtet wurden, den Armen ihres Stadtviertels in Krankheit bzw. bei der Geburt kostenlos beizustehen, damit sie sich nicht mehr den *höchstschädlichen Pfuschern und sogenannten Würgengeln* bzw. *den Pfuscherinnen und ungeprüften Weibern* anvertrauen müßten. Die Leibärzte und anderen Mitglieder des Collegium medicum, auch Protomedicus von Harrer, wurden von dieser Verpflichtung nicht ausgenommen.[224]

Es hat den Anschein, daß die Verbote der irregulären Heiler und Arzneihändler keine allzulange Wirkung gezeitigt haben und wenn, dann nur in München und seinem näheren Umland. Diese kleinen, meist ambulanten Anbieter, für deren Leistungen und Waren offenbar allenthalben Bedarf bestand, waren nur sehr schwer zu überwachen und wurden ohne Zweifel von der Bevölkerung gedeckt. Wie sollten die Sicherheitskräfte von wenigen hundert Mann Stärke, über die Bayern damals verfügte, dieses weiträumige Land nur annähernd überwachen können, zumal sie verschiedene und wichtigere andere Aufgaben neben der sanitätspolizeilichen Kontrolle zu erfüllen hatten? Die Mannschaften dürften hiermit meist überfordert gewesen sein, wenn sie z.B. feststellen sollten, ob ein Hausierer nicht nur die erlaubten Vieh-, sondern auch die verbotenen Menschenarzneien führte.[225]

Die bayerischen Sicherheitsorgane und ihre Hilflosigkeit

Die Organisation dieses *Kordondienstes* war außerdem einem ständigen Wechsel unterworfen, der einer geordneten Durchführung der Sicherheitsüberwachung äußerst abträglich war:

Aus der Zusammenlegung des *Husarencorps Piosasque* und der *Freikompanie Pindter* war 1765 das *Freibataillon Piosasque* mit 50 Reitern und 150 Mann zu Fuß, daraus 1770 die *Kurbaierische Legion* mit einer Stärke von 259 Mann, davon 80 Berittene, geworden. 1773 wurde diese Einheit aufgelöst und der Kordon- und Sicherheitsdienst der regulären Kavallerie und Infanterie übertragen, die jeweils kleine Patrouillen durchs Land und an die Grenzen schickten.[226]

1780 wurde dann wieder ein eigenes *Sekuritätscorps* von 25 Rottmeistern und 100 Gemeinen mit 25 Fanghunden aufgestellt, das bereits 1781 durch das *Militärische Jägercorps* ersetzt wurde, das aus 78 Reitern und 223 Mann zu Fuß bestand. Auch das Jägercorps erfüllte seine Aufgaben nur mangelhaft, ja es wurde, da die Bevölkerung auf dem Land den Jägern gegen geringes Entgelt Quartier, Verpflegung und Stall stellen mußte und es hierbei zu Ausschreitungen kam, selbst zur Landplage. So wurde es 1788 aufgelöst und der Kordondienst von neuem der Kavallerie übertragen. Diese schickte Patrouillen von wenigen Mann auf Streifdienst, deren Mannschaften immer wieder ausgewechselt wurden, damit Ausschreitungen in Trinken, Spielen und im Umgang mit liederlichen Weibspersonen verhindert wurden.

Laut Instruktion waren ihre Aufgaben: Aufhebung und Ausrottung allen Diebsgesindels, der Bettler, Mordbrenner, Vagabunden, Wild- und Holzdiebe, Aufbringen der Deserteure, falschen Werber und aller verdächtigen Leute überhaupt, Schutz der Bevölkerung vor den genannten herumstreifenden Personengruppen einschließlich der Zigeuner, aber auch Verhinderung von Streithändeln und Gewalttaten auf Kirchweihen und Jahrmärkten, Hilfe bei der Bekämpfung von Feuersbrünsten usw.

1794 versahen zwei Chevaulegersregimenter und je ein Dragoner- und Kürassierregiment diesen Dienst. Die Reiter brachten zwar viele

Arrestanten ein, aber insgesamt haben sie, wie die eigentlichen Sicherheitstruppen auch, diese Aufgabe nur unzulänglich erfüllt. 1799 hieß es in einem Bericht: *Bayern ist ein zu großes und offenes Land, um durch Kordonmannschaft den Kontraband zu verhindern; auch für Räubereien und Mordthaten war es kein Damm, noch weniger gegen Desertion.*[227]

Daß diese für den zivilen Kontrolldienst wenig oder ungeübten Truppen für die sanitätspolizeiliche Überwachung, insbesondere der fahrenden Heiler und Heilmittelhändler, ungeeignet waren, versteht sich von selbst, noch dazu, wenn diese von Amtleuten irgendwelche Papiere bekamen und dadurch in den Augen eines einfachen Jägers oder Chevaulegers legalisiert waren.

∗∗∗

Es zeigte sich denn auch bald, daß Wurzelgraber, Waldmänner und Landärzte, die nur Vieharzneien führen durften, weiter Arzneien für die Behandlung von Menschen verkauften und selbst Behandlungen verordneten. Aus dem Pflegsgericht Kirchberg an der kleinen Laber in Niederbayern berichtete der Pflegskommissär bereits 1783 davon, auch daß diese Leute mit Weib und Kindern, Pferd und Wagen durchs Land zögen, vornehmlich abgelegene Orte aufsuchten und dort die Untertanen mit Unterhaltsforderungen beschwerten. So wurde im November 1783 ein Generalmandat zur Einschärfung jener Verbote mit Androhung der Einweisung dieser Leute ins Arbeitshaus erlassen.[228]

Wie hart allerdings zuweilen diese Verbote doch einen kleinen Arzneihausierer treffen konnten, wenn er versuchte, auf dem gesetzlichen Weg zu bleiben, zeigt der Fall des Waldmanns Jacob Reichenstetter, Untertan der Deutschordens-Hofmark Sarching im Pflegsgericht Pfatter bzw. Haidau, südöstlich Regensburgs.[229] Dieser hatte sich dort 1774 ein Leerhäusel für 160 fl. gekauft, also ein ländliches Kleinanwesen, auf dem man etwas Gartenbau treiben, Kraut und Kartoffeln ziehen, etliche Schafe oder Geißen, dazu einige Hühner, vielleicht ein Schwein oder auch eine Kuh halten konnte, den eigentlichen Unterhalt aber als Handwerker oder Taglöhner bestreiten mußte.[230] Reichenstetter ernährte sich mit Ehefrau und vier Kindern vom Wurzel- und Kräutersammeln und handelte mit Kräutersalben, Kehlsuchtpulver, Allermannsharnisch, Weißwurz, St. Johannis-Häuptlein, Stein- und Terpentinöl und einigen anderen Mitteln der empirischen und magisch-religiösen Volksmedizin.

Etwa Anfang 1783 wurde ihm aufgrund der oben genannten Verbote das Patent entzogen, so daß er erwerbslos wurde. Er ersuchte um Ausstellung einer neuen Lizenz, wobei er vorgab, nur mit Vieharzneimitteln handeln zu wollen. Er wurde dabei vom Deutschordens-Pfleger von Sarching und vom kurfürstlichen Pfleger in Pfatters unterstützt, die ihm beide einen ordentlichen und christlichen Lebenswandel bescheinigten. Der kurfürstliche Pfleger bestätigte sogar, daß Reichenstetter, erhielte er die Erlaubnis nicht, Hungers sterben oder sich auf gesetzwidrige Weise seinen Lebensunterhalt erwerben müsse. Nichtsdestoweniger wurde er von München auf das Einschärfungsmandat verwiesen und das Gesuch abgelehnt.[231] Es lag nahe, daß ein Mann in solcher Lage sein bisheriges Gewerbe, vor allem, wenn er einen Kundenkreis aufgebaut hatte, weiter zu betreiben suchte, und sei es illegal.

Das Sammeln von Arzneipflanzen allein wurde demgegenüber ohne weiteres genehmigt, so z.B. dem Maurer Anton Mayr in München, der 1797 eine lebenslängliche Erlaubnis erhielt, aller Orten, nach vorheriger Meldung beim zuständigen Forstamt, Heilkräuter und Wurzeln zu sammeln. Fester Abnehmer war die Münchner Hofapotheke. Ohne Zweifel war mit solcher Zulieferertätigkeit wesentlich weniger zu verdienen, als mit eigener Arzneizubereitung und selbständigem Handel.[232]

Die erneuerte Medizinalordnung von 1785 und wie man die Gesetze umging

Die Medizinalordnung von 1785 war eine Novellierung derjenigen von 1782, wobei die zunächst gesonderte Verordnung über die Pflichten der Ärzte jetzt mit eingearbeitet, auf die Bader-Chirurgen ausgedehnt und die Bestimmungen über die Apotheken erheblich erweitert wurden. Der Paragraph 10 über die irregulären Heilpersonen blieb gleich, bis auf den neu eingefügten Hinweis, daß Personen dieser Gattung, die geprüft und patentiert seien, sich strikt an die ihnen hierbei gesetzten Grenzen halten müßten, insbesondere keine anderen als die geprüften Arzneimittel führen dürften.[233]

Der Fall des Johann Leinberger, der sich als Medicinae practicus bezeichnete, eine außerordentlich schillernde Persönlichkeit, mit der sich in diesen Jahren das Collegium medicum und verschiedene andere Behörden befassen mußten, wird uns zeigen, wie viele Möglichkeiten es trotz eindeutig abgefaßter Generalmandate für die Irregulären gab, medizinische Dienstleistungen anzubieten und zu verkaufen, indem sie Gesetze umgingen oder nicht beachteten, Anträge stellten, Entscheidungen hinauszögerten, Stellen gegeneinander ausspielten, Protektoren bemühten und anderes mehr, um Nachsicht, Duldung, Sondergenehmigungen zu erlangen, auch gegen die nachdrücklichen Einwände der medizinischen Oberbehörde. Hinzu kam vor allem, daß nicht wenige Patienten, und zwar auch wohlhabende und einflußreiche Leute, weiterhin bei diesen Heilkünstlern Hilfe suchten und fanden.

Es waren aber auch die verschiedenen gesetzlichen Bestimmungen alles andere als einheitlich: Gestattete die Medizinalordnung von 1782/85 in § 10 die Zulassung nur nach einer Prüfung vor dem Collegium medicum, so verboten die Mautordnungen für die Herzogtümer Neuburg, Sulzbach und die Oberpfalz von 1787 zugunsten der ansässigen Händler zwar jegliches Hausieren, doch legten sie andererseits Mauttarife für Durchreise, Aufenthalt und Gewerbeausübung der eigentlich verbotenen *Aerzte, Waldhänsel und Marktschreyer* fest. Und es wurden nach wie vor auch Ausländern Konzessionen ausgestellt.[234]

Seit dem Mandat von 1756 war den Mautämtern wiederholt eingeschärft worden, derlei Leute nicht ins Land zu lassen. Dies erfolgte wieder 1787: Allen ausländischen Musikanten, Komödianten, Gauklern, Zahnärzten, Schautiertreibern, besonders den ungarischen Ölträgern und den Königseern sei wegen Privatsicherheit und Sanität des Publikums der Zutritt nach Bayern verboten.[235]

Doch die Patente wurden von den unteren Behörden und den Ortsobrigkeiten weiter ausgestellt; die Hausierer zogen weiter durchs Land, auch mit Weib und Kind, verkauften Arzneien und führten heimlich oder gar öffentlich Kuren durch. Bereits 1788 wurde erneut auf das Verbot der Landärzte und Waldmänner hingewiesen, und die Beamten, die ihnen Erlaubnisscheine ausstellten, wurden mit Strafe bedroht.[236]

Eine Landplage, die trotz der Verbote überhandnehme, nannte die Rentamtsregierung von Landshut diese Leute. Es würden meist junge Leute aus diesen Kreisen heiraten, indem sie sich außer Landes von evangelischen Pastoren trauen ließen, und sich *wie die Judennation* vermehrten. So waren gewisse irreguläre Heilpersonen zusammen mit anderen fahrenden Leuten Ausdruck eines sozialen Problems.[237]

Es ist nicht überliefert, daß die Strafdrohungen, sei es gegen die jetzt illegalen Irregulären, sei es gegen Beamte, die sie begünstigten, wahrgemacht wurden. Der Arrest Adam Schneiders und einiger kurierender Abdecker blieben Ausnahmen. Wir finden auch keine Nachricht darüber, daß der mehrmals angeschuldigte Johann Leinberger u.a. wegen fahrlässsiger Tötung bestraft worden wäre; ein einmal verhängter Arrest wurde wieder aufgehoben.

Bei der Genehmigungspraxis wurde das Collegium medicum als gesetzliche Gutachterstelle sogar vom Oberhofrichteramt übergangen, wenn dieses etwa ausländischen Operateuren, Augen- und Zahnärzten nicht nur Aufenthalt und Praxisausübung, sondern auch die Veröffentlichung von Reklametexten in Zeitungen erlaubte. Hierüber beschwerte sich 1791 Protomedicus von Harrer bei der Oberlandesregierung und forderte Unterlassung, worauf eine Anweisung an die Mittel- und Unterbehörden erging, daß *derley in dem Land herumstreichenden Quacksalbern* künftighin weder Aufenthalt noch Kunstausübung zu gestatten sei, sie vielmehr ans Collegium medicum zur Prüfung verwiesen werden sollten. Doch hat dies auch nicht viel bewirkt.[238]

1794 erhielt der Zahnkünstler Franz Hesselbach aus der Markgrafschaft Ansbach, der in jenen Jahren vor allem in Franken umherziehend tätig war, die Erlaubnis, in München und einigen Rentämtern seine Kunst auszuüben. 1785 hatte er schon mit Erlaubnis des Stadtoberrichters in München gewirkt.

Jetzt praktizierte er hier zwei Wochen lang und zog dann nach Amberg weiter. Er verteilte gedruckte Reklamezettel, auf denen er dem Publikum folgende Leistungen und Mittel anbot: Instrumentelle Reinigung schwarzer und vom Zahnstein belegter Zähne; Pulver zum Säubern der Zähne; Balsam gegen Zahnschmerzen, Zahnbrand, Skorbut, Mundfäule, Mundgeruch und zur Regeneration geschwundenen Zahnfleisches; ein Wurmmittel; eine Tinktur gegen Sommersprossen, Leberflecken, Finnen und Blattern im Gesicht und gegen Muttermale; ein Arcanum gegen Taubheit; Hühneraugenpflaster; Mittel, um Haare wieder wachsen zu lassen, rote Haare und Haare im Gesicht zu vertilgen; einen Kräuterspiritus gegen Glieder- und Rückenschmerzen, kalte Gicht und Seitenstechen; einen mineralischen Spiritus gegen Schwindel, Kopfschmerzen, schwache Augen und schwaches Gedächtnis; schließlich führte er auch unblutige Behandlungen von Eingeweidebrüchen durch.

Diese Auswahl medizinischer und kosmetischer Hilfen und Mittel wirft ein Licht auf die entsprechenden Bedürfnisse der Menschen, denn die Anbieter richteten sich wohl nach diesen. Auf Antrag des

Collegium medicum untersagte die Oberlandesregierung den nachgeordneten Behörden, Hesselbach weiter praktizieren zu lassen.[239]

Schon oben wurde darauf hingewiesen, daß auch akademische Ärzte im Umherziehen Patienten zu werben suchten, auch Ärzte in ansehnlichen Stellungen. Der Hof- und Landschaftsaugenarzt und Chirurg Dr. Joseph Haberl erwirkte 1793 von der Oberlandesregierung die Lizenz, daß er *zum Behuf der leidenden Menschheit in dießseitigen Landen herumreisen und den mit Augen-Defecten, so anderen in dessen Metier einschlagenden Zuständen behafteten Personen die erforderliche Hülfe mitels dessen erlehrnten Kunst erweisen* könne. Bei ihm handelte es sich, wie wir später noch sehen werden, um eine Autorität in seinem Fach in Bayern.

Zwei Jahre später wandte er sich an den Kurfürsten und protestierte gegen die Tätigkeit eines ausländischen Operateurs in Bayern; es dürfte sich um den Augsburger Augenarzt Adam Hette gehandelt haben, dessen Konkurrenz er fürchtete und gegen dessen Tätigkeit er wiederholt Einspruch erhoben hat. Der Kurfürst antwortete ihm mit fast den gleichen Worten, wie sie in Haberls eigenem Patent stehen: Man könne diesem Operateur, auch wenn er in Bayern nicht geprüft sei, bei der Ausübung seiner erprobten Fähigkeiten keine Hindernisse in den Weg legen, *ohne den Rechten der leidenden Menschheit zu nahe zu tretten.*[240]

Am Ende des Jahres 1797 hielt sich Hette wieder in München auf und führte Augenoperationen durch. Er besaß offensichtlich zum Hof Beziehungen. Nachdem das Collegium medicum — vielleicht wieder auf Betreiben Haberls — versuchte, gegen seine Tätigkeit einzuschreiten, da er hier nicht geprüft sei, griff der Kurfürst selbst ein und befahl:

Da der Augen-Arzt von Augsburg Hette mit Vorwissen Sr. Churfürstl. Durchlaucht die verschiedenen Augen-Operationen, wozu er anhero berufen worden, unternommen, auch ein Mann ist, der durch seine Curen sich in dem Auslande einen hinlänglichen Namen erworben, so hat das Churfürstl. Collegium medicum denselben seine allhier angefangenen Curen ungestört vollenden zu lassen und ihm keine weitern Hindernisse in den Weg zu legen.

Die Oberlandesregierung wurde hiervon in Kenntnis gesetzt, und der Münchner Stadtmagistrat erhielt einen gleichlautenden Befehl. So setzte sich der Landesherr über die Gesetze hinweg, wenn es ihm gut dünkte — hier über das Verbot der Praxisausübung ausländischer

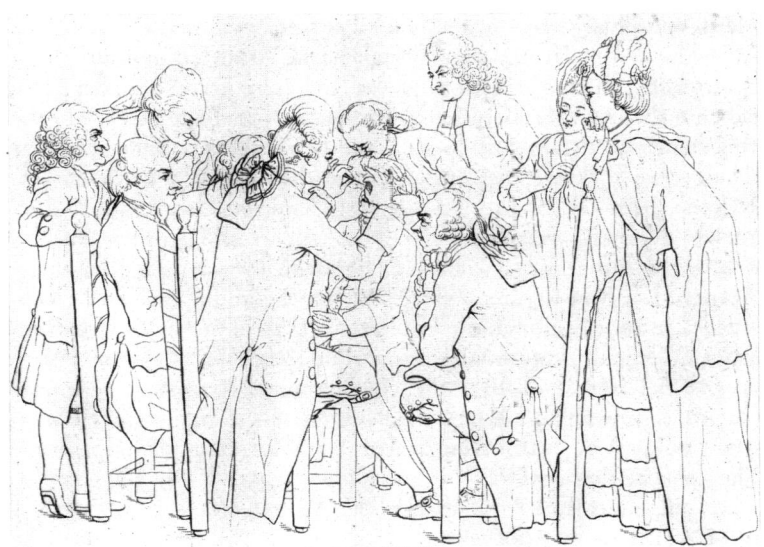

Staroperation in vornehmer Gesellschaft: der Starstich wird am rechten Auge des Patienten vorgenommen, der Operateur führt die Nadel mit der linken Hand.

Heilkünstler und das Gebot zur Prüfung durch das Collegium medicum. Hette aber wird uns 1803 und 1805 in München und Straubing wieder begegnen und dann immer noch keine Prüfung in Bayern abgelegt haben.[241]

Die landesherrlichen Verordnungen zum Heil- und Heilmittelwesen nahmen in jener Zeit immer mehr den Anschein des Zufälligen, Willkürlichen und Unwirksamen an. Hierfür sprechen die häufigen Wiederhol- und Einschärfungen von Ver- und Geboten. So hieß es in einem Mandat von 1793, daß trotz Verbots vielerorts die Landkrämer mit Arzneien handelten und dies nicht nur in ihren Läden, sondern auch auf öffentlichen Märkten. So wurde angeordnet, bei ihnen vorhandene Arzneimittel zu konfiszieren und im Wiederholungsfall die Handelskonzessionen zu entziehen. Besonders hervorgehoben wurden dabei die Weilheimer und Pollinger Pillen, deren Verkauf apothekenpflichtig gemacht worden war.[242]

Schon im darauffolgenden Jahr erging ein umfangreiches Mandat über den Verkauf von Giften und Arzneien, zu dem Unfälle mit Giften und *heroisch-drastischen* Arzneien Anlaß gaben. Nicht nur Stadt- und Landkrämer gaben solche Stoffe ab, darunter Arsenik, Ratten-,

Mäuse- und Insektengifte, auch Handwerker brauchten solche Stoffe; weiter hielten Bader und Hebammen starke Arzneien in ihren Hausapotheken und verordneten sie ihren Patienten. Hier sollte der Handel mit all diesen Stoffen den Apotheken vorbehalten, die Abgabe von handwerklichen Giften nur auf behördlichen Berechtigungsschein, von starken Arzneien nur auf ärztliches Rezept gestattet sein. Neben Chemikalien, wie Schwefel- und Salpetersäure, Arsenik, Bleizucker, Bleiweiß, verschiedenen Quecksilber- und Antimonverbindungen, darunter Brechweinstein, handelte es sich um pflanzliche Arzneistoffe, wie Opium, Nachtschatten (Solanum nigrum), Stechapfel (Datura stramoneum), Bilsenkraut (Hyoscyamus), Herbstzeitlose (Colchicum autumnale), Fingerhut (Digitalis purpurea), Nieswurz (Heleborus), Tollkirsche (Belladonna), Rizinus, Fliegenpilz (Agaricus muscarius), Alraune (Mandragora), Sevenbaum (Sabina) usw., weiter um zusammengesetzte Arzneien oder auch spanische Fliegen (Cantharides).[243]

Der ungestört freie Arzneihandel des Adam Schneider bis zum Jahre 1804 in seinem Apotheken-Standl auf der Münchner Hofbrücke zeigt uns, wie es mit der Durchsetzung solcher Gesetze bestellt war.

Wesentlichen Anteil hieran hatten die unteren Behörden, sei es aus Nachlässigkeit, sei es aus Bestechlichkeit oder sei es aus der Einsicht, daß dieses irreguläre Behandeln und Arzneiverkaufen die medizinische Versorgung des kleinen Mannes gewährleistete. So hieß es 1797 wieder einmal in einer Verordnung, es sei in *Erfahrung gebracht worden, daß verschiedene ungarische Oelträger und Vieharzneyhändler in dem Lande herumziehen, welche bey den Mautämtern per consumo behandelt worden sind und von den Ortsobrigkeiten, obschon sie mit keinen Patenten von der churfürstl. obern Landesregierung versehen sind, sogar mit Haußier-Licenzen begünstiget werden.*[244]

Dieser Zustand war freilich nicht neu, und er betraf sämtliche Bereiche des öffentlichen Lebens, nicht nur das Medizinalwesen. So hieß es bereits 1778 in einer Streitschrift über Schule und Erziehung: *Aber in Bayern war man damals schon gewohnt, die Generalien zu lesen, niederzulegen und liegen zu lassen.*[245] Solche Vorgänge setzten sich zunächst bis in die Zeit der Regierung Max IV. Josephs und der Montgelas-Reformen mit ihrer Einführung der straffen autoritär-zentralistischen Staatsverwaltung fort.

Daß die Auffassung über den Anspruch der Schulmedizin unter Führung der akademischen Ärzte auf Allgemeingültigkeit nicht nur an der Basis gespalten war, sondern auch auf den höheren Stufen der staatlichen Hierarchie, und daß man auch hier mitunter ein Auge zudrückte, um irreguläre Heilkünstler zu dulden, wurde mehrfach erwähnt. Und wenn in der Provinz ein Beamter die kleinen Leute, die bei irregulären und Laienbehandlern Hilfe suchten, deshalb tadelte und zu belehren suchte, so bekam er, wie der Pfleger von Ering am Inn 1792 berichtete, etwa zu hören: *Ja, warum thut es dann dieser Herr Landrichter oder jener Herr Pfleger oder warum darf dann der sogenannte Scharfrichter-Jakl in Thaxenthal kurieren?*[246] — Es taten also viele Angehörige der höheren Stände und der Obrigkeit nichts anderes als der kleine Mann, der verständlicherweise nicht einsah, warum er diesen Vorbildern nicht folgen sollte.

So kam solche Einsicht auch einmal kleinen Leuten zugute, die in ihren Krankheitsnöten bei Physici und Wundärzten vergeblich Hilfe gesucht hatten: 1796 erwirkten der Tuchmacher Matthias Prickner und seine Frau, wohnhaft in der Hofmark Arnstorf in Niederbayern, vom Kurfürsten die Erlaubnis, ihre vier Kinder, die am *Aussatz*, das heißt wohl an einer hartnäckigen Hautkrankheit litten,[247] und von Ärzten und Bader-Chirurgen vergeblich behandelt worden waren, vom Wasenmeister von Schönau, etwa 10 km südlich davon, behandeln zu lassen. In solchen *Particular-Krankheits-Fällen* sei *ultima ratione* zu gestatten, daß die betroffenen Menschen Hausmittel anwendeten und Empiriker zu Hilfe riefen. Dies wurde sogar mandatsmäßig veröffentlicht.[248]

Es ist die Frage, ob die irregulären Heilpersonen in der zweiten Hälfte des 18. Jahrhunderts tatsächlich so überhandgenommen haben, wie es die Ärzte, das Collegium medicum und verschiedene Regierungsstellen darstellten, und, wenn es so war, woher sie dann kamen. Ausdruck einer allgemeinen Arbeitslosigkeit und Not in der bayerischen Bevölkerung, also Arzneihandel und Laientherapie als Ausweichberuf, waren es wohl nicht. In der zweiten Hälfte des Jahrhunderts nahm die Bevölkerung Bayerns anhaltend zu. Die landesherrliche Arbeitspolitik förderte die Gewerbe und vermehrte die Betriebe, die Hofmarksherren schufen vermehrt Stellen, vornehmlich für das ländliche Handwerk. Es bestand eine hohe Erwerbsquote, und von verschiedenen Seiten wurde über Mangel an Arbeitskräften geklagt. Nicht sehr zahlreich waren die registrierten Ortsarmen, zahlreich jedoch die vagierenden, also nichtseßhaften Erwerbslosen, Gelegenheitsarbeiter, abgedankten Soldaten, Waisenkinder usw. Sie ernährten sich großenteils vom Betteln, Diebstahl und anderen Straftaten und unterlagen steter Verfolgung.[249]

Zu diesen gehörten in der Regel die fahrenden Heiler und Heilmittelhändler nicht. Sie gehörten zwar den Unterschichten an, doch hatten sie, wie wir bisher feststellen konnten, gewöhnlich einen festen Wohnsitz und gingen einem Gewerbe nach. Freilich gab es zwischen ihnen und den echten Vagabunden eine gewisse Fluktuation.

In den amtlichen Berichten wurden eine allgemeine Bettlerplage, im Lande herumstreifendes Diebes- und Raubgesindel, Zigeuner und Vagabunden geschildert; man warf sie gewöhnlich in einen Topf.[250] Hierzu paßten die mehrfach erwähnten Klagen über die vielen vagierenden Heilpersonen, die häufig aus dem Ausland kommend das Land *überschwemmen* und von Amtleuten und Sicherheitstruppen nicht aufgehalten oder ausgewiesen würden.

Es könnte sein, daß nach entsprechenden Verboten und durchgreifenden Maßnahmen in anderen Ländern, z.B. in Österreich, worauf die bayerischen Ärzte immer wieder verwiesen, wenn sie gleiches für die Kurlande forderten, diese Personengruppen auswichen und nach Bayern drängten.

In vielen Ländern des Reiches wurden im 18. Jahrhundert Medizinalordnungen erlassen, die gewöhnlich die *Kurpfuscherei* und das irreguläre Kurieren in ihren verschiedenen Formen verboten, jedoch hatten sie anscheinend ebensowenig Erfolg, wie die bayerischen Gesetze. Die entsprechenden Klagen der Ärzte wurden vielerorts laut.[251]

Schließlich ist es durchaus möglich, daß jene düsteren Schilderungen, die von *wilden Heuschreckenschwärmen,* die das Land *überschwemmen,* und ähnlichem sprechen, Schwarzmalerei und taktische Übertreibungen waren, die die Forderungen nach entsprechenden Gesetzen und Maßnahmen durchsetzen helfen sollten.

Außerdem war das Bild von der *Überschwemmung,* das Leib- und Amtsärzte malten, ein relatives. Dies erhellt aus der Tatsache, daß es damals in Altbayern und der Oberpfalz nur etwa 100 promovierte Ärzte gab.[252]

Angesichts solcher Zahlen kann man ermessen, daß zum Beispiel die Münchner Ärzte und wohl auch die Bader-Chirugen ernsthafte Konkurrenz befürchteten und auch verspürten, wenn auf der Jacobi-Dult mehrere fahrende Heilkünstler ihre Buden und Theater aufschlugen und zudem zahlreiche Waldmänner und Ölträger mit ihren Arzneikraxen auf den Straßen und Plätzen der Stadt ausstanden oder auch die Menschen in ihren Wohnungen aufsuchten. In kleineren Orten und auf dem Land konnten wenige und selbst einzelne fahrende Heiler und Arzneihändler bei den niedergelassenen Ärzten und

Wundärzten solche Gefühle hervorrufen. Wir dürfen nicht vergessen, daß die akademischen Ärzte zu einem großen Teil damals nicht im Wohlstand, oft sogar in wirtschaftlicher Unsicherheit und in Abhängigkeit von ihrer Klientel lebten, um deren Gunst sie sich bemühen oder auch mit Kollegen wetteifern mußten. Auch die Bader-Chirurgen ernährten sich oft ärmlich und mußten um Kundschaft buhlen.

Beispiele Illegaler Heilbehandlung in den 90-er Jahren des 18. Jahrhunderts

Ein heilkundiger Eisenhändler, ein Militärchirurg und ein frommer Wander- und Wunderarzt

Im Jahre 1793 wurde der bürgerliche Eisenhändler zu Regensburg, August Sohn, beim Regensburger Magistrat der Medizinpfuscherei beschuldigt, die er unter anderem in Stadtamhof, also auf bayerischem Gebiet, begangen haben sollte. Die Anzeige war von einigen Ärzten ausgegangen. Das Landgericht Stadtamhof drohte Sohn mit sofortiger Verhaftung, wenn er auf bayerischem Gebiet angetroffen würde.

Sohn hatte in einer Regensburger Apotheke die Apothekerkunst erlernt, medizinische Vorlesungen gehört und hatte es bis zum Apothekenprovisor gebracht. Nach mehreren Jahren hatte er den Beruf gewechselt und war Eisenhändler geworden — möglicherweise hatte er in ein Geschäft eingeheiratet. Hier kam er jedenfalls zu Vermögen, denn er entwickelte eine mildherzige Heiltätigkeit an den Armen, vor allem auch im unmittelbar benachbarten Stadtamhof, die er in Krankheiten, wenn sie sich keinen Arzt leisten konnten, unentgeltlich medizinisch beriet und denen er aus seiner alten Apotheke auf eigene Kosten Arzneien besorgte. Nach Aussage des Apothekers handelte es sich um wertvolle Mittel. Der Dompfarrer von Regensburg bestätigte dies: Sohn habe sich *als ein wahrer Freund der Menschheit* gezeigt; auch rühmte er seine bekannte medizinische Geschicklichkeit. Diese hatte sich anscheinend während seiner Tätigkeit als Apothekenprovisor herumgesprochen, und nach seinem Berufswechsel gingen ihn weiter viele Menschen um Hilfe an. Während einer Seuche wurde er als heilkundiger Wohltäter besonders gefordert und ist dabei offenbar den Ärzten aufgefallen und zum Ärgernis geworden, weshalb sie ihn als *Winkelarzt und Marktschreyer* anzeigten.

Die ihm auf bayerischem Boden drohende Verhaftung empfand der reichsstädtische Bürger nicht nur als *äußerst schimpflich und prostituierlich,* sie gereichte auch seinem Geschäft zum Nachteil, da sie ihn hinderte, seiner Handelschaft nachzugehen. Deshalb richtete er eine lange Bittschrift an den bayerischen Kurfürsten, in der er den ganzen Vorgang unter Beischluß jenes pfarramtlichen Zeugnisses erläuterte und versprach, sich in Zukunft allen Kurierens zu entschlagen. Er bat, das Landgericht und den Magistrat von Stadtamhof anzuweisen, ihn außer Verfolgung zu setzen.

Nachdem auch der Regensburger Rat den Eisenhändler vermahnt hatte, sich aller Einmengung in die Medizin zu enthalten, erging von der Oberlandesregierung in München über die Rentamtsregierung in Straubing an die Behörden zu Stadtamhof die Weisung, das Verfahren gegen Sohn einzustellen.[253]

Der zweite Fall ereignete sich um die gleiche Zeit an denselben Orten: Der aus der Reichsabtei Neresheim in Schwaben, südwestlich Nördlingens, gebürtige Wundarzt Johann Weiß hatte als Schwadrons- und Spitalchirurg sowie als Feldapotheker im österreichischen Heer gedient, den bayerischen Erbfolgekrieg 1778/79 und die Kämpfe gegen den Aufstand der österreichischen Niederlande 1789/90 mitgemacht. Etwa 1791 trat er in die Dienste des in Regensburg wohnenden kurpfalz-bayerischen Kämmerers Karl Freiherrn von Gugomos, der ihm die Stelle eines Kammerdieners mit 80 fl. Jahresgehalt gab und ihn als Hausmedicus und -chirurgus beschäftigte.

Weiß behandelte den Freiherrn erfolgreich chirurgisch und medizinisch bei verschiedenen Erkrankungen, z.B. Magenkrämpfen, Erkältungen und Hämorrhoiden. Gleichzeitig hatte der regierende Fürst von Thurn und Taxis ihm die nächste freiwerdende Stelle, wohl eines Hofchirurgen, versprochen. Weiß war schon jetzt mitunter an diesem Hof tätig, vor allem aber konsultierten ihn verschiedene Gesandtschaften beim Regensburger Reichstag und reichsfreie geistliche Stifte ebenda. Zudem ging er auf bayerisches Gebiet ins Landgericht Stadtamhof, um Patienten zu behandeln.

Wohl auf Beschwerden von seiten Regensburger Ärzte und Bader-Chirurgen forderten gegen Ende des Jahres 1793 Kämmerer und Rat von Regensburg Weiß auf, in der Stadt außerhalb des Hauses von Gugomos keine Krankenbehandlungen mehr vorzunehmen, was dieser aber nicht befolgte. Darauf wandte sich der Magistrat an den bayerischen Kurfürsten, bezichtigte Weiß der medizinischen und chirurgischen Quacksalberei und bat, Gugomos anzuweisen, Weiß zu entlassen. Auf dem Dienstweg über die bayerische Reichstagsgesandtschaft wurde Gugomos von der Regierung Straubing darauf hingewiesen, Weiß verstoße mit seinen Behandlungen nicht nur gegen Regensburger, sondern auch gegen bayerisches Recht; er möge ihn entweder entlassen oder aber hinlänglich besolden und ihm seine medizinische Tätigkeit in Regensburg und Bayern verbieten.

Gugomos gab eine ausführliche Darstellung des Falles und entgegnete, daß er gar nicht das Recht habe, den Reichstagsgesandten und den reichsfreien Stiften zu verbieten, Weiß zu konsultieren. Personen, die der Regensburger Jurisdiktion unterständen, behandle dieser vertragsgemäß ohnehin nicht, und was die Behandlung bayerischer Untertanen anginge, so würde es ja auch geduldet, wenn Regensburger Physici und Bader im Umland Krankenbehandlungen vornähmen. Die Regierung Straubing blieb jedoch dabei, daß Weiß in kurbayerischen Landen nicht praktizieren dürfe.[254]

Die Tatsache, daß die beiden Fälle sogenannter Medizinalpfuscherei örtlich und zeitlich zusammenfallen und die beiden beschwerdeführenden Obrigkeiten wechselweise dieselben waren, legt die Vermutung nahe, daß es sich bei dem zweiten Fall möglicherweise um eine Art Vergeltung für den ersten gehandelt hat. Die Aktenvorgänge um August Sohn reichen vom 30. November 1793 bis zum 15. Januar 1794, die um Johann Weiß vom 6. Dezember 1793 bis zum 10. März 1794. Das Collegium medicum war an beiden Vorgängen nicht beteiligt.

August Sohn war gewissermaßen ein *fahrender Heiler* aus Wohltätigkeit. Daß er an arme Leute Arzneien aus Menschenliebe und auf eigene Kosten abgab, kann man seinen und des Dompfarrers Ausführungen glauben. Wenn er damit als ausgebildeter Apotheker *innere Kuren* verordnete, so folgte er nur dem Beispiel der meisten Apotheker, die dies damals vor allem bei ärmeren Leuten taten, um diesen teure Arzthonorare zu ersparen; im Sinne des Rechts war es aber *Medizinpfuscherei*. Da Sohn zudem den Apothekerberuf nicht mehr ausübte, war er im doppelten Sinne *Medizinpfuscher*. Das scharfe Vorgehen der bayerischen Ortsbehörden dürfte jedoch vor allem darauf zurückzuführen sein, daß Sohn als Regensburger Bürger *Ausländer* war.

Johann Weiß war ausgebildeter Wundarzt, und die Wertschätzung, die er nicht nur bei seinem Dienstherrn, sondern auch am Hof Thurn und Taxis, bei einigen Reichtagsgesandten und reichsfreien Stiften genoß, läßt darauf schließen, daß er ein geschickter Arzt war. Gugomos hat ihm das in einem Zeugnis auch bestätigt. Wenn er als Chirurg innerlich behandelte, betrieb er aus standesrechtlichen Gründen *Medizinpfuscherei*. Außerdem war er in Regensburg *und* in Bayern Ausländer und besaß weder hier noch dort eine Praxiskonzession. So war er wie Sohn trotz seiner heilkundlichen Ausbildung und Fähigkeiten aus rein rechtlichen Gründen ein *Quacksalber*.

Im Frühjahr 1797 hielt sich in der Hofmark Haibach, Landgericht Mitterfels im Bayerischen Wald, ein frommer Wanderarzt namens Christian Hofferung auf. Angeblich stammte er aus Jena und gab vor, Doktor der Philosophie und der Medizin zu sein. Er erklärte, ein Gelübde getan zu haben, demzufolge er drei Jahre lang in der Welt *herumirren* und der leidenden Menschheit helfen müsse. Seine Heilmittel bestanden, wie eine Anzeige an das Collegium medicum besagte, nur aus einem Wasser zum Waschen und einer Salbe zum Schmieren. Er hatte sich bald bei Hoch und Niedrig viele Bewunderer geschaffen und die Regierung Straubing dazu gebracht, ihm ohne Rückfrage in München die Ausübung seiner Behandlung offiziell zu genehmigen.

Nachdem das Collegium medicum zunächst die Bestrafung und Ausweisung Hofferungs bei der Oberlandesregierung gefordert hatte, mußte man bald feststellen, daß der Zustrom zu dem Wundermann so groß geworden war, daß dessen Ausweisung einen Aufstand in der Bevölkerung hätte auslösen können. Um dies zu vermeiden, versuchte das Collegium den milderen Weg und schlug vor, Hofferung nur zu einer Prüfung gemäß § 10 der Medizinalordnung nach München zu bestellen. Die Oberlandesregierung kam Hofferung noch weiter entgegen und gestand ihm zu, daß er bei der Prüfung seine Arcana nicht offenbaren müsse.

Trotzdem erschien der Wanderarzt nicht in München, sei es, daß die Regierung in Straubing den Befehl aus Furcht vor dem Volkszorn nicht durchzuführen wagte, sei es, daß Hofferung von selbst abreiste. Im Jahre 1801 jedoch erschien er wieder, diesmal im Landgericht Kötzting, führte von neuem seine Kuren durch und verkaufte Arzneien. Die erneute Aufforderung, sich in München prüfen zu lassen, hat er anscheinend wieder nicht befolgt.[255]

Scharfrichter als Heiler: Chirurgie und Magie

Bei dem vierten Beispiel handelt es sich um einen heilenden Scharfrichter, eine keineswegs ungewöhnliche Erscheinung, wurden doch in der Medizinalordnung von 1782/85 neben anderen Personengruppen auch die *Nachrichter* zu den gewöhnlichen irregulären Heilern gezählt.[256] Henker oder Scharfrichter betrieben seit dem Mittelalter Heilkunde und wurden darin von Bevölkerung und Obrigkeiten anerkannt und geschätzt. Dies hatte zwei Gründe: Erstens erwarben sie sich durch ihre Tätigkeit bei der Durchfüh-

rung der Folter und den verschiedenen Formen der Leibes- und To-
desstrafen Kenntnisse von Bau und Funktionen des menschlichen
Körpers. Weiter waren sie gehalten, ihre Opfer nach Folter oder Ver-
stümmelung wundärztlich zu behandeln und den Umständen entsprechend wiederherzustellen. Viele von ihnen konnten es, was ihre
anatomischen Kenntnisse und ihr chirurgisches Geschick anging, mit
den zünftigen Wundärzten durchaus aufnehmen. Vor allem verstanden sie sich auf das Einrichten verrenkter und gebrochener Gliedmaßen, Verletzungen, die bei der Folter oft vorkamen. Manche Scharfrichter wurden aufgrund ihrer heilkundlichen Fertigkeiten und Erfolge ehrlich gesprochen, stiegen zu Ärzten auf und erreichten vereinzelt sogar hohe Stellungen.[257]

Zum anderen galten aufgrund des allgemein verbreiteten Glaubens
an magische Kräfte Leichenteile, vor allem von Hingerichteten, als
heilkräftig und glücksbringend und wurden von den Menschen oft
für teures Geld erstanden. Z.B. sollte das Blut eines Enthaupteten gegen Fallsucht (Epilepsie) helfen, die Haut eines Gerichteten gegen
Gicht (Podagra), die Schamhaare gegen Unfruchtbarkeit; ein Diebes-
daumen sollte gute Geschäfte bewirken. Menschenfett wurde zu vielerlei Arzneimitteln verarbeitet, weshalb den Henkern vielerorts erlaubt wurde, Gerichteten das Fett abzunehmen und zu verkaufen,
weil davon vielen Menschen Hülff geschehen kann.[258]

Joseph Jacob war ein Scharfrichter, der im Jahre 1792 schon seit einiger Zeit in Daxental im Pflegsgericht Ering am Inn im Ruhestand
lebte. An seinem früheren Wirkungsort[259] hatte er Menschen in verschiedenen Leiden behandelt und Heilmittel abgegeben, ohne daß
dies angefochten worden war. Auch in Daxental suchten ihn Kranke
zu Behandlungen auf. So habe er, wie er später aussagte, einen Seifen-
sieder in Uttendorf im Innviertel, der am ganzen Körper lahm gewesen sei und bereits 200 fl. für eine erfolglose Behandlung einem Bader
bezahlt hätte, mit Erfolg kuriert, so daß er wieder habe gehen können. Er war als Heiler in der Region bekannt, vielleicht zog er auch
herum. Jedenfalls beriefen sich die Leute auf ihn.[260]

Im genannten Jahr wurde er zu einem Bauern gerufen, der geistes-
krank und deshalb bereits vom Stadtphysicus von Braunau erfolgreich behandelt worden war. Jetzt war der Zustand wieder so
schlimm, daß der Mann in Ketten gelegt werden mußte. Jacob gab
ihm ein Pulver und zwei Amulette, die er selbst gefertigt hatte. Nach
drei Tagen ging es nach Jacobs späterer Aussage dem Bauern wieder
so gut, daß er von den Ketten befreit werden konnte. Für diese Mittel

verlangte Jacob 24 fl., von denen er zunächst 12 fl. erhielt. Den Rest mochte der behandelte Bauer aber nicht bezahlen und wandte sich deshalb an den Pfleger von Ering. Dieser erklärte Jacob für einen Betrüger, verbot dem Bauern, die Schuld zu begleichen und riet ihm, die bereits entrichteten 12 fl. zurückzufordern. Dies lehnte der Bauer aus Angst vor einem Racheakt Jacobs und seiner Söhne ab.

Der Pfleger von Ering zeigte den Fall dem Landesherrn an und legte seinem Brief die *Arzneien*, die der Bauer ihm gebracht hatte, bei. Der Kurfürst ordnete eine Untersuchung an, in deren Verlauf die eingeschickten Heilmittel überprüft und Joseph Jacob verhört wurde.

Wie der quieszierte Scharfrichter aussagte, enthielt das sogenannte Pulver folgende Bestandteile: Geweih von einem Hirsch, der im Frauendreißiger geschossen worden war, d.h. wohl Späne oder Pulver davon, Ramsweger Pulver, Mumia, Antlaß-Kränzel und Johannis-Häuptel. Es handelte sich nicht nur bei den Amuletten, sondern auch hier um religiös-magisch-zauberische Mittel: Hirschgeweih galt seit dem Altertum als Abwehrmittel gegen Zauber und böse Kräfte *(apotropäisch)*, Teile davon wurden Amuletten beigegeben. Der Frauendreißiger, die Zeit zwischen Mariae Himmelfahrt (15. August) und Mariae Geburt (8. September) mit der Oktav, ist eine für Heilungen und das Sammeln von Heilkräutern günstige Zeit. Mumia war getrocknetes Menschenfleisch, dem man besondere Heil- und Abwehrkräfte zuschrieb — Jacob besaß es wohl noch von seiner Scharfrichtertätigkeit her —, oder es war Erdpech (Steinöl, Bitumen, Asphalt). Das Antlaßkränzel wurde aus Blumen gebunden, die am Rain wachsen und am Antlaß, dem Gründonnerstag, geweiht wurden; es bannte Zauber; außerdem galten alle am Gründonnerstag gesammelten Kräuter als besonders heilkräftig. Johannis-Haupt ist eine geweihte Abbildung des Hauptes Johannes des Täufers, die gegen Kopfleiden helfen sollte, hier wohl Teile davon.[261]

Der Rentamtsphysicus von Burghausen, Dr. Ploederl, der diese Heilmittel untersuchte, fand in dem Pulver: Geschnittenes Holz, Zweige von Stauden, die *Wolle* verschiedener weißer Blumen, nicht erkennbare Gräser, etwas Wachs sowie drei verschiedene Arzneipflanzen, nämlich Sennesblätter, Schlehenblüten und Hirtentäschelkraut. Es bleibt fraglich, ob er die Teile jener geweihten und apotropäischen Mittel, wie Hirschgeweih, Johannis-Haupt, als solche nicht identifizieren konnte oder wollte. Bei den Blumen, Kräutern und Gräsern dürfte es sich um Teile des Antlaßkränzels gehandelt haben, beim Wachs vielleicht um Erdpech, also jene *Mumia*. Ploederl hielt das ganze für unschädlich, es könne höchstens Verdauungsbeschwerden machen, und meinte dazu: *Wer wird aber so ein Gemisch schlucken?*

Die beiden Amulette sollten nach Jacobs Aussage umgehängt werden, falls die Geistesverwirrung des Bauern auf Zauberei beruhte. Er habe Frais-Beter-Krallen, Allermannsharnisch, Palmkätzchen und Sevenbaum hineingegeben. Ein Frais-Beter war eine Schnur, an der die Wirbelknochen einer Natter wie an einem Rosenkranz — daher *Beter* — aufgereiht waren und die als Sympathiemittel gegen Fraisen, also Krämpfe, verwendet wurde; die Krallen sind wohl die einzelnen Wirbel. Allermannsharnisch (Allium victorialis, Neunhemderwurz), eine Lauchart, machte hieb- und stichfest, stillte Blutungen und vertrieb Hexen und böse Geister. Der am Palmsonntag geweihte Palm, die einzelnen Kätzchen oder auch die Asche davon schützten unter vielem anderen gegen Blitzschlag und Hexerei. Sevenbaum (Juniperus sabina, Segenbaum), dem Wacholder verwandt, war unter anderem Bestandteil des Palms und wirkte apotropäisch.[262]

Dr. Ploederl fand in dem einen Amulett ein halbes Rosenkranzkügelchen, Haare, ein viereckiges Stückchen Leintuch, zwei kleine Stücke roten Tuchs, zwei überzuckerte Kerne, Mieß (sic!), eine kleine Portion Rech (sic!) und nicht erkennbare Gräser. Das zweite Amulett, das aus einem Tüchlein bestand, das um den Inhalt in der Art eines Säckleins zusammengebunden war, enthielt ebenfalls ein halbes Rosenkranzkügelchen, ein viereckiges Stückchen Tuch, ein kleines Stück dunkelroten Tuchs und verschiedene nicht erkennbare Gräser. Auch hier deckte sich das Untersuchungsergebnis nicht ganz mit den Angaben Jacobs. Dies alles, so Ploederl, seien Dinge, die Aberglauben verrieten, sie würden *Meister Jacobs curandi methodus* entlarven. Und er zog aus allem den Schluß: Scharfrichter Jacob habe dem leichtgläubigen Bauern das Geld *herausphiludiret.*

Nach dem Gutachten des Rentamtsphysicus hielt der Kurfürst den Scharfrichter der medizinischen Pfuscherei für überführt und befahl der Rentamtsregierung in Burghausen, ihn *zur starken Verantwortung zu ziehen.* Er wurde zur Vernehmung nach Burghausen bestellt, in deren Verlauf er auf drei Fragen antworten mußte:
1. Wer ihm erlaubt habe, zu kurieren und Arzneimittel abzugeben.
2. Welche Krankheit jener Bauer gehabt habe, den er behandelt habe.
3. Woraus die von ihm verabreichte Arznei bestanden habe.

Jacob verwies in seinen Antworten auf die allgemein übliche Praxis des Kurierens der Scharfrichter und schilderte seine frühere und jetzige Tätigkeit als Heiler. Er beschrieb die geistige Verwirrtheit des behandelten Bauern und nannte die Bestandteile seiner Heilmittel. Am Schluß drückte er die Hoffnung aus, nicht gefehlt zu haben, und unterschrieb das Protokoll mit ungelenker Hand.

Die ganze Aussage wirkt ehrlich. Jacob wollte wohl nichts verschleiern und glaubte sicher auch, dies gar nicht tun zu müssen. Er glaubte wohl an die Wirksamkeit seiner Behandlung. Dies konnte er sogar begründen, denn dem Patienten ist es allem Anschein nach hinterher wirklich besser gegangen.

Unklar bleibt nur, warum die Angaben Jacobs und Dr. Ploederls über die Bestandteile der Heilmittel voneinander abwichen. Erinnerte sich Jacob nicht mehr genau oder gab er nur vor, jene im Volksglauben für wirksam geltenden Dinge zugefügt zu haben, um den sehr hohen Preis zu rechtfertigen? Im letzteren Fall hätte Betrugsabsicht vorgelegen.

Da die Akten mit dem Vernehmungsprotokoll schließen, ist anzunehmen, daß der Fall nicht weiterverfolgt wurde oder höchstens mit einer Verwarnung endete. Im übrigen war das Collegium medicum auch hier nicht beigezogen worden.

Abdecker als Heiler

Die Aufgabe der *Wasenmeister, Abdecker* oder *Schinder* war die Beseitigung und Verwertung von Tierkörpern, wobei das Abziehen der Decke, also der Haut, auch *Abdecken* oder *Schinden* genannt, die Verrichtung war, die am deutlichsten auffiel. Die Wasenmeister erfüllten eine hygienische Aufgabe. Gewöhnlich gab es für den Bezirk eines Landgerichts oder einer Stadt eine Abdeckerstelle, oft auch mehrere; viele Hofmarken besaßen eine solche.

Innerhalb seines Bezirks hatte der Wasenmeister Tierkadaver einzusammeln und zu beseitigen, kranke Tiere zu töten und dabei festzustellen, ob es sich um eine ansteckende Krankheit handelte. Was an einem Tierkörper verwertbar war, wie die Haut zur Ledererzeugung, Fleisch zum Verfüttern, Knochen zum Leimsieden, verwertete der Wasenmeister bzw. der Eigentümer; was nicht verwertbar war, mußte auf dem *Wasenplatz* oder *Schindanger,* einem abgelegenen und abgegrenzten Grundstück, in sicherer Tiefe vergraben werden, lag eine ansteckende Krankheit vor, das ganze Tier. Weiter mußten Wasenmeister streunende Hunde einfangen und tollwütige töten. Eine besondere Aufgabe war die Haltung von Jagdhunden, wohl Meuten, für die Abhaltung landesherrlicher Lustjagden; die Wasenmeister hatten hierfür das *Luder* zur Verfütterung zu verwenden und Hundezwinger zu errichten. All diese Arbeiten waren mühsam und mitunter kostspielig. Die Kadaver mußten oft über weite Entfernungen abgeholt werden. Man konnte sich anstecken; jede leichte Verletzung beim Abziehen barg diese Gefahr, ein Hundebiß ebenfalls. Der Wasenmeister mußte für diese Transporte Pferde halten. Für seine Verrichtungen erhielt er von den Tiereignern oder der Obrigkeit Gebühren. Zu einer Wasenmeisterstelle gehörte ein kleines Anwesen, bestehend aus Wohn- und Stallgebäuden, Hundezwinger, Grund für eine kleine Landwirtschaft und dem Schindanger, am Rand oder außerhalb der Ortschaft gelegen. Die Wasenmeister gehörten in Bayern noch am Ende des 18. Jahrhunderts zu den unehrlichen Berufen wie Henker, Büttel, Vaganten usw.[263]

Da sie ständig kranke oder tote Tiere untersuchten und zerlegten, ihre Erkrankungen erkennen und beurteilen mußten, brauchten und besaßen sie Kenntnisse über Krankheitszeichen und -zustände, die sie ebenso wie Hufschmiede, Hirten und Schäfer zur Behandlung von Tierkrankheiten und darüber hinaus auch von menschlichen Leiden anwendeten. So gehörten sie zu der großen Gruppe der gewerbsmäßigen Laienbehandler. Als solche wurden sie von der Bevölkerung allenthalben um Rat und Hilfe aufgesucht und verordneten Arzneien und sonstige Behandlungen. Die bayerische Medizinalordnung von 1782/85 verbot ihnen diese Betätigung zusammen mit den anderen Laienbehandlern grundsätzlich. Über einen Fall aus dem Jahre 1796, in dem eine Ausnahmegenehmigung hiervon erteilt wurde, wurde berichtet; sonst wurden kurierende Wasenmeister gerichtlich belangt.

So geschah es z.B. 1787 mit Georg Hamberger, Wasenmeister zu Panzing bei Gangkofen, der unter dem Namen eines *Doktor Moritz von Gangkofen* herumzog und Kranke behandelte. Damals wurde ihm von der Oberlandesregierung über das Rentamt Landshut bei Androhung einer Zuchthausstrafe jede Medizinabgabe verboten und den Behörden aufgetragen, ihn zu überwachen. Hamberger hielt sich jedoch nicht hieran. Trotz wiederholter Verwarnungen behandelte er weiter Patienten in seiner Gegend, z.B. in Taufkirchen bei Eggenfelden, und wirkte besonders während einer Faulfieber-Epidemie als Heiler. Der Wasenmeister zu Kronwinkl, südwestlich Landshuts, Joseph Hermann, wurde 1793 wegen innerlichen Kurierens angezeigt;

unter Androhung einer Zuchthausstrafe wurde ihm dies untersagt, doch hielt er sich ebensowenig wie Hamberger daran.[264]

Mitunter schlug ein Gericht aber doch härter zu: 1794 schickte man Theresia Ziegler, Ehefrau des Wasenmeisters zu Daxenthal im Pflegsgericht Neuötting, wegen *ausgeübter medizinischer Pfuscherei* für vier Wochen nach Burghausen ins Zuchthaus. In einem Gnadengesuch an den Kurfürsten erklärte sie: *Nachbarschaftlichkeit und Nägstens-Liebe haben mich zu ein-, so andern medicinisch Verbrechen verleutet, die ich nunmehro in Aushaltung meiner Züchtigung herzlich bereue.* Sie habe ein unmündiges Kind zu versorgen, das der Gegenwart der Mutter bedürfe. Der Mann sei immer zur Arbeit fort, und die Feldarbeit müsse auch getan werden. So bat sie den Landesherrn kniefällig, ihr nach Verbüßen der ersten acht Tage den Rest der Strafe zu erlassen, und beteuerte, nie mehr eine medizinische Behandlung vornehmen zu wollen. Der Kurfürst hatte Erbarmen und verfügte: *Ist nach Umständen der Supplicantin in dieser geringfügigen Sache zu gratificiren.*[265]

Auch wenn, wie in diesen Fällen, nicht allzu hart gegen *medizinierende* Abdecker durchgegriffen wurde, empfand dieser Berufsstand das Verbot als einkommensschmälernden Eingriff in alterworbene Rechte. Auch die Tierheilkunde wurde ihm untersagt, und weitere Erschwernisse kamen durch neue Verordnungen hinzu. 1794 verfügte ein Mandat, daß die Häute der der Abdeckerei zugeführten Tiere nicht mehr wie bisher den Wasenmeistern, sondern den Tiereigentümern gehören sollten.[266]

Die berufsständische Gemeinschaft der Wasenmeister Bayerns sah in allen diesen rechtlichen Neuerungen einen Schlag auf Schlag geführten Angriff gehässiger neuerungssüchtiger Beamter, der darauf zielte, die durch Herkommen und Gewohnheit erworbenen Möglichkeiten des Zuerwerbs zur mühsamen, nicht ungefährlichen und nicht sehr einträglichen Abdeckerei zu zerstören. In einer umfangreichen Bittschrift wandte sie sich 1796 an den Kurfürsten, um sich hiergegen zur Wehr zu setzen, und verlangte Entschädigung für den Verlust alter Rechte.[267]

Dieser Schriftsatz, der zweifellos von einem Juristen abgefaßt wurde, schildert die bisher von den Wasenmeistern ausgeübte Heilkunde und die Vorzüge ihres Erwerbs durch Tradition und Empirie, argumentiert mit geschickten Seitenhieben auf die Ärzte und wirft ein Licht auf Angebot und Annahme medizinischer Versorgung im Volke: *Wie viele Menschen, die gefühllose Aerzte aus Sorge nicht richtiger*

Bezahlung oder aus Mangel hinreichender Erfahrenheit verlassen, haben
ihr Leben unsern gut ausgefallenen Heilungsmitteln zu verdanken? Wie
viele hunderte Zeugnisse auch distinguirter Personen könnten wir nicht
aufweisen von glücklichen Menschenkuren? Einige von uns haben sogar
die Medizin studirt, und die meisten von ihren Eltern und Voreltern per
traditionem eine untrügliche Heilart ererbt und nur an Menschen ausge-
übt, welche die Aerzte entweder nicht kuriren können oder nicht wollen
oder die mehrers Vertrauen, das schon vorzüglich auf die Gesundheit
wirkt, auf sie, als unschickliche Aerzte gehabt. Der gemeine Landmann
kann sich keinen Medikus und nicht einmal einen geschikten Chyrurgus
herhollen lassen, weil es ihre Hauswürthschaft ruiniren würde. Und sol-
len sie deßwegen ohne Hilfe dahinsterben? Daß ein- und andere Kur um-
geschlagen, ist ein Fall, der auch den geschicktesten Aerzten widerfährt,
und der Tod ist nicht süsser, der systematisch beygebracht wird, als der
von uneingezunften Operateurs. Nun ist diese Quelle, woraus so man-
cher seine Familie gut unterhalten und zur weiteren Versorgung ge-
braucht hat, verstopft, und wer sich noch einen Menschen zu retten un-
ternimmt, dem steht Amt- und Zuchthaus und alles mögliche Verderben
bevor.

Die Bittschrift geht sodann auf das Verbot der Vieharzneikunde,
insbesondere bei Viehseuchen ein, durch das den Wasenmeistern ein
nicht unbedeutender Nebenerwerb genommen werde: *Wir sollten*
doch aus der so mannigfaltigen Anatomia (dem Zerlegen; d.Verf.) *des*
kranken Viehs, aus langjährigem Praxe und hinterlassenen Unterricht
unserer Voreltern den Zustand der Krankheiten vorzüglich und die hier-
nach angemessenen Kurmitteln kennen und glauben, daß wenig an dem
Namm liegt, ob die Krankheit so oder anderst genennet werde, und ge-
setzt auch, daß sonderbare und seltene Vorfälle eine medizinalische Vor-
schrift bederften, sind wir doch in jedem Falle geschickter, als jeder ande-
re, der schon mit Vieh nicht umzugehen weis, die angeordneten Kurmit-
teln anzuwenden und in Ausübung zu bringen.

Es kam damals auch vor, daß ein Abdecker sein *unehrliches* Gewerbe aufgab und, nachdem er zuvor illegal und erfolgreich Heilkunde
ausgeübt hatte, sich prüfen und als Wundarzt approbieren ließ. Dies
geschah z.B. 1793/94 in Niederbayern. Dort beschwerten sich des öf-
teren die Bader-Chirurgen und ihre Zunftorganisationen über Wasenmeister, die ihnen trotz erfolgter Verwarnung und Bestrafung ins
Handwerk pfuschten und ihnen Patienten abjagten.

Einer von diesen, Anton Falk, ein gebürtiger Passauer, Waseninha-
ber von Reichenberg bei Pfarrkirchen, von den Badern als überall be-

kannter *Menschenwürger* angeprangert, ging für einige Monate nach München, besuchte die dortige Wundarztschule und privaten Unterricht und legte danach vor dem Collegium medicum mit Erfolg eine Prüfung ab. Offensichtlich verfügte er über ausreichende finanzielle Rücklagen, die er sich möglicherweise als illegaler Heiler angelegt hatte. Da er zudem Zeugnisse über eine dreijährige Baderlehre und darüber vorlegte, daß er die Abdeckerarbeit nie selbst ausgeführt habe, also eigentlich nicht unehrlich sei, wollte ihm die medizinische Oberbehörde die Approbation als Bader-Chirurg nicht verweigern. Obwohl das *Viertelmittel* der Bader und Wundärzte zu Eggenfelden, die hier zuständige Zunftorganisation, gegen den ehemaligen Wasenmeister und vorbestraften Medizinpfuscher feierlich protestierte, erhielt dieser die Zulassung zur freien Praxisausübung als Wundarzt und Geburtshelfer in Reichenberg und die Erlaubnis, sich in eine freiwerdende Badergerechtigkeit einzukaufen.[268]

Ein solcher sozialer Aufstieg, zumal aus der Unehrlichkeit in ein ehrbares Handwerk, war freilich selten, und es ist sicher kein Zufall, daß er hier in einem *aufgeklärten* Staat erfolgte und von einer Behörde gefördert wurde, in der *aufgeklärte* Ärzte saßen.

DAS VIELFÄLTIGE LEISTUNGSANGEBOT FAHRENDER HEILER IM SPIEGEL IHRER WERBESCHRIFTEN

Der Markt für heilkundliche Leistungen und Waren war ursprünglich frei, soweit nicht durch Medizinal- und Zunftordnungen oder Einfuhrverbote eingeschränkt. Daß diese Ordnungen und Verbote oft umgangen wurden, ist inzwischen deutlich geworden. Gleichwohl wurden die irregulären Anbieter in ihrer zunächst auf Einzelkonzessionen gegründeten Legalität im Laufe der zweiten Hälfte des 18. Jahrhunderts dadurch, daß die Konzessionierung erschwert und die Patente begrenzt wurden, langsam eingeengt und zunehmend in die Illegalität abgedrängt. Frei waren und blieben sie darin, die Vielfalt ihrer Angebote aufgrund ihrer eigenen Fähig- und Möglichkeiten zu bestimmen, also die medizinischen und chirurgischen Verfahren, die sie erlernt, in denen sie geübt waren und auf die sie sich spezialisiert hatten, und diejenigen Heilmittel, die sie selbst verfertigten oder von Herstellern und Verlegern beziehen konnten.

Sehr wichtig war für die fahrenden Heiler, das Angebot ihrer Künste und Waren der Bevölkerung bekanntzumachen. So ließen sie Werbezettel drucken, auf denen sie den gesamten Inhalt ihrer heilkundlichen Rüstkammer aufzählten und die einzelnen Leistungen und Artikel in ihrer Güte und ihren Erfolgen anpriesen. Diese Zettel waren seit dem 16. und 17. Jahrhundert in ganz Europa in ähnlichen Formen in Gebrauch. Sie wurden als Handzettel und Flugblätter verteilt oder als Anschläge an Hauswänden, in Schänken, Kaffeehäusern usw. ausgehängt.

In eng gesetzten Schriftspalten führte der Heilkünstler sämtliche Krankheiten auf, die er behandelte, alle Heilmittel, die er vertrieb, und alle Operationen, die er durchführte. Selbstlob bis zur Prahlerei gehörte zum Stil. Insbesondere wurden Herrscher und Fürstenhöfe, die seine Dienste in Anspruch genommen, ihn protegiert, mit Privilegien, Patenten oder gar Titeln versehen hatten, zur Bestätigung des Könnens und der Erfolge genannt; deren Wappen zierten zuweilen den Kopf des Blattes. Auf anderen Blättern waren das Porträt des Heilers, eine Behandlungsszene oder medizinische, alchemistische oder astrologische Gegenstände und Sinnbilder dargestellt. So wurde die Neugier der Menschen erregt, die diese Zettel nicht nur lasen, weil sie nach medizinischer Hilfe suchten, sondern auch, weil sie sich unterhalten wollten.[269]

Diese Hand- und Wandzettel wirkten in ähnlicher Weise wie die oft auffällige, bunte, theatralische Kleidung des Heilers, die höfisch oder exotisch gestaltet sein konnte, und wie die Affen, Hanswursten, Gaukler, Musikanten und Schauspieltruppen, die auf den Markt- und Dorfplätzen die Neugier und den Wunsch der Menschen nach Unterhaltung und Belustigung ansprechend die Eintönigkeit des Alltagslebens unterbrachen und dadurch auf den Heilkünstler aufmerksam machten. Diesem oblag es dann, einzelne Schaulustige zu überzeu-

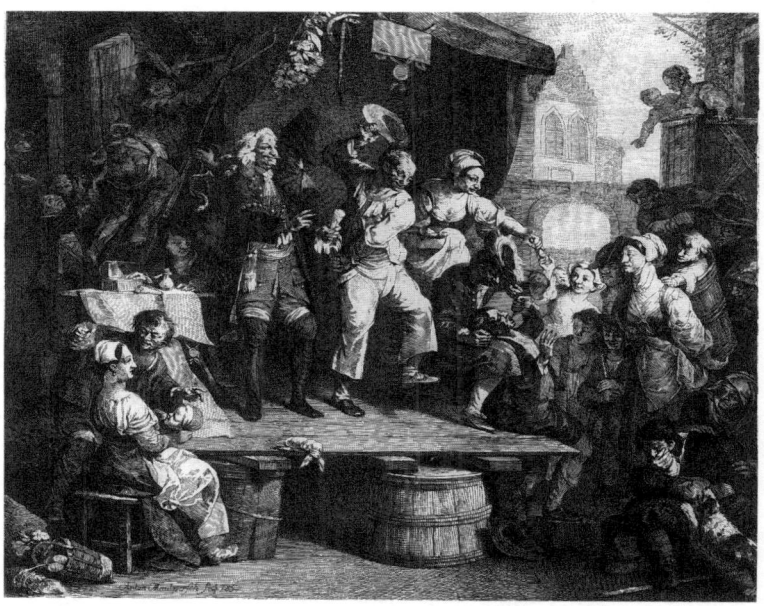

Ein fahrender Heiler mit einer größeren Truppe hat auf einem Stadtplatz sein Theater aufgeschlagen. Der Patron in vornehmer Kleidung und weißer Perücke beaufsichtigt seine Leute; gleichzeitig hält er in seiner Linken ein Harnschauglas (Matula), um eine Diagnose aus dem Urin eines Patienten zu stellen. Rechts neben und hinter ihm treiben zwei Hanswurste ihre Späße. Rechts daneben gibt eine Frau Arzneien aus. Vor ihr zieht ein Zahnarzt einem Patienten einen Zahn. Vorn links berät ein weiterer Heiler eine Frau mit einem Säugling. Hinter dem Patron sitzt der Kassenwart.

gen, sich mit ihren Beschwerden, Leiden und Gebrechen seiner Kunstfertigkeit anzuvertrauen.[270]

In ihren Werbezetteln beriefen sich die Heilkünstler oft auf den Herrgott, der ihnen die Gabe zu heilen verliehen, und die christliche Religion, die ihnen geboten habe, ihren leidenden Mitmenschen zu helfen, weshalb sie auch nicht selten anboten, Gemeindearme, Soldaten usw. umsonst zu behandeln. Regelmäßig distanzierten sie sich von der *Klasse der gewöhnlichen Medizinpfuscher, Marktschreier oder Quacksalber* oder wie immer sie sie nannten und stets *die anderen* meinten, mit denen sie nichts zu schaffen haben wollten. Weiter beriefen sie sich, wenn sie Krankheiten, diagnostische und therapeutische Verfahren einschließlich Operationen aufzählten, auf die Väter und wissenschaftlichen Autoritäten der Schulmedizin von Hippokrates bis Hoffmann und argumentierten fast immer im Rahmen schulmedizinischer Konzepte, gewöhnlich in dem der Humoralpathologie. Eine *alternative Heilkunde* zu betreiben, lag ihnen völlig fern; *Außenseiter* waren sie in der Form ihrer Berufsausübung als fahrende und keiner Zunft angehörende Heiler und mitunter als Autodidakten ohne vorschriftsmäßige Ausbildung.[271]

Die Aufzählungen der Leiden und Schäden, die sie zu heilen versprachen, enthielten in der Regel keine Krankheiten, gegen die keine Hilfe möglich war, wie Pest, Pocken, Typhus, Pneumonie und andere akute Infektionen. Die Zettel nannten vielmehr schmerzhafte, unangenehme, aber nicht unmittelbar tödliche Krankheiten, wie chronische Dyskrasie, Wassersucht, Arthritis bzw. Gicht, Wechselfieber, Asthma, Auszehrung, Rheumatismus, Skorbut, Skrofulose, Gelbsucht, Kolik, Blähsucht, Würmer. Operateure führten vor allem chronische chirurgische Leiden auf, wie Fisteln, Geschwüre, Geschwülste, Blasenstein, Eingeweidebrüche, Karbunkel, Deformitäten. Augenspezialisten nannten u.a. den grauen Star und das Flügelfell, also Ursachen der Blindheit, die operativ zu beheben waren, Zahnärzte neben sonstiger Zahnbehandlung die Hasenscharte und den Wolfsrachen. Als kosmetische Maßnahmen konnten gelten die Behandlungen von Ausschlägen, der Krätze, der Sommersprossen, roter Flecken im Gesicht, übelriechenden Atems, schadhafter Zähne usw.[272]

Die Werbezettel geben uns somit einen Überblick über Art und Vielfalt von Angebot und Nachfrage der Dienstleistungen fahrender Heiler. Die hier im folgenden vorgestellten Beispiele stammen aus den Jahren um 1800 und sind aus Franken überliefert.

Ein Botanicus aus Augsburg in Franken

In dem damals zur Markgrafschaft Ansbach gehörenden Ort Markt-steft, er liegt am Main etwa fünf Kilometer südlich Kitzingens, schlug im März 1791 der Botanicus Franz Antoni Vogel, Bürger der Reichs-stadt Augsburg, der als fahrender Heiler mit einer kleinen Truppe von Helfern und Hanswursten durchs Land reiste, sein Theater auf. Er führte Kuren durch und verkaufte Arzneimittel. Am 6. April zog er weiter in das etwa fünf Kilometer entfernte Dorf Sickershausen, ebenfalls im Ansbachischen. Seine heilkundlichen Dienste und Arz-neiwaren pries er auf einem Zettel mit folgendem Text an:[273]

Hochgeneigte Gönner!

Da ich schon mehrmalen in öffentlichen Zeitungsblättern gelesen, daß verschiedene Aerzte sich die Mühe genommen, aus England, Frankreich und andern entferntesten Gegenden der Welt in unser Vaterland zu kommen und die Früchte ihrer erlernten Wissenschaften in Betreff der Heilungskunst auch auswärtigen Nationen mitzutheilen, so hat dieses erhabene und menschenfreundliche Bestreben in mir den Gedanken zur Nachahmung erwecket, und destoweniger fand ich einen Anstand, sol-chen auszuführen, da ich keineswegs von dem unflätigen Haufen der vom irrenden Aberwitz ausgebrüteten medicinischen Pfuscher entspros-sen bin, sondern ich hoffe vielmehr, meine vieljährige Bemühungen de-nen Kranken zum Nutzen und (welches wohl zu merken) unter leichtem Preiße anzubieten. Bin ich nun am Ende meiner Tage so glücklich, zu mir sagen zu können, du hast nicht nur deinem Vaterlande, sondern auch auswärtigen Völkern einige Bürger erhalten, so ist mein ganzer Wunsch erfüllt.

Anbey habe ich eine kleine Anmerkung wegen des so allgemeinen, aber auch trüglichen Urinschauens beybringen wollen. Es ist bekannt, daß es fast aller Orten gebräuchlich geworden ist, daß der Arzt aus dem Urin das Alter, das Geschlecht, die Krankheit, deren nächste und ent-fernte Ursache, den glücklichen oder unglücklichen Ausgang des Uebels bestimmen sollte, und dieses ist meines Erachtens zu viel begehrt, dann wahrsagen und prophezeyen ist nie das Thun eines rechtschaffenen Arz-tes.

Daß aber die regelmäßige Kenntniß des Urins dem darinnen wohl be-wanderten Arzt viel Licht gebe, die Zu- und Abnahme der Krankheit zu erkennen, auch manchmal den Spiegel vorlege, worinnen er die Ab-weichungen von dem natürlichen Zustande einsieht, die kritischen Be-mühungen und Absätze wahrnimmt und nicht selten den wirklichen

Zustand des Kranken vor Augen leget, bedarf keiner weitläuftigen Beweise, da Hippokrates, Galenus, van Swieten, Boerhaave, Sydenham, de Gorter, de Mezs etc. hierinnfalls für mich das Wort sprechen. Wollen Sie nun also aus redlicher Gesinnung und aus Liebe zu ihrer Gesundheit Ihren Urin oder Wasser mir zuschicken, so werde ich Ihnen die Umstände, so viel als es möglich, daraus entdecken, und vielleicht mehr, als sie von mir denken und erwarten werden, nach Besichtigung desselben ihre Krankheit aufklären können.

Welche nun an äußerlichen Umständen leiden, die ohnehin aus dem Urin nicht zu erkennen sind, als: Augen, Ohren, offene Schäden, Leibschäden beyderley Geschlechts, verschiedene Rauden und Ausschläge, wie auch Erbgrind, Kröpfe, Wind- und Sodhälse, Zahnschmerzen, Scharbock und Mundfäule, Bluten des Zahnfleisches und noch andere mehr, selbige belieben sich bey mir zu melden, welchen ich nach Besichtigung des Urins und, wo es durch dessen Beyhülfe nicht seyn kan, nach genauer Untersuchung der Umstände, aufrichtig sagen werde, ob zu helfen sey oder nicht.

Nun folgen einige Stücke, die ich auszutheilen pflege. Erstlich (1) führe ich bey mir eine gewisse Nachtlaxier, welche in 7 Pillen besteht; sie wird nicht wie andere mit Suppen oder Thee eingenommen, sondern zu Nacht vor dem Schlafengehen in einem Löffel voll Wein oder Bier; man kan beydes nach Belieben nachtrinken; dann fängt es an, morgens ganz gelinde zu laxiren; eine erwachsene Person, die schwacher Natur ist, nimmt zu Nacht nur 5 oder 6 Pillen; ein Kind von 2 Jahren nimmt 2, von 3 oder 4 Jahren nimmt 3 und so weiters. Diese Laxier führet ab alle Unreinigkeiten des Magens und der Gedärme, benimmt die verlegene Gall und Schleim, bringt den Appetit wieder und schaffet alle todte und lebendige Würmer samt dem Wurmstock aus dem Leibe, sowohl bey Kindern als Erwachsenen. Schwind- und Dürrsüchtigen, Blutspeienden, Schwangern und denen, die eine Entzündung des Magens, der Gedärme oder benachbarten Ingeweiden haben, sind meine wie andere Laxanzen verbotten.

2. Ein Präservativ für Personen, die einen schwachen Magen, Wind und Blähung haben, für Grimmen, Kolicschmerzen des Leibes, Dissentrie oder weiße und rothe Ruhr, Durchlauf, in allen ansteckenden Seuchen und giftigen Nebeln nichts zu ererben, alle Morgen und Abend ein wenig eingenommen. Das Loth kostet 6 Batzen.

3. Führe ich ein Remedium, alle 2-, 3- und 4tägige Fieber in Kurzem zu vertreiben.

4. Habe ich ein Präservativ für alle rothe, trübe und brennende Augen, wie auch für die Schwäche derselben.

5. Ein sicheres Präservativ vor Schlagflüsse, Hauptschmerzen, Schwindel und schwaches Gedächtniß.

6. Führe ich bey mir eine Composition der vortreflichsten Kräuter. Es können sich solcher Gesunde und Kranke als einer Blutsreinigung bedienen und wie andern Thee trinken; sie reinigen und verdünnern das Geblüt, lösen den Schleim von der Brust ab, befördern die Ausdünstung, heben die Verstopfung der Bauch-Ingeweyden, vertreiben die Melancholie oder Schwermuth.

7. Verfertige ich den so berühmten, als in seiner Wirkung unverbesserlichen Englischen Balsam. Es zeichnet sich dieses vortrefliche Stück aus in Contracturen und Lähmung der Glieder, in Gicht an Armen und Beinen, in Reissen der Glieder, in Hüftwehe und Schmerzen der Lenden, in dem Ausschlag und Erbgrind, in gehauenen, gestochenen und gebrandten Wunden ist er unverbesserlich. Das Pfund kostet 10 Gulden.

8. Recommendire ich mich auch allen denjenigen, so mit dem Bändel- oder Nestelwurm behaftet sind; ja ich offerire mich solchen Personen, daß sie nicht eher bezahlen, bis derselbe radicaliter samt dem Kopfe abgeführt ist.

Schlüßlich dienet zur Nachricht, daß weder durch meine Leute noch sonst jemand eine Medicin verkauft oder in die Häuser herumgetragen, sondern von mir selbst oder in meinem Logie abgeholet werden muß. Der geneigte Leser wird ersucht, diesen Zettel weiter kund zu machen.

Er logirt in Sichershaussen im Anspach. Amte Markt Steft.

Der von Sr. churfürstl. Durchl. zu Trier gnädigst privilegirte Potanicus Franz Antoni Vogel, Bürger zu Augspurg.

Mit seinen einleitenden Worten, mit denen er sein Heilgewerbe aus Philanthropie und Populationslehre, also der Fürsorge und Hilfe für den einzelnen und der Erhaltung der Bevölkerung insgesamt, begründete, stellte sich Vogel auf den Boden der Doktrin des aufgeklärten Absolutismus, indem er sich von medizinischen Pfuschern distanzierte, auch auf den der modernen medizinischen Polizei seiner Zeit — offenbar um das Wohlwollen der Obrigkeiten zu gewinnen, die sein öffentliches Auftreten zu genehmigen hatten. Wie aus seiner Berufsbezeichnung *Botanicus* und dem Fehlen eigentlich wundärztlicher Behandlungsverfahren, vor allem Operationen, in seinem Angebot hervorgeht, scheint Vogel ein kräuterkundiger Empiriker gewesen zu sein. Dies wird bekräftigt durch die starke Gewichtung der Harnschau, die zeigt, daß er sich als Diagnost fast ausschließlich auf dieses Verfahren zum Erkennen innerer Leiden beschränkt hat. Dies hatte er sich, wie damals vielfach bei Empirikern üblich, aus uroskopischen Schriften angelernt.

Humoralpathologie und Harnschau

Die Harnschau war in der Medizin seit dem Altertum als eines der wichtigsten diagnostischen Verfahren in Gebrauch und wurde im 18. Jahrhundert auch noch von der wissenschaftlichen Medizin geübt. In den unter dem Namen des Hippokrates von Kos (etwa 460-370 v.Chr.) überlieferten Schriften wird sie allenthalben beschrieben. Galen von Pergamon (etwa 130-200 n.Chr.) hat Abhandlungen über die Harndiagnostik hinterlassen. Und die großen Ärzte des 17. und 18. Jahrhunderts, von denen Vogel vor allem Thomas Sydenham, Herman Boerhaave und Gerard van Swieten nennt, haben die Harnschau bei ihren Diagnosen benutzt, freilich nicht als hauptsächliches, sondern als ein Verfahren unter anderen.[274]

Die Harndiagnostik, wie sie Vogel ausgeübt hat, beruhte auf der bereits häufig erwähnten Humoralpathologie, der Lehre von den Säften und Qualitäten.[275]

Von den altgriechischen Ärzten in Anlehnung an die Lehre von den vier Elementen Feuer-Luft-Wasser-Erde entworfen und von Galen systematisch ausgebaut, beruhten hiernach im tierischen und menschlichen Körper alle Vorgänge und Verrichtungen bis hin zum Seelenleben entscheidend auf den vier Säften und ihren Qualitäten: gelbe Galle (chole) warm/trocken, Blut (haima, sanguis) warm/feucht, Schleim (phlegma) kalt/feucht und schwarze Galle (melancholia) kalt/trocken. Bestand eine gleichmäßige Mischung (eukrasia) und ein harmonisches Zusammenwirken, so war der Mensch gesund. Krank wurde er, wenn einzelne Säfte die Oberhand gewannen oder zu wenig vorhanden waren, sich an einer Körperstelle ansammelten oder aus ihr entleerten (dyskrasia). Um die inneren Vorgänge bei den Krankheiten erklären zu können, suchte und fand man für alle Leiden bestimmte Säfte bzw. Qualitäten als innere Ursachen; so z.B. die gelbe Galle für Gelbsucht und Wundrose, Blut für Schwindel, Schleim für Rheuma, Asthma, Steinleiden und Schlaganfall, schwarze Galle für Aussatz und Krebs. Der Harn war nach dieser Lehre Auszug oder Filtrat aus den Säften des ganzen Körpers; das heißt, man konnte, wenn man ihn genau betrachtete, erkennen, welcher Saft im Übermaß vorhanden war und wo oder in welchem Organ er sich festgesetzt hatte.[276]

Bei der Harnschau wurde der Harn in einem kolbenförmigen Glas, der *Matula,* genau betrachtet und durchmustert. Man unterschied über zwanzig Harnfarben, von kristallklar über kamelhaarweiß, brombeerrot, fahlgrün bis schwarz. Man beschrieb einen dünnen, mittelmäßigen bis dickflüssigen Harn sowie in der Flüssigkeit schwebende oder sich absetzende Teilchen, wie Bläschen, Fetttröpfchen, Wölkchen, Flöckchen, sand-, kleie-, schuppen- oder linsenartige Niederschläge in verschiedenen Farben. Schließlich wurde der in der Matula stehende Harn in verschiedene Zonen — oben, Mitte, unten — eingeteilt, aus deren Beschaffenheit und Inhalt man direkt auf die entsprechenden Bereiche und Organe des Körpers schloß, daß sich in ihnen dieser oder jener Saft oder Stoff abgesetzt hatte und krankhafte Störungen hervorrief: die oben schwebenden Wölkchen (nubes) mochten auf den Kopf, die in der Mitte schwimmenden Aufschwemmungen (enoraemata) auf die Brust, der Niederschlag unten (hypostasis) auf den Unterleib bzw. bestimmte Organe dort als Krankheitssitz hinweisen.

Die Kunst dieser Harnschau *(Uroskopie)* war vor allem im Mittelalter immer mehr verfeinert worden, hatte sich an die erste Stelle der diagnostischen Verfahren gedrängt, wurde mit der Zeit von manchen Heilern ausschließlich benutzt und entartete so schließlich zur Harnwahrsagerei *(Uromantie),* in der der Diagnost allein aus dem ihm übersandten Harn alle möglichen Zustände zu erkennen glaubte, ohne den Patienten selbst zu sehen.

Es hat nie an Kritikern dieses Verfahrens gefehlt. Vor allem waren die Übertreibungen und die Uromantie seit langem und besonders im 18. Jahrhundert Ziel schulmedizinischer Angriffe — ein Grund, weshalb Vogel sich auf jene Autoritäten der Schulmedizin berief und die Harnwahrsagerei ausdrücklich verurteilte.

In der Behandlung der Krankheiten verlangte die Humoralpathologie folgerichtig, daß die Fehlmischung der Säfte bzw. Qualitäten, die der Heilkundige erkannt hatte, ausgeglichen und der übermäßig angesammelte schädliche Stoff aus dem Körper ausgeführt wurde. Hierbei galt der Grundsatz: Gegensätzliches wird durch Gegensätzliches behandelt (contraria contrariis curantur), Grundsatz der Allopathie. Hierzu gab man Arzneimittel, denen man ebenfalls bestimmte Qualitäten zuschrieb, so z.B. den kühl-trockenen Mohn bei einer warmfeuchten oder den warm-trockenen Honig bei einer kalt-feuchten Krankheit. Das Austreiben jener schädlichen Säfte aber besorgten alle möglichen Abführ- und Brechmittel, Arzneien, die den Harnfluß, die Schweißausscheidung usw. förderten. Diese Wirkung schrieb man auch dem Aderlaß, dem Schröpfen, blasenziehenden Pflastern und anderen Eingriffen zu. Die mitunter maßlosen Abführ- und Brechkuren, die uns im Laufe dieser Darstellung mehrfach begegnen, beruhten auf dieser Lehre.

***

Ein Blick auf die prophylaktischen und therapeutischen Mittel des Botanicus Vogel zeigt in dem *Nachtlaxier* (1) und der *Kräuterkomposition* (6) typisch humoralpathologische Reinigungsmittel, dem *Präservativ* (5) und dem *englischen Balsam* (7) Mittel gegen kalt-feuchte Dyskrasie und ihre Folgekrankheiten. Das *Remedium* gegen Wechselfieber (3) dürfte als wichtigsten Wirkstoff Chinarinde, das Spezifikum gegen Fieber, enthalten haben, während wir uns bei dem *Präservativ* (2) wohl ein Universalmittel und dem Mittel für die Augen (4) ein Spezialmittel vorzustellen haben, nach geheimen Rezepten galenisch oder chymisch bereitet. Wurmmittel (1, 8) enthielten vor allem abführende, also *reinigende* Stoffe.

Operateure reisen durch Franken

Im darauffolgenden Jahr 1792 trat in der gleichen Gegend, etwas weiter nördlich, in dem Dorf Theilheim, etwa 12 Kilometer südlich Schweinfurts im Hochstift Würzburg gelegen, wieder ein fahrender Heiler auf. Er hatte eine Truppe, die auch Komödien aufführte. Außerdem gehörte eine *Teilhaberin* dazu, die für die Behandlung von Frauenleiden zuständig war. Der Heiler hieß Johann Konrad Hofmann, nannte sich *Botanicus und Medicinae practicus,* später, im Jahre 1805, unterschrieb er mit *Operateur und Doktor der Chirurgie.* Es ist anzunehmen, daß er ein gelernter Wundarzt war, der vielleicht an einer medizinischen Fakultät theoretischen Unterricht genommen hatte. Nach eigenen Angaben hatte er auch in Ungarn gelernt und später in Wien gearbeitet. Er stammte aus der Markgrafschaft Bayreuth und hatte sich im Hochstift Bamberg in Marktschorgast, 18 Kilometer nördlich Bayreuths, wohnhaft niedergelassen. Von dort aus unternahm er seine Reisen. Der Werbezettel, den er in Theilheim verteilen ließ, lautete:[277]

Lectori salutem in domino.

Es wird einem hochgeehrten Publikum bekannt gemacht, daß allhier angekommen der approbirte und examinirte Botanicus und Medicinä Practicus Johann Konrad Hofmann, seß- und wohnhaft in dem Hochstifte Bamberg zu Marktschorgast, auch lehnbarer Unterthan in den Hochfürstl. Brandenburg-Bayreuthischen Landen, welcher seine Kunst und Wissenschaft mit größtem Beyfall sowohl bey hohen als niedern Standes-Personen prakticiret, wovon seine bey sich habende Attestate genugsames Zeugniß geben.

Welche Personen nun mit äußerlichen Umständen belästiget, sie mögen Namen haben, wie sie wollen, z.E. fistulose krebsmäßige Umstände, Salz- und Leibesflüsse, Staaren- und Augenblindheiten, Gehörlosigkeiten, Gewächse etc., müssen sich bey ihm persönlich melden; auch besitzt er die Wissenschaft, die Leibesschäden auf ganz besondere Art, ohne als auch mit dem Schnitt, zu kuriren.

Er verfertiget auch durch eigene Hand ganz komode und auf besondere Art Bantage oder Bruchbänder für beyderley Geschlecht, daß der Schaden nicht mehr ausfallen kann, welche er in Carchau in Ungarn erlernet, wo die Bantage für den stärksten Mann nicht mehr als 8 Loth wieget und wie eine Degenkuppel zu tragen ist.

Besitzet er die Wissenschaft, den sogenannten Nestel- und Bandelwurm radicaliter samt dem Kopf ohne Schmerzen in Zeit von 6 Stunden abzuführen, und fordert keine Bezahlung bis nach vollendeter Kur.

Nicht minder kuriret er auf die neueste Methode ohne Bechpflaster und Schmerzen den s.v. Erbgrind, es sey bey kleinen oder erwachsenen Personen, und zwar also, daß solche nach vollendeter Kur ein schönes Haar und gesunden Haarboden bekommen.

Er verfertiget auch ein mineralisches Blech sammt dem dazu gehörigen Balsam für Personen, welche mit Sood- oder Monathälsen behaftet sind; er heilet solche, ohne etwas einzunehmen; doch muß er die Person selbst sehen, weil nicht alle zu kuriren sind.

Weil auch das weibliche Geschlecht besonders vielen Krankheiten unterworfen ist und durch ihre Schamhaftigkeit solche lang, ja wohl gar hinterhalten, den an sich habenden Fehler keinem Arzte offeriren und dadurch ihre Gesundheit, ja oft das Leben vor der Zeit aufopfern: so wird jenen Personen bekannt gemacht, welche sich vor mir schämen, können zu meiner Frau Compagnistin kommen oder, so es innerlich ist, ihren s.v. Urin bringen oder schicken, daraus wird sie ihnen sagen, was sie für Umstände an sich haben, und mit möglichster Hülfe und gutem Rath an die Hand gehen, indem sie bey dieser Kunst erzogen worden; und hat *auch schon sehr viele Proben unter göttlichem Beystande nicht nur in hiesiger Gegend, sondern auch in weit entfernten Landschaften an Tage gelegt.*

Ferners führet er den weitberühmten Balsamum Salomonis, welcher nicht allein innerlich, sondern auch äußerlich zu gebrauchen: denn so jemand mit Reißen, Grimmen und Schmerzen des Leibs, Kolik, Dissenterie, Durchlauf, weiß- und rother Ruhr geplaget wäre, der nehme 25 Tropfen auf weißem Zucker. Aeußerlich dienet dieser Balsam für alle alte faule fistulose, wie auch krebsmäßige Wunden, nur solche damit getupfet und ein feuchtes Flecklein übergelegt, so wird man in kurzem die Probe davon haben.

Auch hat er einen vornehmen Spiritum Cephalicum oder Haupt- und Fluß-Geist für Augen und Ohren, wie auch Kopfschmerzen und schwaches Gedächtniß, und bringet den verlohrnen Geruch wieder, nur etliche Tropfen geschnupfet und den Würbel des Haupts damit befeuchtet; es ist auch als ein Ohnmachts-Präservativ hoch zu halten.

Auch ist bey ihm zu haben ein magnetisches Pflaster für Seitenstechen, Rückenschmerzen, Kreuzwehe, Mikrenen und Kopfschmerzen, eine Hand übergriffen oder einen Fuß übertretten; ferner ist es eine Blutstillung, wo es ohne Cauterisiren ohnmöglich scheinet gestillet zu werden.

Diejenigen, so mit innerlichen Krankheiten geplaget sind, und wissen selbst nicht, was ihnen fehlet, die belieben ihren s.v. Urin zu schicken: so wird er sagen, wo der Zustand herkomme, ob er komme von der Lunge, Leber, Magen, Milz oder kleinen Intestinis, oder ob zu helfen sey oder nicht, nur den nächsten für fernere Unkosten zu warnen.

Gebrauch des Paquets:

1 Führet er bey sich eine Kräuter-Laxier, welche in 7 Pillen bestehet, nicht schwerer als 7 Pfefferkörner. Die Laxier wird nicht wie andere in Thee oder Suppenbrühe eingenommen, sondern des Abends vor dem Schlafengehen in einem Löffel voll kalten Wein oder Bier, man darf auch Wein oder Bier nach Belieben darauf trinken; morgens fangen sie ganz gelind an zu laxieren; eine erwachsene Person nimmt sie alle 7, so sie aber schwacher Natur, so nimmt sie nur 4, die mittelmäßige 5; wenn sie morgens ihren Effect nicht gethan, so nimmt man die übrigen darauf. Ein Kind von 1 oder 2 Jahren nimmt 1, von 3 bis 4 nimmt 2 u.s.w. Sie reinigen den Magen, machen einen leichten Atem, führen ab alle schwarz- und verlegene Galle und Mattigkeit der Glieder, reinigen bey Frauens-Personen die Mutter und treiben bey Erwachsenen sowohl als Kindern todte und lebendige Würme ab. Sie können wegen ihrer subtilen Wirkung sicher von Hohen als Niedern gebraucht werden, weil sie nicht die geringsten Schmerzen verursachen; lassen sich auch viele Jahre an einen trockenen Ort aufhalten. Wann jemand kein Liebhaber von Pillen ist, so kann man bey ihm Kräuter-Säfte, Chodolade, Mutter und Blut reinigende Laxiere haben.

2. Hat er einen Tabelet für rothe dunkle Augen, wie auch für Beißen und Brennen derselben; man legt ihn in so viel Wasser, als man für 2 Kr. Brandwein bekommt, läßt ihn eine halbe Stunde darin liegen, alsdann heraus gethan, mit dem Wasser des Tags 2 oder 3 Mahl die Augen gewaschen, ein Flecklein zu Nachts angefeuchtet und übergelegt.

3. Führet er den ächten Kräuter-Balsam für alle gehauene, gestochene und gebrande Wunden.

4. Ein Haupt- und Fluß-Pulver für Sausen und Brausen der Ohren, Schwindel, Schnupfen, Kathar, stärket die Geäächtniß.

5. Ein Trisonet für den blöden Magen, Wind, Blähung, bey Weibspersonen für Mutterschmerzen.

6. Führet er eine Compositon der vornehmsten Kräuter; es können Kranke wie auch Gesunde sich solcher bedienen; sie reinigen die Brust, verdünnen das Geblüt, dienen für Verstopfung der Milz, vertreiben Melancholie und Schwermuth.

Er hat auch ein sonderbares Orkanum für allerhand Umstände der Zähne, als Schmerzen, Fäulung, Scorbut, Bluten, Wackeln und Höhle derselben.

Der ich bin des geneigten Lesers
Bereitwilliger Joh. Konrad Hofmann,
Botanicus und Medicinä Practicus.

Beim Vergleich mit dem Angebot Vogels fallen bei zahlreichen Übereinstimmungen vor allem bei den Arzneimitteln die größere Vielfalt und besonders die chirurgischen Therapien Hofmanns auf. Einer Erläuterung bedarf die Mitarbeit einer weiblichen Heilerin zur Behandlung von Frauen.

Frauen als Heilerinnen

Vom Mittelalter bis zur Schwelle zum 20. Jahrhundert konnten Frauen weder akademische Ärzte noch Handwerkschirurgen werden; diese Berufe waren Männern vorbehalten. Nur die Geburtshilfe war ein Reservat der Frauen, doch drängten sich auch in dieses Fach seit dem 18. Jahrhundert männliche Ärzte und Wundärzte mit dem Ziel, die Hebammen ihrer Botmäßigkeit zu unterwerfen. Hebammen betrieben zwar neben der Geburtshilfe verbotenerweise Heilkunde — vor allem für Kleinkinder und bei Frauenkrankheiten —, doch fehlte es ihnen hierzu meist an tieferer Ausbildung und Wissen. Auf der anderen Seite war die Behandlung und Pflege kranker Familienmitglieder, Hausgenossen und Nachbarn seit je die Aufgabe der Frauen.

Da sich viele Frauen aus Schamhaftigkeit scheuten, sich von männlichen Ärzten und Wundärzten untersuchen und behandeln zu lassen, ganz besonders bei Frauenleiden, erkannten die irregulären Heiler diese Lücke in der medizinischen Versorgung und nahmen ihre Frauen, Töchter, Schwestern und andere Frauen als Gehilfinnen und Teilhaberinnen an, führten Witwen solcher Heiler das Geschäft mitunter selbständig weiter. Diese spezialisierten sich auch oft auf Frauenkrankheiten und boten den möglichen Patientinnen einen Dienst an, den die reguläre Heilkunde nicht anbieten konnte. Es war die einzige Möglichkeit für Frauen, eine über die einfache, d.h. nicht operative Geburtshilfe hinausgehende Heilkunde gewerblich legal zu betreiben.[278]

Mit der Tochter des Franz Joseph Elbs und der Elisabeth Steinz haben wir bereits solche Frauen kennengelernt; hier mit der *Kompagnistin* Hofmanns tritt dieser Vorteil, den die irreguläre Medizin Frauen bot, klar zutage.

***

Unser *Botanicus und Medicinae practicus* konnte sich mit seiner frauenheilkundlichen Teilhaberin und der Komödentruppe auf würzburgischem Gebiet anscheinend nicht so entfalten, wie er es wollte, da hier die medizinische Polizei strenger durchgeführt wurde. Jedenfalls schrieb er einem ihm bekannten Ordensgeistlichen, wohl einem Chorherrn im Stift Heidenfeld, etwa acht Kilometer südlich Schweinfurts, und bat ihn um Rat, in welche Orte jener Gegend er sich begeben sollte, um zu *marchandieren* — ein Ausdruck, der die Unbefangenheit zeigt, mit der man das Heilgewerbe als kommerzielles Unternehmen betrachtet hat.[279]

Der Befragte nannte ihm folgende Orte, die von Theilheim zwischen 8 und 27 Kilometer Luftlinie entfernt liegen und deren Herrschaften wohl nichts gegen Vogels Wirken einzuwenden hätten — ein Spiegel der territorialen Vielfalt des alten Reiches und besonders Frankens:

Gaibach sei nur zwei Stunden von Theilheim entfernt, gehöre den Grafen Schönborn; die herrschaftliche Familie käme bald dorthin, weshalb Vogels Truppe gut ihre Komödien aufführen könne. Nur eine Stunde weiter läge der ebenfalls den Schönborn gehörige Ort Zeulitzheim, *allda mag es auch gut seyn.* Das der Reichsstadt Schweinfurt gehörige — drei Kilometer südwestlich von ihr gelegene — Oberndorf sei ganz lutherisch; dort erhebe wohl niemand Einwände. Heilheim, Fahr und Astheim lagen zwar auf würzburgischem Gebiet, doch waren die Grundherren das Zisterzienserkloster Ebrach, das Stift Haug zu Würzburg und das Karthäuserkloster Astheim, von deren Seite der Chorherr gegen Hofmanns Wirken ebenfalls keine Einwände erwartete. Prichsenstadt gehörte zu Ansbach, es sei ganz lutherisch: *hie ist alles mögliche zu treiben.* Schließlich könne Hofmann in dem den Reichsrittern von Fuchs gehörigen Bimbach und den beiden Castellschen Grafschaften Castell und Rüdenhausen seine Verrichtungen und Kunst wohl ohne Hindernisse ausüben.

Es liest sich wie eine Liste der möglichen Stationen eines fahrenden Heilers auf dem Land; ob Hofmann diese Orte besucht hat, ist nicht bekannt. Man sagte ihm damals nach, er sei eigentlich nur gelernter Jäger, suche als solcher eine Stelle und wolle sein Heilgewerbe aufgeben. Dies hat er nicht getan, vielmehr war er noch 13 Jahre danach als fahrender Operateur tätig. Offensichtlich ist allerdings, daß er bereits 1792 in größeren Staaten, wie hier im Hochstift Würzburg, einer strengeren Medizinalgesetzgebung und damit merklichen Einengungen oder sogar Verboten unterlag.[230]

Als er 1805 in Franken weiter seine Künste anbot, war in Bayern die Medizinalreform längst im Gange; große Teile Frankens, darunter die Hochstifte, waren von Bayern annektiert worden. Hofmann konnte damals lediglich in den noch bestehenden Territorien der Reichsgrafen, Reichsritter und des Deutschen Ordens sein Glück suchen. Wir treffen ihn im Sommer dieses Jahres in dem den Fürsten Hohenlohe und dem Deutschen Orden gemeinsam gehörenden Orte Steinach an, der ungefähr zwischen Weikersheim und Mergentheim lag. Dort schlug er seine Bude auf und verteilte einen Werbezettel, der eine deutlich veränderte Auswahl anbot.[281]

Am Anfang stand diesmal bei ihm die Harnschau, deren Preis er auf sechs Kreuzer bemaß. Danach führte er die Behandlung innerlicher Zustände in fünf und die äußerlicher in elf Nummern auf. Bei den ersteren hob er diesmal mehr die einzelnen Leiden und nicht wie früher die Heilmittel hervor:

1. Verschiedene Zustände des Magens, wie Verdauungsschwäche, Krämpfe, Schmerzen, Erbrechen usw.
2. Verschiedene Brustkrankheiten, wie Husten, Atemnot, Verschleimung, Geschwüre, Bluthusten, Lungensucht (balsamische Kräutermedizin)
3. Kalte und hitzige Wechselfieber
4. Schmerzen und Krämpfe des Leibes, in Kreuz und Rücken und bei Frauen damit verbundene Zustände der Gebärmutter
5. Kopf- und Zahnschmerzen, Schwindel, schwaches Gedächtnis, Vorbeugung gegen Schlaganfall. Gegen all dies habe er geeignete Mittel anzubieten.

Die äußerlichen Zustände, die er mit oder ohne Operation zu behandeln sich erbot, waren:
1. Starblindheit und Augenfell wohl durch Operation; Schwäche, Brennen und Triefen der Augen
2. Gewisse Formen der Taubheit, wenn das Trommelfell nicht verletzt war
3. Operation von Lippenspalten, Hasenscharten und Wolfsrachen bei kleinen Kindern
4. Heilung von Erbgrind (Pilzflechte der Kopfhaut) mittels eines Arcanums
5. Krebs, Geschwüre, Salzfluß (scharf nässende Flechte) und Fisteln mit und ohne Operation
6. Bestimmte Formen von Sod- oder Monatshals (Kropf, Dickhals)
7. Hautgewächse und Muttermale mit und ohne Schneiden
8. Verkrümmungen, gichtisches Reißen der Glieder, Gliedschwamm (Fungus, schwammartige Geschwülste oder Entzündungsherde)
9. Fallsucht, anscheinend durch Aderlaß oder andere ableitende Maßnahmen
10. Eingeweidebrüche aller Art mittels Bruchbändern und -beuteln
11. Wurmkuren.

Diese Liste nennt wichtige Leiden, die zu jener Zeit die Menschen quälten und zu deren Abhilfe man auf dem Land die Dienste der fahrenden Spezialisten benötigte, da die Landbader damit meist überfordert waren. Sie zeigt zudem, wie mit dem Beginn des neuen Jahrhunderts und der Durchsetzung der neuen Medizinalgesetze die Chirurgen, Bader und fahrenden Heiler zunehmend von der Behandlung innerer Leiden verdrängt wurden und sich vornehmlich auf die äuße-

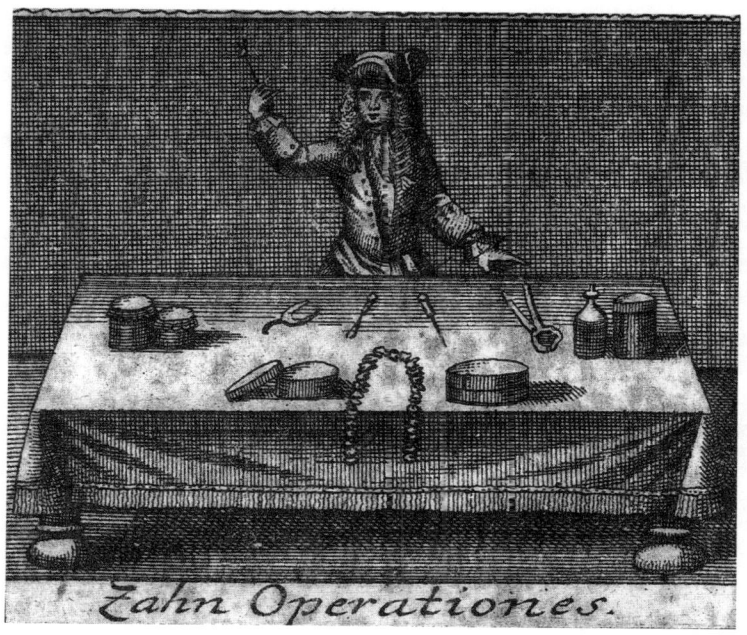

Öffentlich ausstehender Zahnarzt mit Instrumenten.

ren, chirurgischen beschränken mußten. Freilich hat Hofmann unter ihrer Tarnung noch einzelne innerliche Therapien angeboten.

Im gleichen Jahr legte der aus Berlin stammende, durch Franken ziehende Operateur, Okulist, Leib- und Wundarzt Johann Tobias Zimmermann eine mit dem chirurgischen Leistungskatalog Hofmanns nahezu deckungsgleiche Angebotsliste der *leidenden Menschheit* vor. Er leitete ihn ein mit langen pastoralen Erörterungen über den göttlichen Beistand, der ihm in der Ausübung seiner Heilkünste stets zuteil geworden, mit dem Hinweis auf alttestamentarische göttliche Heilungen und den göttlichen Arzt Christus, der den Stand der reisenden Ärzte durch sein Vorbild geadelt habe. Die Übereinstimmung mit Hofmann bestätigt die Häufigkeit jener Leiden, zeigt aber auch, daß die Kenntnisse und Fertigkeiten der Heiler sowie ihre Heilmittel ziemlich gleich waren.[282]

Im Jahre 1805 wurde Süddeutschland vom dritten Koalitionskrieg heimgesucht, der mit Napoléons Sieg in der Schlacht bei Austerlitz zur Entscheidung kam. Es war auch ein Jahr der Teuerung und der

Not. Angeblich beobachtete man damals besonders viele *hausierende Ärzte und medizinische Marktschreier.* So ist uns noch der Werbezettel eines fahrenden Zahnarztes überliefert, der sich im Herbst in Erlangen aufhielt. Er hatte sich im Gasthof *Zum Weißen Lamm* einquartiert und ließ durch eine Frau diesen Werbezettel in den Häusern der Stadt verteilen. Bei den verschiedenen zahnärztlichen und einigen sonstigen chirurgischen Verrichtungen, wie dem Anmessen von Bruchbändern und Entfernen von Hühneraugen, handelte es sich um einfache chirurgische und kosmetische Verfahren, wie sie viel geübt wurden:[283]

Einem geehrten Publiko dienet zur Nachricht, daß auf seiner Durchreise hier angekommen ist: Der Dentist, Herr Schlapp, welcher über seine erwiesenen Proben den erwünschten Beyfall bekommen, sich auch schmeicheln darf, die größten Höfe mit vieler Zufriedenheit und seiner Kunst bedient zu haben, wie folgt:

1 Er kurirt alle Fisteln der Zähne, wie auch die Zahngeschwüre

2. Kurirt er alle Krankheiten der Zähne und des Zahnfleisches

3. Nimmt er alle schmerzhafte, abgebrochene Zähne heraus und setzt, wenn man es verlangt, von ihm künstlich gemachte Zähne, welche man von den natürlichen gewachsenen nicht unterscheiden kann, dagegen ein

4. Putzet er die schwarzen, mit Weinstein bewachsenen Zähne möglich so weiß, als sie ihrer Natur nach seyn müssen

5. Hat er ein Konservationspulver zum Reinigen und Schönerhalten der Zähne

6. Hat er eine Tinctur wider das Zahnwehe, wider den Brand in Zähnen, Scharbock, Mundfäule, auch das verlohrne Zahnfleisch wieder zu erfrischen und wachsend zu machen; diese Tinktur macht auch wackelnde Zähne in kurzer Zeit wieder fest

7. Ist auch ein Abwischtinctur bey ihm zu haben, die Sommer- und Leberflecken zu vertreiben

8. Ein Pflaster, die Leichdörner und Hühneraugen in kurzer Zeit auf immer zu vertreiben

9. Etwas, womit die Haare wachsend zu machen sind

10. Bedient er diejenigen, welche mit Rupturen oder schmerzhaften Leibeschäden behaftet sind, sie mögen männlichen oder weiblichen Geschlechts seyn, mit Bruchbändern nach der neuesten Invention

11 Bedient er diejenigen, welche mit Taubheit, Sausen und Brausen der Ohren behaftet sind.

Angebot und Nachfrage

Alle hier vorgestellten Werbezettel fahrender Heiler wurden in Zeitschriften als abschreckende Beispiele medikastrischer Betrügerei mit einseitig abwertenden Kommentaren veröffentlicht. Die Fragen, ob der jeweilige Heilkünstler sein Gewerbe nicht doch beherrsche und ob die Menschen die von ihm angebotenen Dienste nicht wirklich brauchten, wurde von keinem der Einsender gestellt. Das wiederholte Anbieten ganz bestimmter Leistungen durch verschiedene Heiler, zum Teil in übereinstimmender Zusammenstellung, weist jedoch darauf hin, daß es sich um Behandlungsverfahren handelte, die erprobt waren und die von der Bevölkerung auch verlangt wurden. Die unblutige und blutige Behandlung von Eingeweidebrüchen war nach den Möglichkeiten der Zeit vervollkommnet, wie die Darstellungen der verschiedenen Eingriffe und Hilfsmittel in den zeitgenössischen Chirurgiebüchern zeigen. Gleiches gilt von der Behandlung der Zähne, der Operation der Hasenscharte oder des grauen Stars.[284] Entsprechendes wird deutlich aus den Krankheitslisten zu den früher dargestellten Arcana, von denen einige hier auch wieder auftauchten, den vielfältigen Universal- und Spezialmitteln, in deren Heilanzeigen immer wieder die gleichen Leiden aufgezählt wurden.

Diese fahrenden Heiler waren gewöhnlich auf einige überschaubare Therapien spezialisiert, und sie kamen in der Regel immer wieder an die Orte ihres Wirkens zurück, um zu behandeln und Geld zu verdienen. Sie konnten sich also schon aus Eigeninteresse böswilligen Betrug und grobe Fehlbehandlung nicht leisten — was nicht heißt, daß es diese nicht gegeben hätte. Spezial- und Universalmittel oder Blutreinigungskuren der verschiedensten Art waren in der Schul- und in der Volksmedizin allenthalben gebräuchlich. Die Harndiagnostik war zwar umstritten, wurde aber auch von Schulmedizinern angewendet und in Traktaten beschrieben; vor allem aber verlangten sie die Patienten von den akademischen Ärzten ebenso wie von ungebildeten Empirikern, und beide erfüllten diesen Wunsch ihrer zahlenden Kunden, manche Ärzte sogar wider die eigene Überzeugung.[285]

Die Allgemeine Medizinische Versorgung
Und Die Irregulären Heilpersonen
Im Urteil Der Ärzte Und Aufklärer

Das Medizinalwesen war in Bayern wie in anderen Ländern vor den Reformen der rheinbündischen Zeit ständisch gegliedert. In Jahrhunderten war es zu einem komplizierten Gebilde herangewachsen, in dem sich unterschiedliche Rechte und Zuständigkeiten vielfach überschnitten. In den Staaten des alten Reiches, die von 1803 an im neuen Bayern aufgingen, waren die Verhältnisse ähnlich. Von 1799 an schuf innerhalb eines knappen Jahrzehnts eine Folge von Gesetzen und Verordnungen ein einheitliches, logisch aufgebautes, vom Staat zentral gelenktes Medizinalwesen, in dem jedes Glied seine abgegrenzten Aufgaben hatte und allen nicht regelrecht ausgebildeten Heilern jede medizinische Tätigkeit verboten war. Die Grundsätze der Reform waren die des aufgeklärten Absolutismus: staatliche Volkswohlfahrt, Populationslehre und Philanthropie.[286]

In Altbayern und der Oberpfalz

Wie sich für die Medizinalreformer — dies war eine Reihe durch die Aufklärung geprägter, teils jüngerer Ärzte — die bisherigen medizinischen Verhältnisse darstellten, insbesondere Verbreitung und Wirken der irregulären Heilpersonen, beschrieb neben anderen im Jahre 1810 im Rückblick Johann Evangelist Wetzler.[287]

Wetzler wurde 1774 in Michaelsbuch bei Plattling in Niederbayern geboren, studierte in Ingolstadt Medizin, wurde nach Verlegung der Universität nach Landshut dort 1801 zum Doctor medicinae promoviert und ließ sich in Straubing als praktischer Arzt nieder. Hier führte er als erster in Niederbayern die von dem englischen Arzt Edward Jenner 1798 bekanntgemachte Kuhpockenimpfung ein und veröffentlichte eine populäre Impfanleitung. Weiter beteiligte er sich an der Planung der Medizinalreform. 1804 wurde er Medizinalrat bei der neu eingerichteten Landesdirektion für Schwaben in Ulm, 1808 bei der Regierung des Lechkreises in Augsburg; er hatte einen wesentlichen Anteil an der Gestaltung des neuen Medizinalwesens in Schwaben und ganz Bayern.[288]

Selbstverständlich war Wetzler ein entschiedener Vertreter der Schulmedizin und ihres absoluten Leitungsanspruchs innerhalb eines obrigkeitsstaatlichen Sanitätswesens, ein geschworener Feind aller irregulären Heilpersonen und hatte kein Verständnis für die traditionelle Heilkunde, ihre Vertreter und die mentalitätsmäßigen und wirtschaftlichen Bedürfnisse der Menschen hierfür. Darin stimmte er mit der großen Mehrzahl seiner Kollegen, besonders mit den anderen Reformer-Ärzten, überein.

Seine Darstellungen gab er sowohl aus eigener Anschauung als auch aus guter Kenntnis der Gesetze und Akten. Von seinem schulmedizinischen Standpunkt aus überschätzte er das Vermögen der wissenschaftlichen Heilkunde und malte das Wirken der handwerklichen, fahrenden und laienmäßigen Heiler in zu düsteren Farben; der Begriff *Mord* floß ihm wie seinen Kollegen sehr leicht in die Feder. Ziehen wir diese tendenziösen Übertreibungen ab, so bleiben uns durchaus anschauliche Schilderungen der damals bestehenden Verhältnisse.[289]

Nach dieser Beschreibung war die Bevölkerung des Herzogtums Bayern, also in den vier Rentämtern Ober- und Niederbayerns, vor 1799 ärztlich völlig unterversorgt, *denn die Ärzte hatten gewiss in keinem Staate eine armseligere Lage und Existenz, als damals in Baiern.* Es gab hier seinerzeit etwa 90 akademische Ärzte; davon saßen etwa 30 in München als Physici, Leib- und Hofmedici oder freie Praktiker. 33 hatten in verschiedenen Städten und Märkten besoldete Physikate, fünf eine Professur und drei unbesoldete Rentamtsphysikate inne; 19 praktizierten frei in den Provinzstädten als *Landärzte*. In der Oberpfalz gab es kaum zehn Doctores medicinae.

Für die besoldeten Ärzte deckten die festen Bezüge meist nur einen Teil ihres Lebensunterhalts, oft sogar nur einen kleinen. Den Rest mußte die Privatpraxis einbringen. Als angemessen durfte man in jener Zeit für einen Arzt ein Gesamteinkommen von etwa 1000 fl. jährlich ansehen. Viele Ärzte erreichten diese Summe nicht. Von jenen 33 altbayerischen Physici erhielten an Gehältern einschließlich Naturalleistungen: sechs 24 bis 66 fl., 13 100 bis 200 fl., fünf 200 bis 300 fl., sechs 300 bis 600 fl., einer 800 fl., bei zweien fehlt die Angabe. Recht unterschiedlich wurden auch die acht Mitglieder des Collegium medicum im Jahre 1783 besoldet: ein Hofmedicus erhielt 237 fl., vier Leibärzte lagen zwischen 260 und 860 fl., der Leibchirurg erhielt 2119 fl., der Protomedicus 2380 fl.[290]

Die Bevölkerungszahlen betrugen 1795 für Ober- und Niederbayern 924.000; davon wohnten in München 38.000. Die Oberpfalz zählte 207.000 Seelen. Dies ergab eine Bevölkerung für diese beiden Landesteile von über 1,13 Millionen, für die 100 akademische Ärzte zur Verfügung standen. Diese waren jedoch durchweg in Städten, vereinzelt in Märkten ansässig und für die überwiegende ländliche Bevölkerung in diesem weiträumigen und locker besiedelten Land nur schwer zu erreichen.[291]

Nur Not und Verzweiflung hätten Ärzte dazu antreiben können, so Wetzler, ein Physikat in einer Landstadt zu suchen, weshalb nicht gerade die besten und geschicktesten Subjekte aufs Land hinausgekommen seien.

Die handwerklichen Bader-Chirurgen waren dagegen ziemlich dicht über das Land verteilt. In Ober- und Niederbayern gab es 1792 883 Meister, die 426 Gesellen und 93 Lehrlinge hielten. In der Oberpfalz waren es 163 Meister.[292]

Über die Pflege der Heilkunde auf dem Land unter diesen Bedingungen schrieb Wetzler:[293] *Wie übel mussten sonach nicht die Kranken daran seyn? Welche ungeheuern Pfuschereyen mussten nicht getrieben werden? In der That überstiegen diese auch allen Glauben. Einmal trieben die Bader, was ihnen beliebte; wie viele Tausende mordeten sie nicht jährlich durch unmässige Aderlässe, Vomitive und Purganzen? Aderlassen, Brechen und Purgiren, darin bestand ihre ganze Weisheit und Kunst. Wurde auf diese Weise von ihnen auch jemand gemordet: Niemand bekümmerte sich um einen solchen Mord. Die Landleute hielten einen solchen Vorfall für eine Schickung Gottes, zeigten ihn also bey der Obrigkeit schon gar nicht an, um so weniger, als sie ohnehin den Badern mit Leib und Seele ergeben waren; die Physiker ernteten für solche Anzeigen nur Plackereyen, Unannehmlichkeiten und Feindschaften, die ihrer Praxis Eintrag thaten, und die Gerichte sahen gerne durch die Finger, weil ihnen ein Criminalprocess keine Sporteln eintrug. Sodann, sowie die Bader, konnte jedermann ungestraft treiben, was einer wollte; und das geschah denn auch leider! Abdecker, Scharfrichter, Eremiten, Hirten, Bauern, alte Weiber etc. kurirten innerlich und äusserlich und gaben die Arzneyen selbst her; und der Glaube des hohen und niedern Pöbels an dergleichen Pfuscher, deren es eine ungeheure Menge gab, war so gross und so blind, dass oft Leute mehrere Tagreisen weit her zu ihnen kamen, indess den Physikus nicht einmal die Kranken in seinem Wohnorte rufen liessen. So wurde z.B. ein Einsiedler bey Neumarkt, der nicht einmal lesen, noch schreiben konnte, häufig nach München, und zwar* selbst zu fürstlichen Personen gerufen, und der Abdecker in der Residenzstadt hatte mehr Zulauf, als die berühmtesten Ärzte. Natürlich, dass sich solche Pfuscher ungeheuer bezahlen liessen; und der Pöbel, der einem ordentlichen Arzte mit Widerwillen ein Paar Groschen für einen Besuch bezahlte, zahlte einem solchen Betrüger für ein Vomitiv oder eine Purganz mit freygebigen Händen mehrere Thaler. Ferner konnte, wer da wollte, Universal- und Geheimmittel — in der Residenzstadt sogar — verkaufen; Ungarn, Tyroler, Sachsen durchzogen das Land mit ihrem Arzneykram, und auf dem Lande so wie in den kleineren Städten sah man auf jedem Jahrmarkte Marktschreyer geduldet werden; aber ich sah selbst öfter mit eigenen Augen, wie die (nur hierin) tolerante Obrigkeit an den Spässen und Schwänken eines Marktschreyers und seines Hanswurstes inniges Vergnügen und Wohlgefallen fand. Endlich, da die Apotheker gegen Beeinträchtigung ihres Gewerbes durch die Hausapotheken der Bader, Pfuscher und Quacksalber, durch den Verkauf der Universal- und Geheimmittel u.s.w. nicht geschützt wurden, so gaben auch sie Arz-

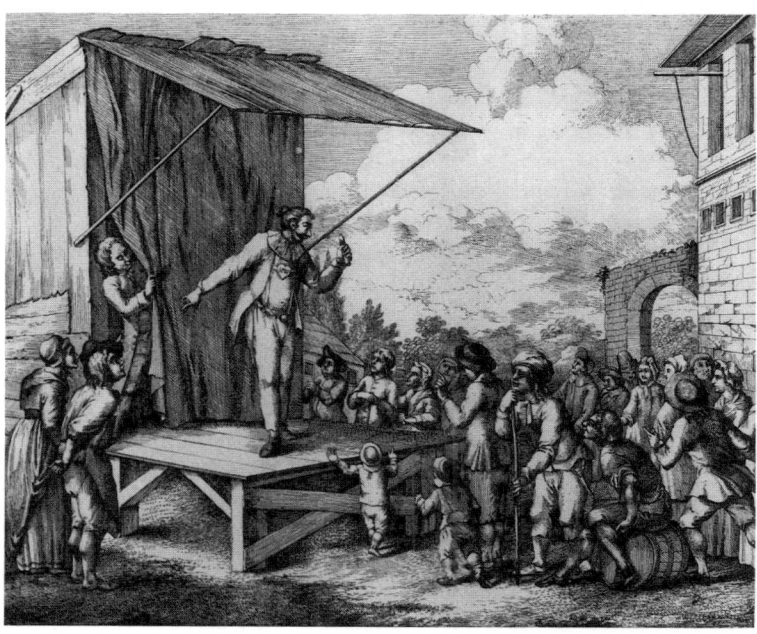

Ein fahrender Heiler auf öffentlichem Platz auf seinem Theater ausstehend mit Gehilfen.

neyen an jedermann ab und befassten sich mit innerlichen und äusserlichen Kuren.

Ein weiterer Verfasser von medizinischen Reformschriften war der 1754 in Ingolstadt geborene Ignaz Niederhuber. Er hatte in seiner Geburtsstadt Medizin studiert und war 1777 zum Dr.med. promoviert worden. Nacheinander war er Physicus in Erding, in Radstadt im Erzstift Salzburg und Arzt des Wildbades Gastein, worauf er auch den Titel eines Salzburgischen Hofrats führte; 1795 bis 1806 war er Professor für Anatomie und Staatsarzneikunde in Ingolstadt und Landshut, dann Landgerichtsarzt in Eggenfelden und zuletzt in Moosburg. Er hatte reichlich Erfahrung sammeln können, als er in einem Reformentwurf für das Medizinalwesen 1801 sich neben vielem anderen über die Hersteller der Spezial- und Universalmittel entrüstete, insbesondere die Ärzte unter ihnen:[294] *Es ist überhaupts eine unfehlbare Wahrheit, daß alle Arzneykrämerey von universalen und spezifischen Arkanen die Wissenschaft* (d.h. Kenntnis; d.Verf.) *und meistens das Produkt erniedrigender Geldgier seyen. Von diesem Hunger werden nicht nur unberufene Laien und erklärte Charletans, selbst wahre Aerzte und manchmal die Aerzte, welche selbst in einem Rufe besonderer Gelehrsamkeit stehen wollen, dahingerissen, ihre vermeintlichen Arkanen in öffentlichen Blättern anzukündigen, unter pomposen Verheißungen auszuposaunen und feil zu biethen. In unsern Tagen haben wir diese Erniedrigung selbst von ein Paar Aerzten erlebt, von deren Verhältnissen und philosophischem Geiste man es sicher am wenigsten hätte erwarten sollen.*[295]

In derselben Schrift wies Niederhuber auf eine besondere Art von Laienheilkunde hin, die im aufgeklärten Absolutismus des 18. Jahrhunderts sogar von Staats wegen gefördert wurde: die Heiltätigkeit von Landpfarrern. Von seinem Standpunkt als akademischer Arzt und Professor konnte er sie selbstverständlich nicht billigen, wiewohl er eine gewisse Notwendigkeit hierfür zugab:[296] *Der gewöhnliche Mangel an Landärzten und die leider nur gar zu bekannte Unerfahrenheit mancher blos mechanischen Landbader, ihre Entfernung von entlegenen Orten und mehr dergleichen mißliche Lagen und Umstände haben manche biedere, für die Menschheit besorgte Landgeistliche bemüßiget, sich einige Kenntnisse in der moterischen Arzneykunde zu sammeln, Arzneyen im Vorrathe beyzulegen, um mit Rath und That dem leidenden Landmanne wenigstens in den dringendsten Fällen beyspringen zu können. Selbst berühmte Aerzte glaubten die Nothwendigkeit dieser Hilfe anzuerkennen und haben in dieser Absicht dem Landgeistli-*

chen manchen nützlichen Unterricht durch die Publizität des Druckes in die Hände gespielt ... Indessen zeigt uns doch die Erfahrung manche üble Folgen dieser in sich sehr menschenfreundlichen Absicht ländlicher Seelsorger. Ein Theil glaubt aus dem, was er sich durch das Lesen ein oder andern medizinischen Hauspostille gesammelt hat, schon eine unbeschränkte Kenntniß der Arzneykunde zu besitzen, handelt dreiste, voreilig und selbst wählend. Ein anderer wird nach und nach zum ordentlichen Arzneykrämer, sucht sein Interesse und weiß sogar die aufgestellten Aerzte und Unterärzte auch unverdienter Weise zu verdrängen.

In Schwaben

Als Medizinalrat der neuen bayerischen Provinz Schwaben hatte Johann Evangelist Wetzler Gelegenheit, die medizinischen Verhältnisse in den ehemaligen schwäbischen Reichsterritorien, die zwischen 1802/03 und 1806 von Bayern annektiert wurden, zu studieren. Es handelte sich um das Hochstift Augsburg, zwölf Reichsstädte, darunter Augsburg und Ulm, zahlreiche Reichsabteien, Reichsstifte, reichsgräfliche und reichsritterschaftliche Gebiete sowie sieben schon früher bayerische Landgerichte und Städte, wie Mindelheim und Donauwörth. Einige hiervon wurden 1804 der Provinz Neuburg zugeschlagen; Ulm fiel 1810 an Württemberg. In diesen Herrschaftsgebieten bestanden vor der Mediatisierung recht unterschiedliche Medizinalwesen.[297]

In der Reichsstadt Augsburg wirkte eine traditionsreiche Ärzteschaft, die in dem ältesten deutschen Collegium medicum (gegründet 1582) zusammengeschlossen war. Dieses unterrichtete, prüfte und beaufsichtigte Apotheker, Bader-Chirurgen und Hebammen, bekämpfte die irregulären Heiler und leitete Hygiene- und Seuchenmaßnahmen. 1806 gab es hier zwölf akademische Ärzte, fünf Apotheken und eine Reihe von Bader-Chirurgen und Hebammen. Außerdem blühte in Augsburg die Herstellung von Arkanen, die in die benachbarten Länder verhandelt wurden.[298]

Eine Medizinalordnung und ein Collegium medicum gab es noch in Ulm, auch die Reichsstadt Memmingen hatte ein Collegium medicum. Memmingen und die Reichsabtei Kempten besaßen Hebammenordnungen. Im Hochstift Augsburg führte ein Arzt mit dem Titel eines Regierungsrates das Referat der medizinischen Polizei; in kleineren Reichsstädten und anderen Territorien taten dies die Physici. Prüfungen der Apotheker, Wundärzte, Geburtshelfer, Hebammen und Tierärzte nahmen in Ulm und Memmingen die Collegia medica, in den anderen Reichsstädten die Physici, in der Fürstabtei Kempten die Leibärzte vor. In der Regel hatten die Collegia medica bzw. Physici in medizinalpolizeilichen Dingen nur beratende und keine entscheidende Stimme.[299]

Da die zahlreichen kleineren und größeren Reichsterritorien je einen oder gar mehrere Ärzte hielten, gab es in der späteren Provinz Schwaben vergleichsweise viele akademische Ärzte, etwa 30 Stadt- und Landphysici und 50 praktische Ärzte. Desgleichen war die Anzahl der Wundärzte groß. Es gab Städte mit zehn bis zwölf Badern, so daß eine erhebliche Konkurrenz unter ihnen entstand und sie geradezu gezwungen waren, aufs innerliche Kurieren auszuweichen.[300]

Die Doctores medicinae hatten an einer katholischen bayerischen oder österreichischen oder an einer evangelischen Universität in einem anderen deutschen Land studiert. Im Hochstift Augsburg mußten Chirurgen und Hebammen, wenn sie zugelassen werden wollten, an der 1786 errichteten medico-chirurgischen Lehranstalt in Dillingen Unterricht nehmen; diese Wundärzte konnten sich ohne Badersgerechtigkeit niederlassen. Sonst war die Ausbildung in der Chirurgie handwerksmäßig im Bader- und Barbiergewerbe. Die Apotheker erlernten ihre Kunst ebenfalls als Lehrlinge und Gesellen; in manchen Städten konnten sie Vorlesungen in Chemie und Physik hören. In den Reichsstädten lernten die angehenden Hebammen praktisch bei *Lehrmüttern*, dazu erhielten sie theoretischen Unterricht von den Stadtphysici, in den übrigen Gebieten gab es nur die praktisch-empirische Lehre.[301]

Über die irregulären Heiler und den freien Handel mit Arzneien in den alten schwäbischen Reichsterritorien schrieb Wetzler:[302] *Da die Kunstverständigen keinen Einfluß auf die Staatsverwaltung hatten, so ist es kein Wunder, dass die medizinische Polizey kaum dem Namen nach gekannt war. Ausüben konnte, der da wollte, alle Zweige der Heilkunde; wurden von einem Pfuscher auch Tausende gemordet, keine Behörde bekümmerte sich darum. Ja, in einigen Reichsstädten ward selbst vom Magistrate den Abdeckern die Ausübung der Medizin förmlich zugestanden und ihnen erlaubt, auf diesen Erwerbszweig hin sich zu verheurathen. Im Hochstifte Augsburg ward den sogenannten Chirurgen die Ausübung der Medizin* (d.h. die innerliche Behandlung mit Arzneimitteln; d.Verf.) *förmlich erlaubt. Überall waren die Bader und Barbiere zugleich auch Ärzte und Apotheker. Überall hatten die Barbiere, die Abdecker, die übrigen zahlreichen Pfuscher zwanzigmal mehr Kran-*

ke, als die ordentlichen Ärzte, zu behandeln; diese wurden, die grösseren Städte etwa ausgenommen, überall erst gerufen, wenn der Kranke durch Pfuscher an den Rand des Grabes gebracht war.

Nicht nur Apotheker hätten an wen und wie sie wollten Arzneien ausgeben dürfen und seien daher alle mehr oder minder Pfuscher gewesen, dies habe vielmehr für fast jedermann gegolten: *Arzneyen ausgeben konnte, wer da wollte: Kaufleute, ja selbst Magistratspersonen in den Reichsstädten hatten Arcana, Universalmittel in Commission. Wer könnte sie alle herzählen die Lebens-Balsame und Essenzen, Pillen, Pulver und Lattwerge, die gegen alle erdenklichen innerlichen Krankheiten, die Salben und Pflaster, die gegen alle äusserlichen Schäden und Gebrechen als Wunder wirkend angepriesen und ausposaunt wurden? Jeder Bader und Barbier, jeder Abdecker, jeder Pfuscher und Quacksalber hatte seine eigene Apotheke und konnte darin schalten und walten, wie es ihm beliebte ...*

Aufklärung und medizinische Polizei

In diesen Darstellungen wird die in Jahrhunderten gewachsene Vielfalt des alten Heilwesens deutlich, die um jene Zeit schlechthin unüberschaubar geworden und deshalb auch nicht mehr zu kontrollieren war. Wie in anderen Bereichen der Gesellschaft und des Staates, für die mutatis mutandis das gleiche galt, mußten diese Zustände Juristen, Theologen, Kameralisten und Medizinern, die im Geiste des Rationalismus und der Aufklärung erzogen waren, wissenschaftliche Studien betrieben hatten und die die Welt, die Natur, die Gesellschaft und den Menschen als Mechanismen begriffen, die man, untersuchte man sie zielbewußt, durchschauen, und in die man regulierend eingreifen konnte und zur Verbesserung der Verhältnisse auch eingreifen mußte, zum Ärgernis gereichen.

So haben denn die Vertreter der Aufklärung und des aufgeklärten Absolutismus mit großem pädagogischem und ärztlichem Enthusiasmus Gesundheitspflege und Gesundheitserziehung für die breite Bevölkerung auf der Grundlage der wissenschaftlichen Heilkunde, die Neuordnung des gesamten Medizinalwesens unter ärztlicher Leitung und die Ausmerzung all dessen gefordert, was sie für medizinischen Obskurantismus hielten, der ihrer Meinung nach viele Opfer an menschlicher Gesundheit und Menschenleben forderte. Eine umfangreiche Literatur verbreitete in der zweiten Hälfte des 18. Jahrhunderts diesen Gedanken der medizinischen Reform und der Medizinalgesetzgebung — seit 1764 unter dem Begriff der *medizinischen Polizei* oder *Staatsarzneikunde* — nicht nur unter den Ärzten, sondern auch unter den Staatsmännern, den höheren Beamten und überhaupt den Gebildeten.

Johann Evangelist Wetzler und Ignaz Niederhuber waren typische Vertreter derjenigen Ärzte, die von dieser Reformbewegung geprägt waren. Vorbilder und Leitfiguren waren für sie Männer wie der österreichische Medizinalreformer Gerard van Swieten mit seiner Einführung des dreistufigen staatlichen Sanitätswesens unter der Kaiserin Maria Theresia und der Bekämpfung der irregulären Heilpersonen in den Habsburger Erblanden. Große Wirkung als Publizisten hatten Johann Peter Frank mit seinem umfassenden Entwurf des *Systems einer vollständigen medicinischen Polizey*, der seit 1779 erschien, oder Franz Anton Mai mit seinen verschiedenen Schriften zur Erneuerung von praktischer Heilkunde, Hygiene und Medizinalwesen. Auch Johann Anton von Wolter und Hubert von Harrer müssen als aktive Reformer hier genannt werden.[303]

Kranke Menschen auf dem Land

Wie sich im einzelnen für solche Beobachter die medizinische Versorgung auf dem Land, das Verhalten und die Behandlung der Menschen in Krankheit darstellten, beschreibt der Statistiker Joseph Hazzi nach Beobachtungen und Erhebungen im Landgericht Viechtach und Linden im Bayerischen Wald, die er in den 90er Jahren des 18. Jahrhunderts gemacht hat.[304]

Für eine Bevölkerung von 17.203 Seelen gab es im Gerichtsbezirk keine akademischen Ärzte; die nächsten saßen in Cham, Deggendorf und Straubing, d.h. bis zu fünf Wegstunden entfernt. Es gab fünf Bader, davon zwei im Markt Viechtach; zwei Baderstellen waren nicht besetzt. Geburtshilfe leisteten neben zwei ausgebildeten und geprüften Hebammen gewöhnlich alte Frauen mit einschlägiger Erfahrung, aber ohne offizielle Ausbildung. Geburtszwischenfälle sollen angeblich häufig gewesen sein, nicht selten mit Todesfällen infolge ungeschickter Geburtshilfe; zu frühe Arbeit nach der Entbindung habe die Frauen geschädigt. Einige Hufschmiede, zwei Abdecker und drei Bauern betrieben Vieharzneikuren. Erreichten die Menschen das höhere Alter, so wurden sie 60 bis 70 Jahre alt, einige auch über 80, einzelne 100. Die häufigsten Todesursachen waren Entkräftung, Leibschäden (Hernien), Lungen- und Dürrsucht (Schwindsucht), Ruhr, Wassersucht sowie Ernährungs- und Verdauungsschäden.

In Krankheitsfällen trat die Laienheilkunde in Tätigkeit, die häusliche Selbstbehandlung, hier vor allem als Speisendiät geschildert, und örtliche oder nah wohnende Laienbehandler mit ihren einfachen, den Leib und das Blut reinigenden Kuren, insbesondere aber auch die geistliche Arznei der Kirche. Da der Tod nicht das Ende war, sondern der Übergang ins ewige Leben, gehörte zum rechten Leben die Kunst des heilsamen Sterbens. Sie half den Menschen, die Angst vor dem Tod zu bändigen. Die Angehörigen hatten hieran teil; in ihrer Gegenwart trat man die letzte Reise an.

Ebenso wie die Ärzte seiner Zeit mußte der Aufklärer Joseph Hazzi aus seiner Sicht der Dinge in solchen Umständen die Merkmale materieller und geistiger Rückständigkeit erblicken: *Ein Kranker läßt sich vor allem die Sakramente darreichen; dann werden Meßgelder versendet, Verlobungen gemacht und mitunter auch exocirt; endlich bei mehreren Quacksalbern um Hülfe gefragt, laxirt, purgirt und zur Ader gelassen etc. Die Krankendiät fängt sich damit an, daß dem Kranken weißes Bier, gebratene Schnidel, gesäuerte Kuttelfleck und Weizenknödel aufgesetzt werden, mit unter gibt man bei Fieberhitze saure Milch (humoralpathologisch kühlend; d.Verf.), und will der Magen nicht verdauen, Brandwein mit Pfeffer (zur Stärkung der Verdauungswärme; d.Verf.). Hilft nun gar nichts von all diesem, so wird der Geistliche mehrmals geholt und der Kranke noch einmal mit dem Sakrament versehen, dann vom Geistlichen gefragt, wer das Anwesen erhalten soll? Worauf Kinder und Freunde zusammen gerufen und der letzte Wille kund gemacht wird. Am Begräbnistag wird die Leiche auf einem Wagen zum Freithof geführt und unter dem Geläute aller Glocken und dem Heulen des Weibervolks begraben.*

Neben diesen Darstellungen über die Verhältnisse in Altbayern und Schwaben finden wir Schilderungen aus weiteren Gebieten im gleichen Tonfall.

In der Reichsstadt Regensburg

1787 schrieb der damals 40jährige Regensburger Stadtphysicus Johann Jacob Kohlhaas über die Medizinalanstalten in dieser Reichsstadt, es gäbe hier zwar gute Gesetze zur Ausschaltung irregulärer Heiler und Heilmittelhändler, doch lasse die Durchführung sehr zu wünschen übrig, zumal das Collegium medicum seit langem de iure nicht mehr bestehe. Es gab damals in der Stadt neun Stadtärzte, je drei Ärzte des Bischofs und des Fürsten Thurn und Taxis, fünf Apotheken und acht bürgerliche Wundärzte.[305]

So viel ist sicher, daß mancher (fahrende; d.Verf.) *Augenarzt mehr Geld in 4 Wochen aus unserer Stadt fortnimmt, als unser ganzes Collegium medicum innerhalb solcher Zeit zu verdienen im Stande ist ... Die Bruchschneider sind meistens, was sie nicht seyn sollen, Geldschneider. Ihre ganze Kunst, die sie in einer kurzen Zeit ihres Aufenthalts auskramen können, besteht in Verfertigung und Verkauf der Bruchbänder; da soll es gleich Caroline regnen. Wenn aber unsere Wundärzte sie eben so gut oder vielleicht noch besser machen, 4 bis 6 fl. fordern, das ist dem Publiko schon zu viel ... Von den Marktschreiern und Zahnärzten: Zu dieser Classe gehören alle Quacksalber, Waldhansel, Landstreicher und Zigeuner. Die Obrigkeit befiehlt, die Zigeuner auszuweisen, die übrigen edlen Ritter aber sollen, wenn ihre Waaren von den Hrn. Physicis geprüft und approbirt worden, auf Kirchweihen oder den Jahrmärkten ihre Arzneien verkaufen dörfen.*

Und weiter: Winkelapothekern oder unverbürgerten Apothekern, Barbierern, Badern, Stümpelärzten und -ärztinnen, Bauerndoktorinnen, Destillatoribus, Pflaster- und Salbenkramerinnen und ihren Gehülfen ist aller eigenmächtige Arzneiverkauf bei Strafe 4 Rthlr., so oft sie betreten werden, und bei Hinwegnehmung der Waaren verboten. Aber bei dem Verbot heißt es immer: Nitimur in vetitum. Wie viele solcher Leute sind in unserer Stadt, die wie Heuschrecken den rechtmäßig bestellten Ärzten und Wundärzten das Brod vor dem Munde wegschnappen! ...

Vom Scharfrichter und Wasenmeister: Es gehört ihm keine Praxis medica, er soll sich derselben enthalten, bei 6 Rthlr. Strafe, so er betreten wird, und allein Menschen- oder Hundsschmalz zu verkaufen Macht haben. Hieran haben sich aber unsere Scharfrichter nie gekehrt. Der Pöbel, aus Liebe zum Wunderbaren und Seltnen, sucht den Scharfrichter, der Scharfrichter benutzt die Leichtgläubigkeit des Pöbels, und zwar nicht nur in Regensburg, sondern im ganzen H. R. Reich.

Im Hochstift Würzburg

Die Geschichte der ehr- und tugendsamen Legion der Afterärzte könnte bey uns ein eignes Buch anfüllen, schrieb 1805 der Würzburger Stadtphysicus und Professor Dr. Philipp Joseph Horsch, damals 33 Jahre alt, im Rückblick auf das Medizinalwesen des Hochstifts Würzburg.[306]

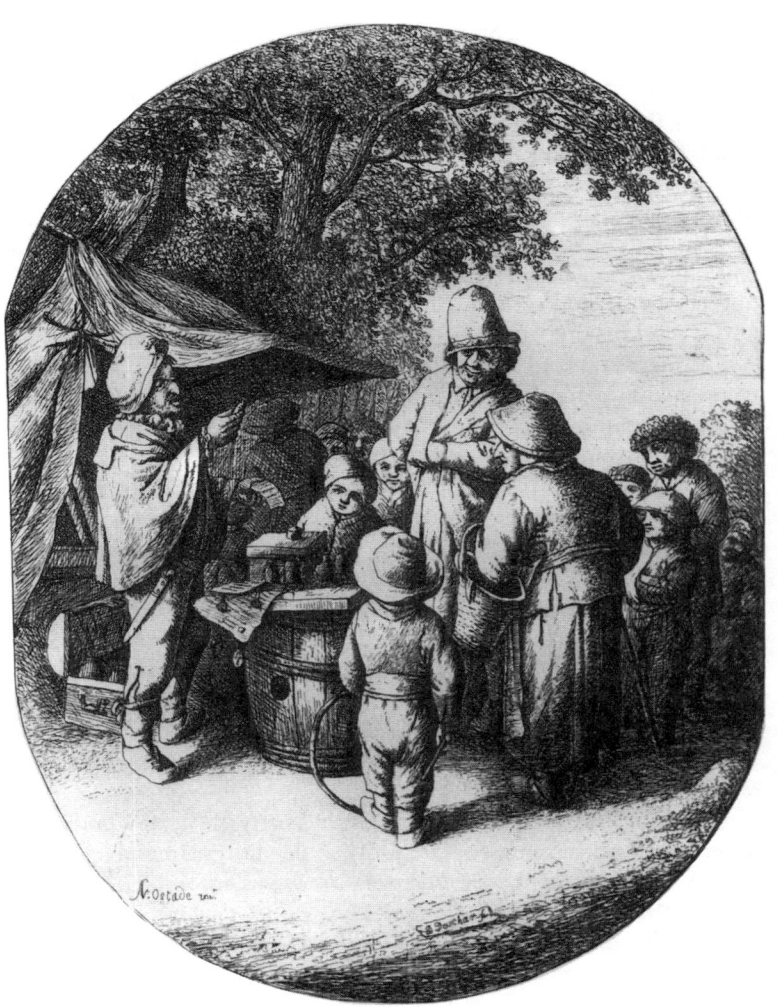

Ein fahrender Heiler preist seine Mittel auf einem Dorfplatz an.

In diesem geistlichen Staatswesen — es hatte etwa 250.000 Einwohner — waren im letzten Viertel des 18. Jahrhunderts vor allem durch das Wirken des Chirurgen Professor Dr. Carl Caspar von Siebold Medizinalreformen im Sinne des aufgeklärten Absolutismus durchgeführt, die Ausbildung der Ärzte, Wundärzte, Apotheker und Hebammen nach den Grundsätzen der Schulmedizin einschließlich klinisch-praktischen Unterrichts auf den neuesten Stand gebracht worden, hatten Stadt und Land mehr und besser ausgebildetes medizinisches Personal erhalten. In der Residenzstadt saßen 1797 16 Ärzte und etwa 20 Handwerkschirurgen, in den kleineren Städten Physici und je zwei bis drei Chirurgen, fast jedes Dorf hatte seinen Bader. Es gab Armenärzte und kostenfreie Arzneien für Arme, in Würzburg Krankenkassen für Gesellen und Dienstboten. Die Krankenanstalt des Julius-Spitals war erweitert worden. Seit der Mitte des 18. Jahrhunderts verboten Gesetze das unkontrollierte Wirken fahrender und anderer irregulärer Heiler, allerdings mit wenig Erfolg. Es fehlte eine zentrale Leitung des Medizinalwesens, insbesondere war das Prüfungswesen uneinheitlich und unübersichtlich.[307]

In seinen Ausführungen über die *Afterärzte* bezeichnete Horsch die Selbstbehandlung der medizinischen Laien als die Wurzel der den Ärzten so verhaßten irregulären Heiltätigkeiten:[308] *Die ehrsamste Kohorte ist immer die der Afterärzte, denn sie schließt keinen Rang aus, so hoch oder niedrig er seyn möge, die ersten Staatspersonen bis zum unbedeutendsten Bettler gehören oft in dieses Register, denn es ist eine Frage, ob nicht eine große Zahl der ersten Männer durch Selbstkuriren sich zu Grunde richte.*

Dann handelte er die medizinischen Übergriffe der Wundärzte, Bader und Apotheker sowie die Gruppe der Irregulären ab: *Man ist bey uns zu sehr gewohnt, den Pfuschern, die man sonst unter die Medizinalpersonen rechnet, durch die Finger zu sehen, als daß es einem nur einfallen könnte, einen Layen seiner Pfuscherey wegen zu belangen. Der Physikus hat zwar in seiner Instruktion den Auftrag, ein scharfer Wächter gegen diesen Unfug zu seyn, doch hatte man auch nichts dagegen, wenn er nie darüber nachspürte, und man erschwerte ihm selbst dieses Geschäft dadurch, daß man von ihm juridisch gültige Beweiße gegen den Pfuscher verlangt, und da wird jeder so klug seyn, sich nicht in unnöthige Rechtshändel zu verwickeln ... Die verrufenen Pfuscher, welche einen Ruf unter dem Volke erhalten haben, haben viele Vorurtheile für sich, und eine strenge Strafe könnte das Volk leicht auf den Argwohn bringen, man beneide den Wundermann und seine gehei-*

184

men Kenntnisse oder man wolle dem Volke einen wohlthätigen Genius rauben.

Auch der fliegende Arzneihandel sei im Hochstift 1763 verboten, damit aber keineswegs unterbunden worden: *Arzneykrämer durchziehen immer noch das Land, freylich izt etwas behutsamer; so wagen sich die Apotheker von Königssee selbst mit ihrem Kram in die Stadt, und auf dem Lande sind herumziehende Tiroler nicht selten. Ich erinnere mich noch, daß vor etwa 18 oder 15 Jahren ein fremder Apotheker die hiesige Messe bezog. Eine Verordnung von 1791 verbietet den Verkauf der Scheeberger Arzneyen ... Im Jahre 1798 war schon wieder ein Verbot gegen den Arzneyverkauf einheimischer und herumziehender ausländischer Arzneykrämer nothwendig. Indessen ist diesem Unfuge keineswegs gesteuert; ohne den Handel mit auswärtigen Kompositionen, Balsamen, Pillen, Pulvern, Thee u. dgl., der sehr häufig getrieben wird, zu erwähnen, verkaufen die Handelsleute einfache Arzneysubstanzen in den kleinsten Gaben, z.B. Jalappe, Rhabarber, Sennenblätter, Wurmsaamen, fast alle Salze, auch hie und da Merkurialien, Brustthee, Eibisch, isländisches Moos u. dgl.*

Die Bedürfnisse der Bevölkerung

Alle diese Darstellungen, denen man noch zahlreiche gleicher Zielrichtung hinzufügen könnte, zeigen bei all ihrer Parteilichkeit deutliche Übereinstimmungen in den Beschreibungen der tatsächlichen Verhältnisse, zudem mit jenen, die in den früheren Kapiteln gegeben wurden.

Die Vielfalt der fahrend oder sonst irregulär heilkundlich behandelnden und mit allen möglichen Heilmitteln Handel treibenden Personengruppen stellte sich in all jenen Territorien, die vom Jahr 1803 an im neuen bayerischen Staat aufgingen, und weit darüber hinaus in gleicher Weise dar. Desgleichen wurde ihre Konkurrenz von den akademischen und handwerklichen Medizinalpersonen überall in gleicher Weise als äußerst störend empfunden, wiewohl man andererseits offen oder verdeckt zugeben mußte, daß diese Heiler wirklich vorhandene Bedürfnisse der Bevölkerung erfüllten, ja, daß sie oft in ihren Kuren recht geschickt waren, Erfolge aufweisen konnten und echte Hilfe leisteten.

Diese Tatsachen haben in den Jahren 1804 Andreas Roeschlaub und 1821/22 im Rückblick Ernst Ludwig Heim, beides erfahrene und erfolgreiche Ärzte, in aller Klarheit ausgesprochen.

Roeschlaub, der 1768 in Lichtenfels im Hochstift Bamberg geboren war, in Würzburg und Bamberg Medizin studiert hatte und zunächst in Bamberg, seit 1804 in Landshut als ordentlicher Professor Pathologie und medizinische Klinik lehrte, war ein hervorragender Vertreter der naturphilosophischen Medizin und des Brownianismus sowie der bayerischen Medizinalreform. Über jene Bedürfnisse der Bevölkerung und ihr Verhalten in Krankheitsfällen sowie die Art und Weise, wie der Staat darauf zu antworten habe, schrieb er:[309] *Es ist eine nur allzu bekannte Sache, dass vorzüglich auf dem Lande medizinische Pfuscherei noch immer herrschend ist, so dass in vielen Gegenden kaum in fünfzig Krankheitsfällen Einer von einem tüchtigen Arzte besorget wird. Durchaus ist es nöthig, dass alle medizinische Pfuscherei völlig aufgehoben und für immer unterdrückt werde. Den Menschen zu verbieten, keinen Pfuscher zu gebrauchen, ist ein ebenso vages, sinnloses, als auch zweckloses und, ich möchte sagen, unrechtliches Mittel. Das Zutrauen kann nicht anbefohlen werden, so wenig als Hochachtung und Liebe; und wie wollen Nichtärzte beurtheilen können, wer ein tüchtiger Arzt oder medizinischer Pfuscher sey? ... Aber der Kranke und dessen Angehörigen suchen Hülfe und suchen sie von dem, auf welchen sie Zutrauen setzen; und bekanntlich haben in vielen Gegenden die medizinischen Pfuscher, wahre Ignoranten und Charlatane ungleich mehr Zutrauen, als ordentlich angestellte Ärzte. Solange nicht eine, zur Besorgung aller Fälle in allen Distrikten hinlängliche Anzahl von ganz tüchtigen Ärzten und übrigen Medizinalpersonen vorhanden ist, möchte es wohl sehr unklug seyn, grelle Vorkehrungen treffen zu wollen. Der erste Schritt also, welchen die Regierung ... nothwendig thun muss und durch welchen allein dem Übel gänzlich und auf immer abgeholfen werden kann, ist, dass für die gehörige Ausbildung einer für alle Distrikte des Landes nöthige Anzahl von Physikern, Ärzten, Badern, Hebammen und Krankenwärterinnen gesorget werde.*

Roeschlaubs Darlegungen heben sich von der schulmeisterhaften Unduldsamkeit anderer Aufklärer-Ärzte dadurch ab, daß er Maßnahmen der Gesundheitspolizei nicht gegen die Patienten und ihre Entscheidung für einen bestimmten Heiler, und sei es ein illegaler, gerichtet sehen wollte. Seine Hoffnung jedoch, daß ein genügend großes Angebot regulärer Heilpersonen den illegalen den Boden unter den Füßen wegziehen würde, sollte sich in den folgenden Jahrzehnten nicht erfüllen.

In der fachlichen Einschätzung der sogenannten Pfuscher ging der hochgeachtete und schon zu seinen Lebzeiten legendäre *alte Heim* wesentlich weiter als Roeschlaub. 1747 in Solz im Herzogtum Sachsen-Meiningen geboren, studierte Heim in Halle Medizin, machte eine Fortbildungsreise durch Westeuropa, war einige Jahre Stadt- und Kreisphysicus in Spandau und von 1783 bis zu seinem Tode 1834 praktischer Arzt in Berlin. Seine so umfang- wie erfolgreiche Praxis umfaßte Patienten aus allen Ständen von den Berliner Armen bis zum preußischen Königshaus. Er betrieb eine Heilkunde, die er auf undogmatische Erfahrung und deren stetige Erweiterung zu gründen suchte. Nach Aussagen seiner *Erinnerungen* ließ er sich nicht nur von akademischen Ärzten, sondern auch von Handwerks-Chirurgen, Schlächtern, Schindern, Scharfrichtern und den vielgeschmähten Laienbehandlern belehren. Hierdurch unterschied er sich von den meisten seiner Standeskollegen: *So wie ich einen großen Theil meiner praktischen Kenntniße den mündlichen Unterredungen einer Menge praktischer Aerzte zu verdanken habe, so darf ich doch auch nicht vergeßen, daß ich von alten in Ruhe stehenden so genannten Pfuschern, Quacksalbern, Scharfrichtern und ihren Knechten, alten Weibern, Schmidten manches recht Gute und nüzliche erlernt habe. Ein ganz alter Pfuscher, Nahmens Stintz, der in meinem PhysikatsKreise lebte, und weit und breit berühmt war, hat einige meiner Kranken, die ich nicht kuriren konnte, glüklich wieder gesund gemacht. Ich habe es nicht unter meiner Würde gefunden, ihm deshalb das gebührende Lob zu ertheilen, sondern ich habe ihn auch zuweilen bei meinen Reisen außer dem Lande zu mir auf meinen Wagen genommen, theils um meine Kranken mit ihm zu besuchen, theils um seine Kurmethoden und Mittel kennen zu lernen. Mit ihm habe ich mehreremalen gespeißt, und immer waren mir seine Unterhaltungen angenehm.*

So bestätigt dieser erfahrene und weit über seinen Wirkungskreis hinaus gerühmte Arzt unseren Eindruck, daß der Rückhalt und die Anerkennung der irregulären Heiler im Volk nicht nur auf die geringe Zahl und die hohen Honorare der Ärzte zurückzuführen waren, sondern vielmehr auch auf heilkundliche Erfahrung, Kunstfertigkeit und Erfolge, die die Irregulären der unterschiedlichen Gattungen immer wieder bewiesen — jenen oben wiedergegebenen ärztlichen Verrufen zum Trotz.

DIE FAHRENDEN HEILER UND HEILMITTEL-HÄNDLER IN DER ZEIT DER BAYERISCHEN MEDIZINALREFORM AM BEGINN DES 19. JAHRHUNDERTS

Das neue Medizinalwesen

Schon längere Zeit vor dem Regierungsantritt des Kurfürsten Max III. Joseph 1799 wurde in der Ärzteschaft und in führenden Kreisen Bayerns über Mängel im bestehenden Medizinalwesen debattiert. Seit Jahren erschienen in der Presse Artikel zum Krankenhauswesen, zur Pockenbekämpfung, über den Ärztemangel auf dem Land und das unerlaubte innerliche Kurieren der Bader und Hebammen. Es wurde darüber geklagt, daß man dem Übel der sogenannten Winkel- und Afterärzte, der fahrenden und vor allem ausländischen Arzneikrämer trotz der Verbote nicht beikomme. Wie sehr die Bevölkerung heilkundlicher Hilfe bedurfte, wurde aus Anfragen in den Intelligenzblättern über Verhaltensvorschriften in Seuchenzeiten deutlich; der Landmann wußte oft nicht, an wen er sich wenden sollte. Nach dem Beginn der Reformen veröffentlichten Ärzte Entwürfe zur Neugestaltung des Medizinalwesens, manche machten direkt Eingaben an die Regierung.[310]

Die Schlußfolgerung solcher Überlegungen war gewöhnlich, daß man der Bevölkerung vor allem auf dem Land genügend Ärzte in erreichbarer Nähe zur Verfügung stellen müsse und daß die Wundärzte auch in Geburtshilfe und innerer Medizin ausgebildet werden sollten. Auch Apotheker und Hebammen sollten besser geschult werden. Stets wurde verlangt, irreguläre Heiltätigkeit, freien Arzneihandel und Laienmedizin streng zu unterbinden. Um den Ärztemangel auf dem Land abzustellen und zugleich eine flächendeckende Sanitätspolizei durchzuführen, schlugen viele Autoren vor, die Ärzte zu Beamten zu machen und die Medizinalverwaltung in drei Stufen mit Zentral-, Mittel- und Unterbehörden zu gliedern.[311]

Wie bereits erwähnt, wurden diese Vorschläge in ihren wesentlichen Forderungen durchgeführt. Die Reformen erfolgten in den ersten Jahren in Einzelverordnungen. In dem neuen Staatsgebiet, das sich zwischen 1802 und 1816 in seinem Bestand durch Angliederung und Tausch der mediatisierten geistlichen und kleineren Reichsstände mehrmals vergrößerte und veränderte, erfolgten die Reformen zunächst uneinheitlich. Hierzu trug bei, daß die neuen Medizinalbehörden anfangs nur auf der unteren Ebene der Landgerichte und der mittleren der Landesdirektionen von Bayern, Oberpfalz, Neuburg, Schwaben und Franken eingerichtet wurden; in Tirol wirkte das Landesgubernium zu Innsbruck, in Ansbach die Kriegs- und Domänenkammer weiter. So wurden die Medizinalverordnungen in den ersten Jahren teilweise nur für die einzelnen Provinzen erlassen. 1807 wurde mit dem *Medizinischen Zentralbüro* beim Ministerium des Inneren eine oberste Medizinalbehörde für das Königreich geschaffen und 1808 mit dem *Organischen Edikt über das Medizinalwesen* dem ganzen Land eine einheitliche Medizinalverfassung gegeben.[312]

Es verdient hier der Erinnerung, daß Bayern während der Zeit seiner Reformen auch noch in sieben Kriege verwickelt war, sein Heer an sechs Feldzügen teilnahm und das Land dreimal selbst zum Kriegsschauplatz wurde.[313]

Die wichtigste Stufe des neuen staatlichen Medizinalwesens war die untere, die der Landgerichtsärzte. Diese sollten einerseits die ärztliche Versorgung gewährleisten, zum anderen die Leitung und Aufsicht über das Sanitätswesen und sämtliche Medizinalpersonen in ihren Amtsbezirken, den Landgerichten, durchführen. Das Medizinstudium wurde reformiert und umfaßte jetzt neben der inneren Medizin die Chirurgie und die Geburtshilfe in voller Breite mit jeweils theoretischem und klinisch-praktischem Unterricht. Die Zunftpflicht der Bader-Chirurgen wurde aufgehoben, deren *Laden oder Mittel* wurden aufgelöst. Von 1810 an bildete man anstelle der Bader-Chirurgen sogenannte niedere *Landärzte* in Medizin, Chirurgie und Geburtshilfe aus. Alle Hebammen mußten einen dreimonatigen Lehrkurs an einer Hebammenschule besuchen; später wurden sie in *Hebammenbezirken* gleichmäßig über das Land verteilt. Nach einer siebenjährigen Erprobung der Kuhpockenimpfung führte Bayern 1807 die Impfpflicht ein. Der Ausbau des Krankenhauswesens erfolgte in den Jahrzehnten danach.[314]

Es versteht sich von selbst, daß es für die Durchführung der neuen Ordnung und die Erfüllung ihrer Gesetze längerer Zeit bedurfte. Mitunter dauerte es Jahre, denn die Institutionen mußten aufgebaut, das Personal ernannt werden und Instruktionen erhalten; die Beamten mußten sich in der Erfüllung ihrer Aufgaben beim Volk durchsetzen. Dem aber standen nicht nur alte Gewohnheiten entgegen, sondern auch Bedürfnisse, die die neue Ordnung noch keineswegs erfüllte. Dies galt besonders für Gesundheitsfürsorge und Krankenbehandlung, für die die Ernennung der neuen Amtsärzte mitnichten genügte. So änderte sich auch das Verhalten der Menschen nur langsam. Diese wandten sich weiter an die althergebrachten Heilinstanzen, an die Landbader und Hebammen, die Laienbehandler und fahrenden Heilpersonen, die weiter durchs Land zogen.[315]

Auch die rationale Unerbittlichkeit bei der Durchführung der Gesetze, die den *Montgelas-Staat* auszeichnete, hatte sich mit der neuen Ordnung erst durchzusetzen. Zunächst mußte sich der Staat weiter auf die bestehenden Gesetze stützen und wie früher ihre Erfüllung bei Beamten und Untertanen einfordern, indem er sie wiederholt einschärfte. So erfolgten im März und April 1800 drei Verordnungen über das irreguläre Heilwesen, wie sie in den 50 Jahren zuvor nicht anders gelautet hatten.

Der fahrende Arzneihandel

Durch Generalmandat war 1787 u.a. ausländischen Zahnärzten, ungarischen Ölträgern und Königseer Arzneikrämern die Einreise verboten worden. 1800 veranlaßte die Nachlässigkeit der Grenzbeamten, durch die diese Leute weiter ins Land gelassen wurden, die neue Regierung, die Strafandrohung gegen die schuldigen Beamten zu wiederholen. Vier Wochen später wurde den an der Grenze liegenden Ämtern abermals befohlen, jenes *so gefährlich- als schädliche Gesindel* an der Grenze zurückzuweisen.[316]

1783 und 1788 war der öffentliche Arzneiverkauf durch Marktschreier und Waldmänner zum wiederholten Male verboten worden, wie wir wissen, ohne Erfolg, da die Beamten durch die Finger sahen, sogar Patente ausstellten und die Menschen die Arzneien kauften. Daran hatte sich bis jetzt nichts geändert. So traf man z.B. bei Reichenhall den Waldmann Peter Luft an, wohnhaft bei Ingolstadt, der mit Arzneien ausstand. Deshalb wurden die Anordnungen jener Mandate wiederholt und die zuständigen Beamten angewiesen, solchen Personen Patente und Arzneien abzunehmen und sie ins Zuchthaus einzuliefern.[317]

Man muß dabei bedenken, daß um diese Zeit der zweite Koalitionskrieg tobte und Bayern von fremden Truppen überschwemmt war. Am 3. Dezember 1800 schlugen die Franzosen die verbündeten

Österreicher und Bayern bei Hohenlinden im Ebersberger Forst und besetzten Bayern bis weit ins Jahr 1801. So war es kein Wunder, wenn in diesem Jahr neben abgedankten Soldaten und ausländischen Bettlern allerlei Landstreicher, Almosensammler, Kraxenträger, hausierende Tiroler sogar auf Karren mit Familien, Ölträger und sonstiges fahrendes Volk durchs Land zogen, die Menschen belästigten und kaum zu kontrollieren waren.[318]

Aus der Oberpfalz verlautete damals von neuem, daß es vornehmlich an der Nachlässigkeit der Polizeibehörden liege, wenn man der vielfach verbotenen Landfahrerei und des Arzneihausierhandels nicht Herr werde. In diesem Landesteil nämlich könnten, wie es hieß, ungarische Ölträger, *sächsische Königseer* mit Ölwaren, Magentropfen, Pulvern usw. alle Winkel des Landes abgehen und dem gemeinen Mann ihre Mittel aufschwatzen. Das Landgericht Furth im Wald habe vier ungarischen Ölträgern Pässe ausgestellt, die Landgerichte Neumarkt, Furth, Rötz und Neunburg sowie das Amt Eschlkam hätten drei weitere ungarische Ölträger passieren lassen. Alle diese sieben durchzögen die Oberpfalz und seien nach Amberg gekommen. Dort habe ihnen sogar der Polizeikommissar und Landesdirektionsrat Freiherr von Bergen um 12 kr. Terpentinöl abgekauft. Dies aber bedeute, daß alle kurfürstlichen Verordnungen kraftlos bleiben müßten, wenn sie von den Ämtern selbst nicht durchgeführt würden.[319]

Dies war im November 1801. Im Dezember wurde die Einschärfung des Generalmandats von 1787 gegen ausländische fahrende Schausteller, Zahnärzte, Arzneihändler usw., die erst im März 1800 erfolgt war, noch einmal erneuert.[320]

Mitunter griffen die Grenzbehörden dann aber doch schärfer durch, um unerwünschte Elemente aus Bayern fernzuhalten, wobei jedoch bedauerliche Mißgriffe vorkamen. So geschah es im Juli 1801, daß die Kordonmannschaft an der Tiroler Grenze, die damals von vielen vagierenden Krämern, aber auch Bettlern überschritten wurde, zwei Tiroler Käsehändler, die mit ordentlichen Pässen versehen waren, um in Bayern Käse zu verkaufen — sie führten fünf Zentner mit sich —, barsch abwies und, als diese dagegen protestierten, zu allem Überfluß noch Schmähungen gegen den Kaiser ausstieß. Dies führte zu einer Beschwerde des k.k. Landesguberniums zu Innsbruck an die kurfürstliche Regierung in München. Diese ging der Sache nach, entschuldigte sich und versicherte, daß Tiroler Handelsleute mit gültigen Papieren jederzeit Zugang nach Bayern hätten.[321]

Bei der Aufsicht über die Grenze und den inneren Verkehr durch Ordnungsorgane und untere Behörden herrschte anscheinend eine erhebliche Willkür, die wohl in der Mehrzahl der Fälle den kleinen Händlern und Heilern eher nützte als schadete, bis dann einmal eine Gefahrenmeldung alle aufschreckte: Im März 1805 wurde bekannt, daß der Laborant und Apotheker Dr. Worm in Oberweißbach im Thüringer Wald bei der Herstellung seines Elixier Proprietatis Paracelsi versehentlich Arsenik beigemischt und dieses Pulver an mehrere Königseer Arzneiträger zum Verkauf abgegeben hatte — wie wir wissen, erwies sich dieser Alarm später als unbegründet (vgl. S. 97f.). Die Rudolstädter Behörden konnten noch einen Teil der Hausierer abfangen, ein Teil jedoch zog in fränkisches und bayerisches Gebiet. In Bayern war seit April 1804 freier Arzneihandel strikt verboten. So wies die Landesdirektion in München die Polizeibehörden an, nach den betreffenden Hausierern zu fahnden.[322]

Just um die gleiche Zeit waren von neuem sieben ungarische Ölträger mit österreichischen Pässen in die Oberpfalz eingereist und hatten vom bayerischen Mautamt Weigendorf bestehenden Verboten zuwider *Zertifikate* erhalten. Sie zogen hausierend durchs Land, und als sie in Sulzbach den Behörden auffielen, ließ ihnen der Landrichter auf Antrag des dortigen Landgerichtsarztes nachsetzen, erreichte sie aber in seinem Bezirk nicht mehr. Auf die Nachricht über die angebliche Giftbeimischung bei der Arzneiherstellung des Dr. Worm nahmen es die Beamten jetzt sehr genau, und die Landesdirektion von Bayern wies erneut sämtliche Mautämter an, Arzneihändler an den Grenzen stets zurückzuhalten, selbst wenn sie mit Pässen versehen seien.[323]

In der Zwischenzeit war die Regierung bereits darangegangen, den Arzneihandel auf wenige ausgebildete und autorisierte Personen zu beschränken: 1803 verbot sie die Werbung für Universal- und Spezialmittel, und zwar mit dem ausdrücklichen Hinweis, damit das *schädliche und gefährliche Selbstkurieren* nicht weiter gefördert würde. Anlaß hatte die Anpreisung eines Wurmmittels im Münchner Wochenblatt gegeben. Im gleichen Jahr wurde die Einschränkung zum Verkauf von Giften erneuert, nachdem durch unberechtigte Abgabe Vergiftungsfälle vorgekommen waren.[324] Ebenfalls im Sommer 1803 versuchte die Regierung zum wiederholten Male, die inländischen Arzneikrämer unter ihre Kontrolle zu bekommen. Es waren immer noch die alten Verfahren, die so oft erfolglos geblieben waren. Diesmal wurden all jene, die Privilegien oder Konzessionen hatten, aufgefordert, diese zur Überprüfung den Medizinalräten vorzulegen. Nur diejenigen, die den Grundsätzen guter medizinischer Polizei zuwiderliefen, sollten aufgehoben werden.[325] Bei der Einstellung der Medizinalräte war jedoch zu erwarten, daß letzteres in sehr vielen Fällen geschehen würde. Ein Erfolg dieser Maßnahme hat denn auch keinen Niederschlag in den Akten gefunden. Wie wenig man sich um diese Gesetze und Anordnungen kümmerte, zeigt der Fall des Adam Schneider in München, bei dem es erst zu einer Arzneivergiftung kommen mußte, bevor man einschritt. Man kann sich vorstellen, daß auf dem Land noch viel mehr solcher Krämer und Kraxenträger durch die Maschen der Gesetze schlüpften.

Neue Konzessionen wurden allerdings jetzt von Regierungsseite nicht mehr oder nur in sehr engen Grenzen vergeben. Dies mußte 1803 Georg Faringer, weiland Schmiedmeister zu Haslach bei Traunstein, feststellen. Er war im Jahr zuvor mit Weib und drei Kindern nach Salzburg ausgewandert, um sich dort als Steinhauer zu verdingen, doch war ihm diese Arbeit zu schwer geworden. So kehrte er nach Traunstein zurück und beantragte bei der Generallandesdirektion in München eine Konzession zum Sammeln von Kräutern und Wurzeln; dies hatte er bereits nebenberuflich betrieben. Faringer bat also um die Konzession als Waldmann. Diese wurde in München mit der Begründung verweigert, es dürfe nicht jeder, der Heilkräuter sammle, diese frei, sondern nur an Apotheken verkaufen; das letztere stellte man Faringern frei. Erklärtermaßen wollte man damit gegen Laien- und Selbstbehandlung vorgehen.[326] Einen Abschluß fanden diese Bestrebungen der Regierung und ihrer Medizinalräte in der bereits mehrmals genannten Ministerialentschließung vom 12. April 1804, die für das ganze Land auf Dauer in Kraft blieb: *Der Handel mit Arzneiwaaren aller Art, rohen und zubereiteten, ist allen In- und Ausländern bei Strafe untersagt und nur allein denjenigen zu gestatten, die das hiezu nöthige Privilegium vom Staate besitzen, nemlich Apothekern und Materialisten, und die für ihre Handlungen verantwortlich gemacht werden können. Dieses Verbot erstreckt sich auch auf alle Droguisten, die bisher unter dem Schutze der Meßfreiheit in größeren und kleineren Städten einen Handel mit Arzneiwaren auf solchen Messen getrieben.*[327] Dieses Gesetz verbot selbstverständlich auch den fahrenden Arzneihandel. In der neuen Provinz Franken erging im Oktober desselben Jahres eine eigene Verordnung hierfür. Dort stellte man indes 1808 fest, daß immer noch ausländische Arzneikrämer ins Land kamen und nicht autorisierte Arzneiverleger tätig waren, die die Ware über Hausierer vertreiben ließen. Wieder war eine Einschärfung der Verordnung die Folge.[328]

In der neuen Provinz Schwaben

Aus den seit 1802/03 annektierten Gebieten, in denen die bayerischen Reformen mit Zeitverschiebung, aber auch unter Berücksichtigung anderer Vorbedingungen durchgeführt wurden, greifen wir die neue Provinz Schwaben heraus. Hier wirkte seit 1804 Dr. Johann Evangelist Wetzler als Medizinalrat bei der Landesdirektion in Ulm, als eifriger Verfechter moderner medizinischer Polizei bereits bekannt. In Anlehnung an die für die alten Landesteile bereits erlassenen Regelungen entwarf er zahlreiche Medizinalverordnungen, darunter mehrere, die sich gegen das richteten, was er als *Pfuschereyen und Quacksalbereyen* bezeichnete.[329]

In Schwaben stellten sich bekanntlich die Verhältnisse insofern anders dar als in Altbayern und der Oberpfalz, als es hier verhältnismäßig viele Ärzte und sehr viele Wundärzte und Bader gab. Wetzler erkannte, daß diese wegen gegenseitiger Konkurrenz aufs illegale innerliche Kurieren geradezu angewiesen waren, und bemühte sich zunächst darum, das *Pfuschen* im weiten Sinne zu unterbinden: die innerlichen Kuren der Bader und Wundärzte, die Behandlung von Frauen- und Kinderkrankheiten durch Hebammen, jegliche Behandlung durch alte Frauen, Hirten, Bauern und andere Empiriker. Den Scharfrichtern und Abdeckern versuchte er das heilkundliche Nebengewerbe mit besonderem Nachdruck auszutreiben, indem er sie mit Geldstrafen und körperlicher Züchtigung überziehen ließ. Doch mußte er nach einiger Zeit feststellen, daß er nur mangelhaft durchdrang; die Kontrolle blieb ungenügend, er hätte denn jedem einzelnen dieser Heiler eine Wache vors Haus gestellt.[330]

Nach dem Arzneihandelsgesetz von 1804 setzte Wetzler für Schwaben im selben Jahr weitere Verordnungen hierzu durch: Den Apothekern wurde verboten, Arzneien auf Rezepte von Laienbehandlern und verstorbenen Ärzten zu verkaufen oder auch selbständig Kranken Mittel zu verordnen. Gültig seien nur Rezepte ordentlich approbierter lebender Ärzte und Chirurgen. Der Handel mit *Arzneistoffen* wurde auf Materialisten und eigens autorisierte Kaufleute beschränkt, und diese durften die Stoffe nur in Mengen ab zwei Pfund und nicht an Endverbraucher abgeben. Der in Schwaben verbreitete Handel mit Geheim-, Universal- und Spezialmitteln, die in den ehemaligen Reichsstädten in großer Zahl hergestellt und von allen möglichen Personen in Kommission vertrieben wurden, wurde aufgrund des Apothekenmonopols verboten, dazu auch die Zeitungswerbung. In der Verordnung begründete Wetzler diese Maßnahmen: Von einem Arzneimittel sei nur dann eine heilsame Wirkung zu erhoffen, wenn es von einem Fachmann individuell verordnet werde. Hier aber würden die Menschen zu dem höchst verderblichen Selbstkurieren in der falschen Annahme verleitet, daß bei der gleichen Krankheit allen das gleiche Mittel nütze.[331]

Dann kamen die fahrenden Arzneikrämer an die Reihe: Da sie, so hieß es, *einen höchst verderblichen Einfluss auf den Staat und die Unterthanen haben, indem sie das Landvolk um Geld und Gesundheit bringen, die medizinische Pfuscherey und Aberglauben unterhalten und verbreiten, die aufgestellten Medizinalpersonen beeinträchtigen und nicht selten Ausschweifungen aller Art begehen,* wurden die Polizeibehörden beauftragt, Ausländer sofort über die Grenze zu schaffen und im Wiederholungsfall einzusperren, den Inländern die Ware abzunehmen und sie zu bestrafen.[332]

Dies hielt jedoch die Tiroler und Königseer nicht aus der Provinz Schwaben fern. Sie versorgten weiter Landbader, *Winkelärzte* und den gemeinen Mann mit ihren Arzneien, so daß schon 1805 ein erneutes und detailliertes Verbot erging, das u.a. den Gastwirten befahl, bei ihnen einkehrende Arzneihändler anzuzeigen. Doch war es immer noch wie früher: Die Polizeibehörden auf dem Land führten die medizinischen Verordnungen nur nachlässig oder gar nicht durch.[333]

Im selben Jahr mußte das Verbot der Arzneimittelwerbung in Zeitungen, die *zu dem schädlichen Selbstkuriren und zu verderblichen Pfuschereyen Anlass gibt,* erneuert werden. Das Verbot der Geheimmittel hatte in Schwaben mitunter aber auch Erfolg, denn der selbst bei Ärzten anerkannte Regensburger Karmelitengeist wurde hier nicht mehr verkauft. Erst nach einem Gutachten der Münchner Medizinalsektion, das dieses Mittel für unschädlich erklärte, wurde er 1806 wieder zugelassen.[334]

Einmal wich Wetzler von seinen sonst strengen medizinalpolizeilichen Grundsätzen ab: 1806 war die Reichsstadt Augsburg bayerisch geworden. Dort waren Herstellung und Verkauf der Arkane stillschweigend geduldet worden, weil es sich um einen ansehnlichen Wirtschaftszweig handelte (vgl. die Firmen Schaur und Kiesow, S. 113-118). Aus diesem Grunde wagte auch Wetzler nicht, hier seinen

Grundsätzen entsprechend durchzugreifen. Er beließ es zwar bei dem Verbot des Verkaufs dieser Mittel in Schwaben, hatte aber gegen Herstellung und Ausfuhr in andere bayerische Landesteile und besonders ins Ausland nichts einzuwenden. Diese sollten, so meinte er, hielten auch sie jene Mittel für schädlich, doch selbst gegen sie vorgehen und ihnen die Grenzen versperren. Hier siegten nach Wetzlers eigenem Bekenntnis die wirtschaftlichen Interessen über die ärztlichen Prinzipien. Und für seinen eigenen Amtsbezirk schloß er in diesem Fall aus der bloßen Tatsache, daß keine Anzeigen eingegangen waren, es seien auch solche Mittel nicht verkauft worden.[335]

In Wirklichkeit aber hatte er sich *durch vielfältige Erfahrungen* überzeugt, *dass die Polizeybehörden die Handhabung der medizinischen Polizey vernachlässigen und Pfuschereyen selten untersuchen und anzeigen.* Er suchte somit einen anderen Weg, um unerlaubte medizinische Betätigung aufzuspüren. Bei der Durchsicht der Sterbelisten stellte er fest, daß drei Viertel der Verstorbenen in Schwaben keinen Arzt beigezogen hatten. Hieraus schloß er: *Diese Vernachlässigung ärztlicher Hilfe rührt grösstentheils von den Winkel- und Afterärzten her, die noch immer im hohen Grade im Stillen ihr Unwesen treiben und das Zutrauen des verblendeten Volkes sich durch Schleichwege zu erwerben wissen.*

Deshalb wurden 1807 die Pfarrer verpflichtet, Sterbelisten einzureichen, auf denen neben Namen und Alter des Verstorbenen die Krankheit und der zu Rate gezogene Arzt oder Wundarzt angegeben sein mußten. Das Ziel war, auf diesem Wege das Wirken von irregulären Heilern und Laienheilern aufzuspüren und die Menschen zu zwingen, akademische Ärzte oder wenigstens Wundärzte zu konsultieren. Ziemlich unverhohlen verfolgte hier Wetzler das Fernziel der Reformer-Ärzte, im gesamten Heilwesen und auch für das Krankheitsverhalten der Menschen die Schulmedizin zur allgemeingültigen Norm zu machen und den akademischen Ärzten das Monopol der medizinischen Definition und Entscheidung zu sichern.[336]

Den gleichen Zweck verfolgte er mit der Veröffentlichung seines *Gesundheitskatechismus, vorzüglich für den Bürger und Landmann,* in dem er den Schaden, den sogenannte Pfuscher nach seiner Ansicht stifteten, darstellte und die Leser dazu zu bewegen suchte, nur akademische Ärzte aufzusuchen.[337]

In einem Bericht über die schwäbischen Verhältnisse, der 1807 dem Medizinischen Zentralbüro in München zuging, hieß es trotz alledem, daß die Verbote gegen die *Pfuschereien* nicht hülfen, das Volk zu diesen Heilern halte und deshalb das meiste verborgen bliebe. Außerdem würden in vielen Landgerichten von den Beamten die Anzeigen der Landgerichtsärzte nicht beachtet; die Ärzte aber zögen sich mit Anzeigen nur den Haß der Bevölkerung zu und erlitten dadurch Einbußen ihrer Privatpraxis.[338]

In Tirol und Salzburg

1805 erhielt Bayern nach dem dritten Koalitionskrieg, in dem es auf Napoleons Seite gestanden, das Land Tirol; es mußte dafür Würzburg abgeben. 1810 erhielt es das ehemalige Erzstift Salzburg. 1814 bekam es das um Aschaffenburg erweiterte Würzburg zurück, während Tirol und Salzburg wieder an Österreich fielen.

In den Habsburger Erblanden war bereits 1770 durch das *Sanitätsnormativ* eine moderne Medizinalverwaltung eingeführt worden. Diese bestand aus der Sanitätshofkommission als Zentralbehörde in Wien, geleitet vom Protomedicus der Erblande; in den Provinzhauptstädten, also für Tirol in Innsbruck, bestanden als Mittelbehörden Sanitätskommissionen mit Protomedici als Leitern; als Unterbehörden wirkten die Kreisphysici bei den Kreisämtern. Deren Aufgaben waren: Erhaltung der Volksgesundheit, Seuchenbekämpfung, gerichtsmedizinische Untersuchungen, Apothekenvisitationen, Beaufsichtigung des Heilpersonals und die Bekämpfung des *Kurpfuschertums*.[339]

1807 gab es in Tirol neben den Kreisphysici eine größere Anzahl frei praktizierender Ärzte, die sich seit der Vereinigung von Medizin und Chirurgie unter Kaiser Joseph II. auch viel mit Chirurgie und Geburtshilfe befaßten. Seit jener Zeit wurden niedere Wundärzte und Hebammen in Lehrkursen durch die medizinischen Fakultäten ausgebildet. Groß war die Anzahl der Apotheker: 83 gab es in Tirol; sie kurierten verbotenerweise sehr oft selbständig. Weder dies noch die fahrenden und laienmäßigen Heiler waren, wie es in diesem allgemeinen Lagebericht aus dem Landesgubernium zu Innsbruck an das Medizinische Zentralbüro in München hieß, durch die nun schon seit drei Jahrzehnten bestehenden Sanitätsbehörden ausgerottet worden:[340] *Was übrigens die Pfuscher betrifft, so ist der bestimmte Auftrag an die uns untergeordneten Behörden schon wiederholt ergangen, mit der nöthigen Strenge gegen selbe zu verfahren, weil ein blosses Verboth bishero so wenig fruchtete, um auch von dieser Seite Unterthanen von Euer Königlichen Majestät vor Schaden zu sichern, und wir leben der Hofnung, diese Sekte in Bälde ausgetilgt zu sehen.*

Es war das gleiche Lied wie in Altbayern und Schwaben. Und dabei hatte es in den k.k. Erblanden seit dem Erlaß des Sanitätsnormativs an Bemühungen dieser modernen Medizinalbehörden nicht gefehlt, irreguläre Heiler und Arzneihandel zu unterdrücken.[341] Um so erstaunlicher wirkt ein Bericht des Innsbrucker Landesguberniums, in dem bereits 1808 vermeldet wurde, *daß über Pfuscher und Pfuschereyen keine weitere Berichte eingegangen sind, weil wir es uns zu unerläßlichen Pflicht gemacht haben, durch die schärfsten Maaßregeln dieselben auszurotten.*[342]

Da 1817 Johann Peter Frank über die Verhältnisse im Kaisertum Österreich berichtete, daß noch immer Tiroler mit ihren Arzneikästen durch Flecken und Dörfer, ja bis in die Vorstädte Wiens zögen, zudem auch welsche, slawonische und ungarische Ölträger, die unter anderem opiumhaltigen Theriak und Mithridat verkauften,[343] ist jene Erfolgsmeldung wohl darauf zurückzuführen, daß 1806 und 1807 den Tiroler Olitätenfabrikanten Herstellung von Vieharzneien und ihr Verkauf innerhalb Tirols erlaubt worden war.[344] Ein striktes Verbot dieser Arzneifabrikation und des Verkaufs hätte schwere wirtschaftliche und soziale Folgen in der ärmeren Tiroler Bevölkerung gehabt. Auf der anderen Seite brauchten die Hersteller und Hausierer ihre Waren nur als *Vieharzneien* zu deklarieren und konnten unterderhand Anweisungen für die Anwendung bei Menschen geben. Es war also wohl ein Scheinerfolg. Die Laien-, Familien- und Selbstbehandlung war ohnehin nicht zu überwachen, insbesondere nicht in dem Gebirgsland Tirol mit seinen vielen unzugänglichen Tälern und Bergbauernhöfen.

Nach der Annexion des ehemaligen Erzstifts Salzburg 1810 und des zu diesem gehörigen Teils des Zillertals mit seinen zahlreichen Arzneifabrikanten, die seit langem landesherrlich privilegiert waren, mußte auch über deren Fortbestand entschieden werden. Von den hier hergestellten bzw. verlegten 60 Präparaten wurden auf ärztliches Gutachten immerhin 38 als medizinisch brauchbar erklärt und davon 21 zur Anwendung erlaubt. Wahrscheinlich wurden noch wesentlich mehr als diese danach in Salzburger und Tiroler Gebieten, im Schleichhandel wohl auch in den übrigen Teilen Bayerns verkauft.[345]

Die Arzneihausierer, Waldmänner und Ölträger konnten sich nicht nur in den gebirgigen, sondern auch in den flacheren Landesteilen dem Zugriff der Ordnungskräfte entziehen, weil sie das Land kannten und mit ihren Kraxen auf Schleichwege ausweichen konnten. Fuhren sie mit Pferd und Wagen, so war es ihnen nicht schwer, verbotene Arzneiwaren unter anderem Handelskram zu verbergen. Und sie wurden von ihren Kunden, die ihrer Ware auch in der Zeit der Medizinalreform bedurften, gedeckt.

Fahrende Wund- und Augenärzte

Anders war es mit den fahrenden Heilern und Operateuren, die früher oft mit ganzen Truppen gereist waren, Theater aufgestellt und mit Reklamezetteln geworben hatten. Solchen begegnen wir auf dem Gebiet des neuen bayerischen Staates nicht mehr. Von dem Botanicus und Medicinae practicus Johann Konrad Hofmann, der uns 1805 mit seinem breiten heilkundlichen Angebot in noch nicht mediatisierten fränkischen Territorien begegnet war, haben wir gehört, daß er auf bayerischem Gebiet offenbar nicht mehr geduldet wurde.

Die geprüften fahrenden Operateure, Zahn- und Augenärzte durften in Bayern auch weiter ihr Gewerbe ausüben. Für eine Beschränkung auf den Heimatgerichtsbezirk, wie sie 1802 den Operateuren Elbs und seinem Schwiegersohn Schatz auferlegt wurde, gibt es keine allgemeine Verordnung. Dem uns bekannten Johann Christoph Rupprecht wurde 1807 das Operateurspatent bestätigt. Man konnte auf diese Spezialchirurgen vorläufig nicht verzichten.

In den Jahren 1795 und 1797 war uns der Augsburger Augenarzt Adam Hette begegnet, angegriffen vom Augenarzt Dr. Haberl, aber protegiert vom Kurfürsten. 1803 kam er zur Jacobidult wieder nach München, stieg im Gasthof *Zum Hahnen* ab und behandelte Patienten. Seinen Aufenthalt hatte er vorher durch Zeitungsanzeigen angekündigt. Wieder protestierte Haberl, da Hette in Bayern nicht examiniert sei und es im Lande ohnehin schon drei Augenärzte gebe. Hette wies seine alte Lizenz vor und zog weiter durch Städte und Märkte. Dort schickte er eine Magd von Haus zu Haus, die die Menschen nach eventuellen Augenleiden fragte und Hettes Operationen anpries, so z.B. in Altötting. Trotz einer Beschwerde des in Neuötting ansässigen Augenarztes Moiß Rupprecht schritten die Behörden nicht ein.[346]

Einen Grund hierzu sahen sie erst zwei Jahre später. Hette verkaufte einen *Augenbalsam*, bei dem es sich um ein Mittel vornehmlich gegen äußere Entzündungen, etwa der Bindehaut und der Augenlider, aber kein Universalmittel handelte. Hette hatte den Balsam, der in kleinen Büchsen zu 45 kr. und 1 fl. abgefüllt war, dem Straubinger

Buchhändler Ignaz Heigl in Kommission gegeben. Heigl ließ eine Werbeannonce in den *Straubinger Anzeiger* einrücken und wurde damit polizeinotorisch, denn er verstieß gegen das Arzneimittelgesetz von 1804. So mußte das Polizeikommissariat Straubing den Augenbalsam in der Heiglschen Buchhandlung konfiszieren.[347]

Im Jahre 1805 wurde die Zulassung fahrender Heiler durch eine Verordnung der Landesdirektion von Bayern geregelt, die dann für das ganze Königreich Geltung erhielt und noch um die Mitte des Jahrhunderts in Kraft war.[348] Hiernach mußten die inländischen Operateure, Zahn- und Augenärzte an einer inländischen medizinischen oder chirurgischen Schule ausgebildet und geprüft sein, besonders in dem speziellen Teil der Chirurgie, dem sie sich vorzugsweise widmeten. Ausländern, *welche als große Operateurs in allgemeinem Rufe stehen,* konnte die Prüfung erlassen werden. Es sieht so aus, als habe u.a. der *Fall Hette* zu dieser Ausnahmeregelung Anlaß gegeben. Sonstige Ausländer mußten Zeugnisse vorlegen, die eine abgeschlossene ordentliche Ausbildung an einer medizinisch-chirurgischen oder chirurgischen Lehranstalt mit Prüfung und Approbation bescheinigten. Auf Verlangen sollten sie der Ortspolizeibehörde eine Kaution hinterlegen, *daß sie das Publikum nicht durch übertriebene Taxen, durch unpassende, nur aus Gewinnsucht unternommene Operationen, durch zu frühes Abreisen und Verlassen der Operirten oder durch Ausgaben verschiedener kostspieliger Arkanen oder andere medizinisch-chirurgische Pfuschereyen gefährden.*

Im *Organischen Edikt über das Medizinalwesen* von 1808 wurde die Zulassung fahrender Ärzte und Operateure den Generalkommissariaten, das waren die späteren Bezirksregierungen, übertragen; diese Bestimmung wurde 1825 erneuert, desgleichen 1838 die Regelungen über Ausländer von 1805 und 1808.[349]

So gab es in Bayern also bis weit ins 19. Jahrhundert hinein fahrende Heiler. In dem modernisierten Staatswesen hat man sie nicht nur legalisiert, sondern ihnen auch eine *reguläre* Rolle zugewiesen. Sie boten Behandlungsverfahren an, für die es unter den niedergelassenen Medizinalpersonen oft noch keine Spezialisten gab. Dies galt vornehmlich für Zahn- und Augenheilkunde, doch beschränkte sich ihre Tätigkeit mitunter nur auf einfachste Verrichtungen, wie das Ausschneiden von Hühneraugen. Der Verkauf von Arzneimitteln, auch einfacher Zahntinkturen, Pulvern und Salben, der von Alters her einen wichtigen Teil ihres Geschäfts ausgemacht hatte, war ihnen un-

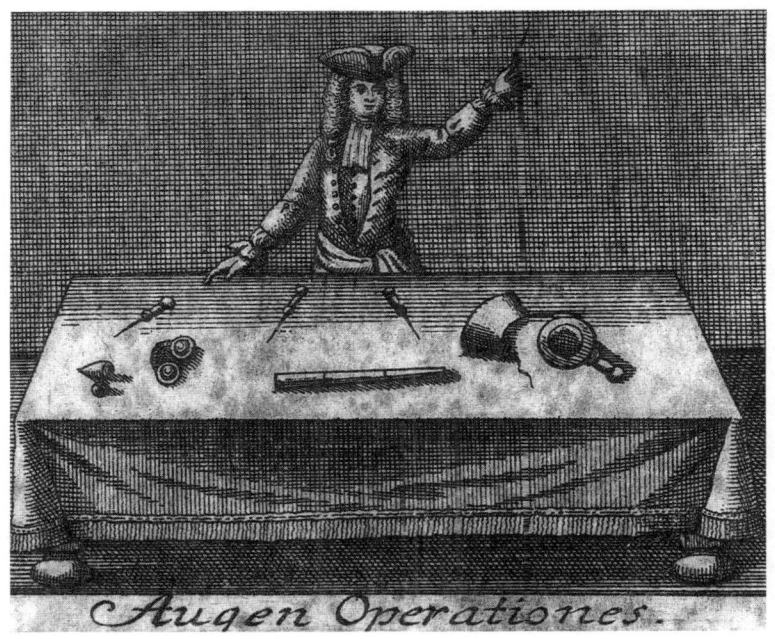

Öffentlich ausstehender Augenarzt mit Instrumenten.

tersagt. Noch 1837 sah sich die Regierung veranlaßt, hierauf — vor allem auf das Verbot des Geheimmittelverkaufs — hinzuweisen.[350]

Bestrafung illegaler Heiler

Fragen wir nach den Strafen, die für Medizinalvergehen verhängt wurden, so haben uns Beispiele des 18. Jahrhunderts gezeigt, daß man nur selten über Strafandrohungen hinausging und dann nur leichte Maßnahmen ergriff, wie Konfiskation und kurze Haft. Nach dem Beginn der Montgelas-Reformen wurde die Justiz strenger. Ein Mann wie Adam Schneider, obwohl als Wiederholungstäter und der schweren Arzneimittelvergiftung überführt, ging zwar straffrei aus, doch sind daneben noch vier Fälle von Wasenmeistern überliefert, deren unerlaubtes Therapieren zu teils härteren Strafen Anlaß gab.

Wie oben beschrieben, hatten die Wasenmeister zu den wichtigsten gewerbsmäßigen Laienheilern gehört, bis ihnen dies durch die Medizinalordnung von 1782/85 verboten worden war. Vor allem gegen sie war man dann bei Verstößen vorgegangen. Sie konnten als illegale Heiler am wenigsten verborgen bleiben, da sie als Inhaber fester Abdeckerstellen sanitätspolizeiliche Aufgaben erfüllten, mit medizinischer Betätigung den Landbadern Kundschaft nahmen und von diesen angezeigt wurden.[351]

Dem uns bereits bekannten Georg Hamberger, Wasenmeister bei Gangkofen, war bereits 1787 Zuchthaus angedroht worden. Trotzdem hat er weiter Kranke behandelt. 1801 drohte man ihm den Entzug der Wasenmeisterstelle und Zuchthaushaft an. 1802 wurde er erneut angezeigt, diesmal wegen eines Todesfalls. Die gerichtsmedizinische Untersuchung ergab, daß er den Schuster Georg Marchner — dieser war 39 Jahre alt gewesen und hinterließ eine Familie mit fünf Kindern — bei seiner Behandlung durch zu vieles Laxieren in die andere Welt geschickt habe. Wegen erwiesenen *homicidii culposi,* also schuldhafter Tötung eines Menschen, erhielt er als mehrfach verwarnter Wiederholungstäter ein halbes Jahr Zuchthaus. Er saß in Burghausen ein und wurde auf Gnadengesuch seiner Frau und des Pfarrverwesers von Gangkofen nach Verbüßung der halben Haftzeit entlassen.[352]

Ähnlich hat sich der Wasenmeister Joseph Hermann in Kronwinkel bei Landshut verhalten. 1793 und 1802 wurde ihm wegen Medizinausgebens Einsperrung angedroht. Er verordnete dennoch weiter innerlich wirkende Arzneien, die der Landshuter Apotheker Hofbauer verfertigte. Deshalb wurden 1808 Hermann mit acht, Hofbauer mit vier Reichstalern Strafe belegt.[353]

Der Fallmeister zu Kronach in Oberfranken, Johann Hoffmann, hatte sich auf die Behandlung der Tollwut spezialisiert. Er gab hiergegen sogenannte Wutzettel, also Zettel mit magischer oder religiöser Aufschrift, und Tropfen zum Einnehmen ab. Auch er wurde verwarnt und 1806 erneut überführt; ein von ihm behandelter Mann war an der Tollwut gestorben. Man verabreichte ihm eine *angemessene körperliche Züchtigung* verbunden mit der Androhung schärferer Strafen.[354]

Glimpflich kam hingegen 1808 der Tölzer Wasenmeister Andreas Lautenbacher davon. Er hatte einen Lenggrieser Bauernsohn wegen eines offenen Beines erfolgreich behandelt und hierfür die stattliche Summe von 63 fl. verlangt und erhalten. Der Tölzer Landgerichtsarzt Dr. Kaspar Attenberger zeigte ihn wegen Medizinalpfuscherei an, worauf in München entschieden wurde, daß Lautenbacher 23 fl. an den Patienten zurückgeben, 20 fl. an den Lokalarmenfond abführen müsse, die restlichen 20 fl. aber behalten dürfe, da seine Behandlung erfolgreich gewesen sei.[355]

Die Fälle, die sich alle vor Erlaß des *Organischen Edikts* ereigneten, zeigen, daß die Strafen recht unterschiedlich ausfallen konnten und daß vor allem Erfolg oder Mißerfolg einer solchen illegalen Behandlung den Ausschlag gab.

Der hilfesuchende Patient

Es liegt in der Natur der überlieferten Quellen, daß meist die Behörden und Ärzte, mitunter die irregulären Heiler, fast nie aber die Patienten zu Worte kommen, also die Menschen, die Hilfe suchten und sich aus bestimmten Gründen für einen bestimmten Heiler entschieden. Was einen solchen Menschen bewegen und welche Bemühungen um Hilfe er unternehmen konnte, schildert der Brief des Dominikus Böckel, Anderlbauer zu Grafing (heute Gemeinde Sauerlach), Untertan der Hofmark Harmating im Landgericht Wolfratshausen — der Hof besteht noch heute und ist Eigentum der Familie Karl.[356]

Dieser Brief lag dem König am 29. Februar 1808 vor. Es ist ein flehentlicher Hilferuf eines von Krankheit, hier Blindheit, bedrohten Mannes an seinen Landesvater, mit der Bitte, für ihn eine Ausnahme von dem Verbot der Laienbehandlung zu machen. Offenbar hielt man es in der Bevölkerung für strafbar, sich an eine nicht approbierte Heilperson zu wenden, obwohl dies aus den Gesetzestexten nicht hervorgeht. Mit diesem Brief liegt uns eine sehr seltene Schilderung des Krankheitserlebens und -verhaltens durch den Kranken selbst vor, eines einfachen Mannes:[357]

Allerdurchlauchtigst-Großmächtigster König, Allergnädigster König und Herr!

Auf meine besorglich gäntzlicher Erblindung und schon allenthalben vergeblich gebrauchten Kuren untern 25ten Jänner heurigen Jahres allerunterthänigst eingereichte Bittschrift geruhten Euer Königliche Majestätt allergnädigst mich an den Medicinal-Rath Titl. Koch anzuweisen, wofür ich auch den allerunterthänigsten Dank abstatte.

Titl. Koch besahe meine Augen, fragte mich um alle Umstände, obe ich nicht einige Wochen hier verbleiben könnte, und verschrieb mir ein Augenwasser. Indessen sagte er mir ganz offenherzig, ein Auge seye schon weg, also incurabel, und für das zweyte (er wolle es probieren) könne er mir nicht gutstehen.

*Alle umliegenden Doctores und Baader, ja selbst den Augendoktor Hä-
berl, der mich 3/4^{tl} Jahr in der Kur hatte, gebrauchte ich zu Rettung
meines Augenlichts, und keiner konnte mir nicht nur nicht helfen, sondern machten im Gegentheil das Uebel desto ärger, da ein Aug schon
dahin ist, und ich das zweyte zu verliehren eben auch in äusserster Gefahr stehe, dabevor Titl. Koch sich selbst äußerten, mir keine sichere Hilfe versprechen zu können.*

*Niemand hilft, niemand kann helfen, und der, der mir die Hilfe zusi-
chert, der schon so vielle Proben seiner Geschicklichkeit gemacht und
dem es noch nie mißlungen hat, darf mir nicht und auch niemand anderen helfen. Ist das kein Zwang, der sogar dem Gesetz der Natur entgegen
lauft? Oder welches Recht verbiethet mir, bey demjenigen Hilfe zu suchen, der mir als Mitmenschen in den verzweifelsten Zufällen helfen
kann? Wahr ist's, es giebt Pfuscher und Leute, die bey denen Patienten
mehr verderben, als gut machen, und da ist eine solche Abstellung so
nothwendig als weislich.*

*Wenn aber einer ein Geheimnis hat, die der andere, ja keiner besitzt,
wenn dieser in seiner Kurart immer glücklich war, und wenn er nur
dann erst einen Patienten übernimmt, da ihn Wundärtzte und Chyrur-
gen als inkurabel anerkennen und hilflos laßen, darf ein solcher seinem
Mitmenschen demnach nicht mehr beyspringen, und muß er ihne zu
Grunde gehen laßen? In welchem Theile der Welt ist wohl dieses Gesetz
aufzufinden?*

*Ich bin ein Mann von besten Jahren, mit 4 kleinen Kindern belastet,
ernähre meinen alten Vater im Austrag und habe so große Abgaben zu
profitieren. Alles verläßt mich hilflos, der der mir das Augenlicht noch
herstellen könnte, darf nicht, und so muß ich als getreuer baierischer
Unterthan aus widernatürlichen Zwang nolens volens blind werden.
Welche schaudervolle Thathandlung in baierischen Staaten!!!*

*Bey all diesen schreckbaren Umständen stehet mir auf Gottes Erdboden
kein anderes Mittel übrig, als Euer Königliche Majestätt durch Gott, dann
um der heiligsten Gerechtigkeit und Menschheit willen allerunterthänigst, ja fußfälligst zu bitten, sich meiner und deren Meinigen zu erbarmen, das nächst zu gantz verliehrende Augenlicht (denn es heißt ohnehin: ein blinder Mann ein armer Mann) gleichwol zu beherzigen, sohin
allergnädigst zu bewilligen, daß der Jakob Noderer (nicht Lorenz Jaiker),
Bauer zu Heilbrunn, königlichen Landgerichts Tölz, der die Augen, die
fast schon zugewachsen gewesen, wiederum frisch und gesund herstellte,
mich in die Kur nemmen und das noch wenige Augenlicht bey mir noch
retten darf, weil sonst Niemand mehr ist, der mir helfen kann.*

Gegenwärtig allunterthänigste Bitte ist eine vor Gott und der ganzen
Welt der gerechtesten Bitten. Ich empfehle sie demnach zur allergnädig-
sten Erhör, mich aber allerunterthänigst treugehorsamst
Euerer Königlichen Majestaett
Allerunterthänigst-treugehorsamster Dominikus Böckel,
schon mehr als zur Hälfte erblindeter Anderlbauer zu Gräfing der von
Bartischen Hofmarkt Harmating, königlichen Landgerichts Wolfrats-
hausen.

Der König entschied selbst und in Gegenwart von Montgelas, der
den Befehl unterzeichnete, doch bleibt es leider unklar, ob Böckel
nun den augenheilkundigen Bauern Jakob Noderer konsultieren
durfte oder nicht.[358] Es bleibt auch unklar, an welcher Augenkrank-
heit Böckel gelitten hat, desgleichen, ob ihm Noderer überhaupt hätte helfen können. Als heilbar galten der graue Star, das Flügelfell und
das Eiterauge, als nicht heilbar der schwarze und der grüne Star. Da
Böckel von *fast zugewachsenen Augen* schreibt, die Noderer erfolgreich behandelt habe, könnte man an eine hartnäckige, schwere Form
des Flügelfells denken.[359]

Aus diesem Brief wird deutlich, wie tief die Medizinalreform in das
Leben der Menschen eingreifen, sie in ihren bisher genossenen Frei-
heiten beschneiden konnte, wenn sie ihnen ihre traditionellen Heiler
einfach nahm und sie einer vertrauten und für sie vertrauenswürdi-
gen Hilfsinstanz beraubte.[360]

Eine neue Medizinalverfassung

In diesem Jahr 1808 wurde das mehrfach genannte *Organische Edikt*
über das Medizinalwesen im Königreich Baiern abgefaßt und am 8. September vom König unterzeichnet. Es faßte die bisherigen Reformen
im gesamten Sanitätsbereich für das nunmehr einheitliche Staatsgebiet zu einer geschlossenen Medizinalverfassung zusammen:[361]

§ 1. Die Ausübung irgend eines Theiles der medizinischen Wissenschaf-
ten wird in Zukunft nur denjenigen erlaubt, welche diesen Theil, den
sie auszuüben gedenken, den dafür bestimmten Gesetzen genügend er-
lernt haben, aus denselben durch die von Uns noch zu ermächtigenden
Stellen geprüft und von diesen mittelst förmlich ausgestellter Zeugnisse
als tauglich anerkannt worden sind.

Dieses medizinische Personal sollte bestehen aus Ärzten, Apothekern, Chirurgen, niederen Landärzten, Hebammen, Tierärzten und Kurschmieden, deren Aufgabenfelder genau abgegrenzt waren. Alle anderen sollten künftighin von jeglicher heilkundlichen Betätigung ausgeschlossen sein. Damit hatte es keinerlei Kurierfreiheit und keine Laien- oder irreguläre Heilkunde mehr zu geben. Alle Lücken für solche Randfiguren sollten geschlossen werden.

Die Aufsicht über das medizinische Personal oblag auf der unteren Verwaltungsebene den Gerichtsärzten. Sie hatten *medizinische Pfuscher* aufzuspüren, bei der zuständigen Polizeistelle anzuzeigen und ihre Verfolgung zu veranlassen. Unter medizinischen Pfuschern aber verstand das Edikt alle Individuen, *welche sich mit widerrechtlicher Ausübung irgend eines Zweiges der medizinischen Wissenschaften, besonders dem Handel mit Medikamenten, dem Ausgeben derselben, dem Verfertigen geheimer Mittel, dieselben mögen Privilegien haben oder nicht, befassen, da Wir den Verkauf der Arzneimittel ausschließlich nur den ordentlichen Apotheken vorbehalten.*

Nicht grundsätzlich verboten wurde die Tätigkeit ausländischer Ärzte und Operateure, doch hatten sie für ihre fahrende Praxis die Genehmigung des General-Kreis-Kommissariats, also der Bezirksregierung, einzuholen.

Ausblicke In Die Spätere Zeit

Wie in anderen deutschen Staaten wurde im neuen Königreich Bayern, das als ein aufgeklärter, nach rationalistischen Grundsätzen geordneter, zentralistisch verwalteter moderner Staat eingerichtet wurde, den Ärzten und der Schulmedizin die alleinige Befugnis zur Ausbildung, Aufsicht und Weisung für die gesamte Heilkunde und alle Heiltätigkeit übertragen. Innerhalb des aufgeklärten Absolutismus des *Montgelas-Staates* bestand von nun an ein Absolutismus der staatlichen Medizinalverwaltung und der akademischen Schulmedizin.

Die fahrenden Heiler verschwanden, doch wurden die anderen irregulären Heilpersonen, die nun durchweg illegal waren, keineswegs ausgerottet. Sie bildeten weiter, wenn auch in geringerem Ausmaß, Steine des Anstoßes für die beamteten und frei praktizierenden Ärzte. Daneben lebten Formen religiösen Heilwirkens und Wunderglaubens fort, die bisher in Verlöbnissen, Wallfahrten und Mirakelberichten ihren Niederschlag gefunden hatten. Durch den aufgeklärten Staat bekämpft, konnten sie plötzlich als scheinbare *Medizinpfuscherei* großes Aufsehen erregen und viel Unruhe erzeugen.

Die Gebetsheilungen des katholischen Priesters Fürst Alexander von Hohenlohe in Franken 1821 und 1822[362]

Am 20. Juni 1821 erregte die Kunde von einem *Heilungswunder* die Stadt Würzburg und verbreitete sich rasch durch Franken, Bayern und weit über die Landesgrenzen hinaus. Die damals 17jährige Prinzessin Mathilde von Schwarzenberg war mit zwei Jahren erkrankt — anscheinend an einer Wirbeltuberkulose mit Senkabszeß —, hatte in der Folge die Gehfähigkeit verloren und eine Wirbelsäulenverkrümmung bekommen. Nach jahrelangen vergeblichen Heilungsversuchen verschiedener ärztlicher Kapazitäten Europas, vor allem in Wien und Paris, hatte sie sich in Würzburg einer orthopädisch-apparativen Behandlung des berühmten Instrumentenbauers und Bandagisten Johann Georg Heine unter Aufsicht des Professors Cajetan von Textor unterzogen. Innerhalb von 20 Monaten hatten sich deutliche Erfolge eingestellt, doch konnte die Patientin noch nicht stehen oder gehen, als sie der damals 27jährige katholische Priester Fürst Alexander von Hohenlohe-Waldenburg-Schillingsfürst, Vikariatsrat in Bamberg, zusammen mit dem Bauern Martin Michel aufsuchte. Nach einem Glaubensgespräch verrichtete Hohenlohe über sie ein Gebet um Heilung und forderte sie auf, aufzustehen und zu gehen. Dies tat sie und gab an, keine Schmerzen mehr zu verspüren. Dieser Zustand blieb bestehen.

Alexander von Hohenlohe war ein entschiedener Vertreter der konservativen katholischen Erneuerung und Feind der Aufklärung, der durch Predigten und Konversionsversuche vielerorts, auch am Münchner Hof, zuletzt in Würzburg bereits erhebliches Aufsehen erregt hatte. Zu seinen Messen strömten die Menschen in Massen. Auf den Gedanken, Gebetsheilungen vorzunehmen, hatte ihn Martin Michel gebracht.

Wenige Tage nach der *Heilung* der Prinzessin — sie wurde von Heine und Textor auf die orthopädische Behandlung zurückgeführt — strömten heilungssuchende Menschen aus Würzburg und der Umgebung zusammen und drängten in rasch wachsender Zahl zu Hohenlohe und Michel. Man mußte Polizisten und Soldaten aufbieten, um den Andrang in geordnete Bahnen zu lenken. Die Heilungsversuche verliefen meist in gleicher Weise: Nach der Frage an den Kranken, ob er an den dreieinigen Gott und Jesus, den Erlöser, glaube und auf seine Kraft zu helfen und zu heilen vertraue, rief der Fürst-Priester Gott an und bat um Heilung. Er tat dies auf öffentlichen Plätzen ebenso wie in seiner Wohnung und in Häusern, in die man ihn rief. Über großen Menschenansammlungen verrichtete er seine Heilungsgebete unter Einschluß aller Heilungssuchenden. Viele Menschen fühlten sich danach tatsächlich geheilt oder wenigstens gebessert. Dies ereignete sich mitunter in aufregender Weise augenblicklich. Ein 14jähriger Junge z.B., der seit langem an Knieschwamm (chronische Gelenksentzündung) litt und nach erfolglosen ärztlichen Behandlungen nur unter Schmerzen an Krücken gehen konnte, soll, als er in Würzburg in einer großen Menge stand, über die Hohenlohe betete, sich plötzlich schmerzfrei gefühlt, die Krücken weggeworfen haben und frei gegangen sein.

Trat Heilung oder Besserung nicht ein, so ermahnte Hohenlohe zu eifrigem Gebet und Kommunion und verhieß den Fromm-Gläubigen das ewige Heil. Messen, Predigten und Bekehrungsversuche setzte er fort, wie auch seine Angriffe gegen Unglauben und Unzucht, Aufklärer und Scheinchristen, lasche Priester und mangelhafte Kirchenzucht.

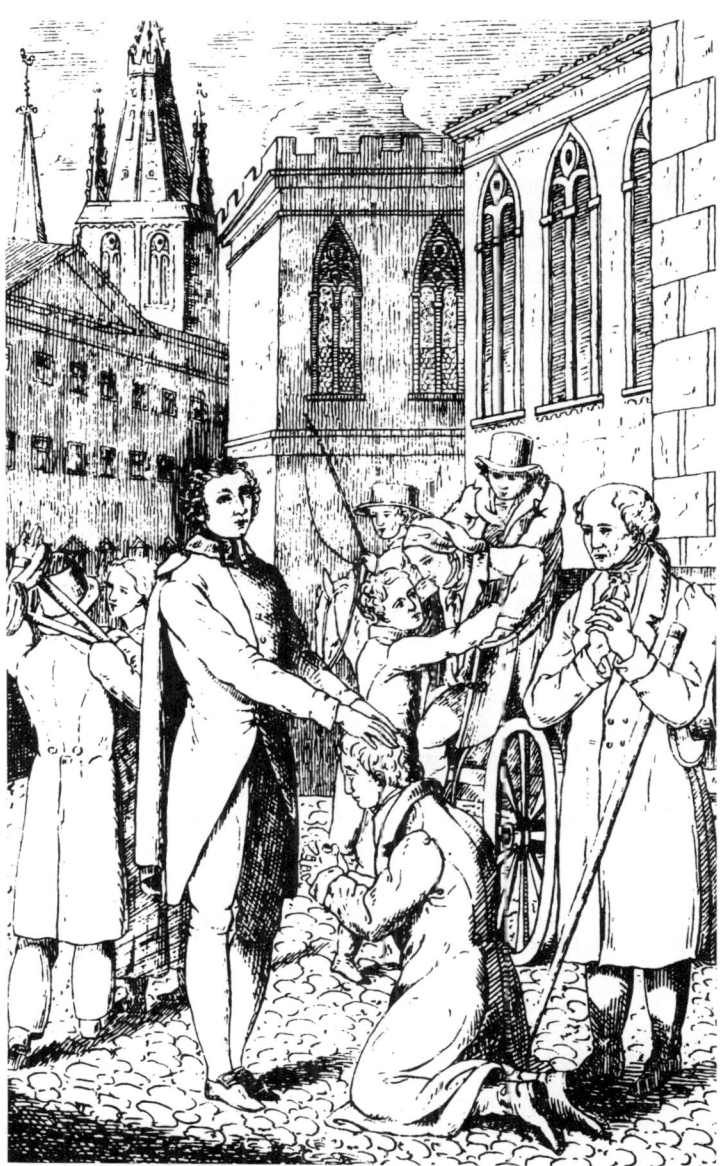

Gebetsheilung durch den Fürsten Alexander von Hohenlohe auf öffentlichem Platz in Brückenau.

Kronprinz Ludwig, der damals in Würzburg residierte, ließ wegen seiner angeborenen Schwerhörigkeit durch Hohenlohe ein Heilungsgebet verrichten und meinte danach besser zu hören. Er stellte darauf den Kaisersaal der Residenz für Heilungsversuche zur Verfügung. Allerdings war die Besserung seines Gehörs nicht von Dauer.

In Würzburg hatten weder der Bürgermeister noch der Generalkommissär des Untermainkreises in das Geschehen eingegriffen, außer daß sie auf Wunsch Hohenlohes Ordnungskräfte stellten. Dies wurde in Bamberg anders, wohin der Fürst bald zurückkehrte.

Auch dort strömten die Menschen in wachsender Zahl zusammen, und Hohenlohe nahm seine Heilungsgebete privat, in Sälen und auf freien Plätzen vor. In Polizeiberichten hieß es, daß Personen, die seit vielen Jahren an Gicht bettlägerig gewesen, nach des Fürsten Heilungsgebet aufgestanden seien und wieder hätten gehen können, daß mehrere Blinde sehend, Taube hörend, Stumme redend geworden seien usw.

Der Bamberger Bürgermeister Franz Ludwig von Hornthal, Renegat und Vertreter einer doktrinären Aufklärung, dem Hohenlohe schon vorher wegen seiner Predigten und Bekehrungstätigkeit ein Dorn im Auge gewesen, sah in den neuen Ereignissen einen gefährlichen Rückfall in Obskurantismus und religiöse Schwärmerei bis hin zu staatsgefährdender Unruhe in der Bevölkerung. Der in Bayreuth residierende Generalkommissär des Obermainkreises war dagegen unentschlossen, weder beruhigte er, noch griff er durch. So standen sich in Hohenlohe und Hornthal zwei Eiferer direkt gegenüber.

Zunächst aber reiste Hohenlohe auf Einladung Kronprinz Ludwigs nach Bad Brückenau. Dort nahm er in dessen Gegenwart mehrere große Heilversuche auf öffentlichem Platz vor, wozu aus nah und fern wieder große Menschenmengen zusammenströmten und viele Kranke durch Gebet und Handauflegung geheilt wurden, wie die dortige Gendarmerie berichtete.

Nach einem Monat kehrte Hohenlohe nach Bamberg zurück und nahm sogleich wieder seine Heilungen auf. Die Menschen strömten jetzt in großen Prozessionen zu ihm. Dem aber glaubte Bürgermeister von Hornthal ein Ende setzen zu müssen, indem er dem Fürsten immer engere Beschränkungen auferlegte, wie vorherige Anmeldung von Heilgebeten, Gegenwart von Ärzten und Polizei, später Verbot öffentlicher Heilungsversuche auf freien Plätzen usw. Hohenlohe hat sich trotz zunächst gemachter Zusagen regelmäßig über diese Anordnungen hinweggesetzt, teils sogar unmittelbar darauf. Es kam zu Zeitungskontroversen, zur Überwachung und Bespitzelung durch Polizeiagenten und ähnlichem; auch die kirchlichen Oberen richteten nichts aus. Aus all diesen Vorgängen entstand eine zunehmende Unruhe in der Bevölkerung, die den Zustrom zu dem Wundermann nur noch mehr förderte.

Sowohl der Bürgermeister als auch der Generalkommissär wandten sich mit der Bitte um konkrete Handlungsanweisungen an die Regierung in München, erhielten aber nur Hinweise auf die gesetzlichen Bestimmungen, was ihnen überhaupt nichts half.

Dem König freilich war der eifernde Priester Hohenlohe schon lange verdächtig, nachdem er früher versucht hatte, die evangelische Königin zur Konversion zu bewegen und deshalb vom Hofe verwiesen worden war. Die Heilungsversuche nannte Max Joseph *exaltirten Fanatismus* und geriet mit seinem Sohn Ludwig hierüber in ein ernstes Zerwürfnis. Schließlich bat er sogar den Papst, Hohenlohe nach Rom zu rufen und dort eine Zeitlang festzuhalten.

Nun hatte bereits Hohenlohe selbst an den Papst geschrieben, seine Heilungsversuche geschildert und sie dem päpstlichen Urteil unterworfen. Der Papst ermahnte ihn hierauf, sie ohne *geräuschvolle Öffentlichkeit* vorzunehmen, nach Rom aber zitierte er ihn nicht, und erst ein Jahr später forderte er die Bischöfe auf, nachforschen zu lassen, ob es sich bei den Heilungen um echte Wunder handle.

So sehr es in dieser ganzen Angelegenheit dem Staat und auch der Kirche darum ging, Aufsehen und Unruhe zu vermeiden, so gab es doch keine rechtliche Handhabe, dem wundertätigen frommen Fürsten das Handwerk zu legen. Die Medizinalgesetze verboten jede medizinische Pfuscherei, doch bei genauem Hinsehen betrieb Hohenlohe diese auch gar nicht. Vereinzelt untersuchte er Kranke ansatzweise, z.B. indem er ihre Augen betrachtete. Oder er ergriff beim Heilgebet den Kopf eines Starblinden und drückte die Augen, wonach sich keine Besserung einstellte. Einmal riet er einer Mutter kranker Kinder, keine Arzneimittel mehr zu verabreichen; auch hier hatte sein Gebet keinen Erfolg. Und bei einem Fall ließ er den Verband von einem skrofulösen Fußgeschwür abnehmen. Doch blieben dies Einzelfälle. Sonst verrichtete er stets nur Gebete über und mit den Kranken. Und da er grundsätzlich keine Bezahlung annahm, geschweige denn forderte, vielmehr sein Heilwirken ausdrücklich als eine Form der Glaubensverbreitung bezeichnete und die Menschen zu Buße und Gebet aufforderte, konnte man ihm mitnichten Medizinalpfuscherei anhängen. Verstöße gegen Religionsgesetze, insbesondere gegen die

Verbote bestimmter religiöser Riten und altertümlicher Gottesdienstformen, Wallfahrten usw. beging er bei strenger Betrachtung auch nicht.

In der Zwischenzeit entzog der Staat Bürgermeister von Hornthal die Befugnis, Hohenlohe Ordnungsauflagen zu machen — es war bis zur Verhängung von Geldstrafen und Haftandrohung gekommen —, trennte damit die beiden Kampfhähne und dämpfte so die Erregung.

Die Ordnungsbehörden hatten die Heilungsversuche Hohenlohes von Anfang an, soweit dies möglich war, protokollieren lassen. Dann haben verschiedene Ärzte, deren Patienten den Wundermann aufgesucht hatten, Gutachten über Erfolge oder Mißerfolge angefertigt. Schließlich verrichtete Hohenlohe im Bamberger Krankenhaus in Gegenwart von Ärzten über Patienten Heilgebete, deren Wirkung anschließend untersucht wurde.

Die von Hohenlohe behandelten und angeblich oft auch geheilten oder gebesserten Leiden waren nie akut, sondern ausschließlich chronisch, wie Gicht, chronische Entzündungen, Schäden und Schmerzen an den Gliedmaßen, Störungen der Sinne und Sinnesorgane, alles Übel, bei denen ärztliche Behandlungen nichts ausgerichtet hatten.

Jene ärztlichen Urteile fielen keineswegs einheitlich aus. Sie reichten von scharfer Ablehnung jeglicher Heilwirkung auf der Grundlage ausschließlicher Anwendung der *Gesetze* der Schulmedizin bis zur neidlosen Anerkennung echter und dauerhafter Heilungen. Aus den Gutachten ragt eine sehr umsichtige Betrachtung über *psychophysische* Vorgänge heraus, die darlegte, daß es aufgrund starker seelischer Erregung zu Veränderungen im Körper und somit zu solchen Heilungsphänomenen kommen könne; sie stammte von Professor Christian Pfeufer, dem dirigierenden Arzt des Bamberger Allgemeinen Krankenhauses.

Im Mai 1822 war Fürst Hohenlohe durch all diese Aufregungen und Streitigkeiten offenbar zermürbt und ließ sich beurlauben, um sich zu seiner Mutter nach Wien zu begeben. Von dort ist er nicht mehr nach Bayern zurückgekehrt; er wurde Domherr, später Großpropst und schließlich Weihbischof zu Großwardein in Ungarn. Sein Ruf als Wundertäter blieb ihm, und er hat verschiedentlich in den österreichischen Staaten Gebetsheilungen vorgenommen.

Der massenhafte Zustrom hilfsbedürftiger Menschen, den der junge, von glühendem religiösem Eifer erfüllte Priester hochadeligen Geblüts auf sich zog, zeigt bezüglich des Empfindens der Menschen zweierlei: Es bestand ein großes Bedürfnis nach Heilung körperlicher

Leiden, in denen die offizielle Medizin nicht zu helfen vermochte. Damit verband sich ein weit verbreitetes Mißtrauen gegen die sich absolut setzende Schulmedizin mit ihrem staatlichen Herrschaftsanspruch. Dieses Mißtrauen richtete sich unmittelbar gegen die Ärzte, die jetzt zwar überall im Lande erreichbar waren, jedoch die altvertrauten volksnahen Heiler verdrängt hatten bzw. bekämpften.

Es bestand zum anderen ein starkes religiöses Bedürfnis, das in dem neuen laizistischen Staatswesen nicht befriedigt wurde. Die rücksichtslose Säkularisierung und die Verbote althergebrachter religiöser Bräuche, vor allem der vielen Wallfahrten zu Gnadenstätten, an die man sich in Nöten und Leiden gewandt hatte, hatten wichtige Quellen für Hilfe und Trost verschüttet.

Alexander von Hohenlohe besaß offensichtlich die Ausstrahlung eines Heilers und Trösters für diese Menschen in einem Maße, wie es Landgerichtsärzte und Ortspfarrer, wissenschaftliche Medizin und aufgeklärte Theologie nicht bieten konnten.

Selbst- und Laienbehandlung um 1860

Sechs Jahrzehnte waren seit dem Beginn der bayerischen Medizinalreform ins Land gegangen, als 1858 das Ministerium des Inneren sämtliche bayerischen Landgerichtsärzte aufforderte, über ihre Amtsbezirke ausführliche Beschreibungen von Land und Leuten anzufertigen, die von den geographischen Gegebenheiten einschließlich Pflanzen-, Tierwelt und Landwirtschaft über den allgemeinen körperlichen und geistigen Volkscharakter, die wirtschaftlichen, sozialen und kulturellen Verhältnisse bis zur Religiosität und zum Verhalten in Krankheiten alle wichtigen Dinge darstellen sollten. Innerhalb der nächsten Jahre faßten die Amtsärzte diese *Physikatsberichte* ab und sandten sie an das Ministerium ein.[363]

In sehr vielen dieser Berichte, und zwar aus allen Regierungsbezirken des Königreichs, finden sich Klagen, daß noch immer in der einfachen Bevölkerung Mißtrauen gegen die Ärzte und die Schulmedizin bestünde, daß in vielen Krankheitsfällen kein Arzt zugezogen würde, dagegen nach wie vor die Selbstbehandlung weit verbreitet sei und alle möglichen Laienbehandler und einfache Bader beim Volk mehr Vertrauen genössen als die Ärzte. Vor allem scheuten die Menschen die Kosten, die ein Arzt verursachte. Für die hier berichtenden Amtsärzte kam erschwerend hinzu, daß sie als Staatsbeamte unter anderem dazu verpflichtet waren, Verstöße gegen die Medizinalgesetze zu ahnden, in Prozessen zu gutachten, Rekruten zu mustern und eben auch illegale Heiler aufzuspüren und verfolgen zu lassen. All dies schuf Mißtrauen, und das zuletzt genannte wurde ihnen oft als Ausdruck von Brotneid und Habgier angekreidet.[364]

Wie schon früher versuchten die Menschen in Krankheitsfällen sich und die Familienangehörigen nach den überlieferten Rezepten der Volksmedizin zu behandeln. Bei kleinen Kindern und Alten verzichtete man vielfach wie früher auf die Beiziehung eines Heilers, dem man ein Honorar hätte zahlen müssen. Die Volksmedizin bediente sich mannigfaltiger empirisch erprobter Mittel, insbesondere selbst gesammelter und verarbeiteter Heilpflanzen. Dazu kamen Arzneien, die man bei Krämern kaufte. Weiter gehörten dazu Gebete, Segens- und Zaubersprüche, Amulette, sympathetische Mittel und anderes mehr.

Als nächstes wandte man sich an Laienbehandler und Bader. Von fahrenden Heilern und Heilmittelhändlern lesen wir in diesen Berichten allerdings fast nichts mehr; sie waren zu dieser Zeit von Bayerns Straßen weitgehend verschwunden. Nur aus Oberfranken wurde vereinzelt berichtet, daß im Frühjahr noch Königseer Arzneiwarenhändler herumzogen, die Tropfen und Essenzen verkauften, die die Menschen zur Selbstbehandlung gebrauchten.

Die Laienbehandler in den Dörfern waren für ihre Fertigkeiten in der ganzen Region bekannt. Die Gerichtsärzte nannten am häufigsten *alte Weiber*, womit wohl heilkundlich erfahrene alte Familienmütter und sonstige Frauen gemeint waren, die ja traditionsgemäß in den Hausgemeinschaften die Aufgaben der Krankenpflege erfüllten. Sie nannten weiter Abdecker, Schäfer und Hirten sowie sonstige Leute aus verschiedenen Ständen, die sich mit ihren Kuren einen Namen gemacht hatten.

Noch immer wandten diese vielfach die Harnschau als Diagnostik an, gaben ihre Geheim- und Spezialmittel ab, wirkten aber auch als Spezialisten für bestimmte Krankheiten, wie Augenleiden, Panaritien, Gicht, Verrenkungen, Knochenbrüche (Einrichter) und anderes. Darunter gab es Gesundbeter, die sich ebenfalls auf bestimmte Leiden spezialisieren konnten, wie Gicht, Augenleiden, Kopfschmerz, Blähungen, Geschwülste, Fieber oder Atrophie. Auch Hexenbanner wurden zu Hilfe geholt. Bei Geisteskrankheiten ging man in verschiedenen katholischen Gegenden zum Priester, der exorzisierte. Zum Benedizieren rief man ihn auch bei anderen Krankheiten. All dies geschah nicht nur auf dem Land; manche Ärzte beobachteten es auch in Städten bei der bürgerlichen Bevölkerung.

Die Bader waren nach den neueren Gesetzen nur noch untergeordnete Heilgehilfen und gehörten zu den approbierten Heilpersonen, doch führten sie, wenn sie konsultiert wurden, vielfach noch die althergebrachten Aderlässe und drastischen Abführkuren durch und überschritten damit ihre Kompetenzen. Die Leute gingen zu ihnen, weil sie ihnen gesellschaftlich näher standen und vertraut waren, aber auch, weil sie viel weniger kosteten als die Ärzte. Ein schwäbischer Landgerichtsarzt nannte sie deshalb *Blutsauger am Mark und Leben des Arztes auf dem Land.* Erst wenn alle diese Heilversuche nicht geholfen hätten, würde man den Arzt rufen. Dann aber seien die Erwartungen sehr hoch, man fordere rasche Hilfe und Wunderheilungen. Oft bleibe dem Arzt jedoch nur noch, den Totenschein auszufüllen.

Der Landgerichtsarzt von Laufen in Oberbayern, Dr. Julius Neudegger, beschrieb in seinem Physikatsbericht 1861 die mannigfaltigen Möglichkeiten, die sich in und um seinen Amtsbezirk den Menschen boten, in verschiedenen Leiden verschiedene Laienheiler aufzusuchen. Eigentlich hätte er gegen diese gerichtlich vorgehen müssen, hat es auch versucht, doch war es bekannt, daß ein Gerichtsarzt sich hiermit bei der Bevölkerung nur verhaßt machte und in seiner Privatpraxis Einbußen erlitt. Viele seiner Kollegen verzichteten deshalb in solchen Fällen auf eine Anzeige. Es gab damals im Landgericht Laufen neben dem Landgerichtsarzt vier weitere praktische Ärzte, fünf Bader und Chirurgen, 16 Hebammen, eine Apotheke und vier Krankenhäuser; der Bezirk war also mit approbierten Heilpersonen gut versorgt:[365] *Er (ein Bauer; d.Verf.) hat ... eine Verkältung sich zugezogen, oder er hat nach dem Genusse des Schweinefleisches an einem heiligen Tage Wasser getrunken — das Schädlichste von Allem! —, und nun wird Hollunder-Thee gemacht und tapfer geschwitzt. Hilft das nicht, so geht man zum Arzte auch wohl; wenn der nicht sogleich hilft, nicht das Rechte errathen hat, sagen sie, zum zweiten oder zum Pfuscher oder zur Pfuscherin. Wer hilft nicht im Salzburger Gebiete? Da ist die Schinderin in der Gaupel bei Hallein, welche gegen Sand und Gries, gegen Gicht, gegen Alles hilft bis auf die Beinbrüche, in denen der Bochbauer von Großgmain, die Dandlbäuerin von Thannhausen und ihre Base Schwarzmaier, Magd in der Gemeinde Otting, Wunder wirken. Die Schinderin braucht bloß den Urin zu sehen, die andere aber den ganzen Patienten, dem sie mit ungeheurem Kraftaufwande und unter großen Schmerzen das wirklich oder häufig genug blos vermeintlich gebrochene Bein einrichten und mit Pechpflaster bekleben. Da ist in Wals ein Bauer, der den Krebs, und der Schmied von Seeham, der mit Sympathie Alles heilt. Bei Waging zeichnet sich Einer in Wassersuchten aus, und Ueberbeine umreißt der Schmied von Sitzenheim und viele Andere. Augenwaser sind überall zu finden und Redlinger Pillen bei jedem Krämer, wenn sie nothwendig sind, weil nichts ,durchgeht.' Gegen Wunden und Brand ist aber nichts wirksamer als die Peracher Brandsalbe, die in verzweifelten Fällen auch innerlich, buchstäblich viertelpfundweise genommen wird; und nicht zu vergessen ist der Bader Schrott in Salzburg, welcher die Gicht — und ihm ist alles Gicht — mit Aderlaß, Schröpfen und Pillen kurirt, letztere das Stück zu 6 kr. Aderlässe werden jährlich im Mai häufig vorgenommen und gewohnheitsmäßig Purganzen gebraucht. Manchmal gelingt es dem verständigen Geistlichen, der in jedem Erkrankungsfalle früh genug gerufen wird, den Pfuscher fern zu halten; nicht selten aber hintergeht man ihn hierin so gut, wie den Arzt.*

Insgesamt aber war das Mißtrauen gegen akademische Ärzte im Abnehmen und die Abneigung gegen schulmedizinische Behandlung im Schwinden begriffen.

So bemühten sich zum Beispiel im Landgericht Neumarkt in der Oberpfalz sechs Ärzte, *der wissenschaftlichen Medicin die Alleinherrschaft zu erringen.* Sie hatten damit in ihren Wohnorten und deren näherer Umgebung Erfolg. In weiter entlegenen Dörfern dagegen betrieben die Menschen nach wie vor Selbstbehandlung und holten Bader und Laienbehandler. Nur 38,6 % der Verstorbenen hatten dort um 1860 einen Arzt konsultiert.

Aus dem Ansbacher Land berichtete der Amtsarzt von noch verbreitetem Aberglauben, der heimlich betrieben würde, während sich die Menschen nach außen aufgeklärt gäben. In schlimmen Krankheiten jedoch würde ärztliche Hilfe gesucht, und es würden auch die Anordnungen des Arztes in der Regel befolgt. Im Aschaffenburger Land konnte sogar von Vertrauen und Zuneigung des Landvolks gegenüber Ärzten berichtet werden.

Die Industrialisierung, die damals in Bayern in größerem Maße einsetzte, führte zu einem tiefgreifenden kulturellen Wandel, und zwar auch in der medikalen Kultur. Das moderne Medizinalwesen setzte sich immer mehr durch. Laienbehandler, die seit 1871 im neuen deutschen Reich wieder praktizieren durften, verlegten sich zunehmend auf Außenseiterverfahren, wie die Homöopathie und die Naturheilkunde. Dazu verwendeten sie, meist durch familiäre Überlieferung ererbt, althergebrachte Kenntnisse und Fertigkeiten, wie Harnschau und Einrenken. Die Zeit der fahrenden Heiler aber war abgelaufen.

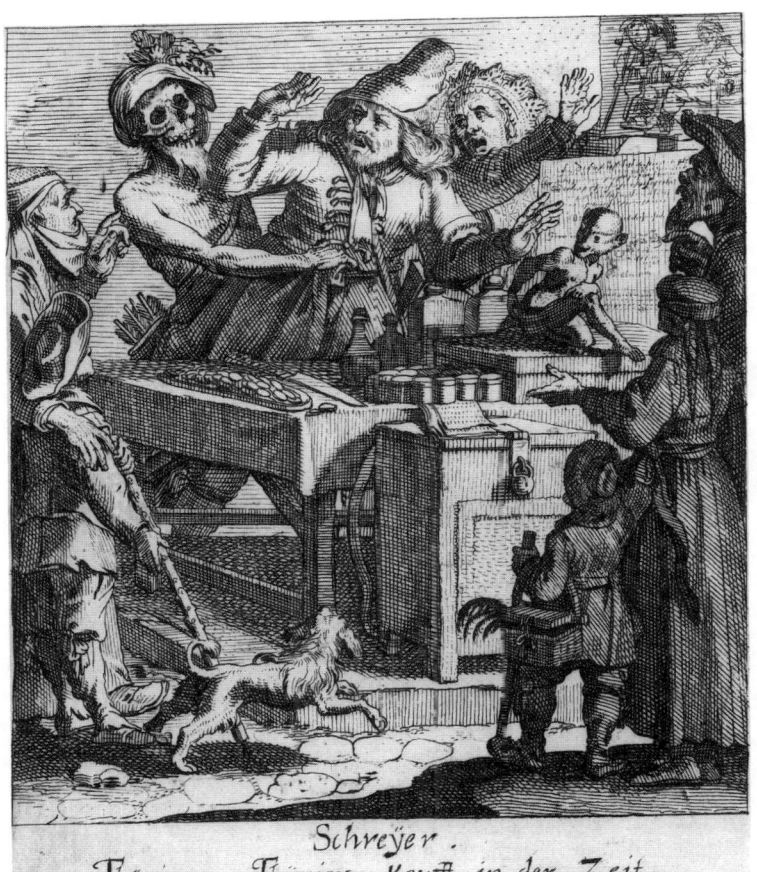

Schreyer.

Thyriax, Thyriax kaufft in der Zeit,
   So habt ihr in der Noth bereit,
Probatum eſt allein ich Klag
   Das er mir nicht mehr helffen mag.

Der Tod holt einen Arzneihändler an seinem Verkaufsstand

DER AFRIKANISCHE DOKTOR ODER DAS BEWEGTE LEBEN DES FAHRENDEN HEILERS JOHANN LEINBERGER

Herkunft und Lehre

Anhand eines umfangreichen Aktenbestandes, der im Bayerischen Hauptstaatsarchiv lagert, erhalten wir Einblick in das Schicksal eines fahrenden, zeitweise auch seßhaften Heilers und Operateurs mit allen möglichen und absonderlichen Merkmalen und Ereignissen, wie sie Leben und Wirken von Angehörigen dieser Berufsgruppe in jener Zeit bieten konnten. Jahrelang haben sich das Collegium medicum und andere Behörden bis hinauf zum Kurfürsten mit diesem Mann auseinandersetzen müssen, dem es immer wieder gelungen ist, seine Interessen gegen den Protomedicus und seine Medizinalräte unter Umgehung von Gesetzen und Ausnutzung von Beziehungen durchzusetzen.[366]

Johann Georg Leinberger wurde um das Jahr 1730 geboren.[367] Wahrscheinlich stammte er aus der Oberpfalz, aus einem Ort namens Pointen, war der Sohn eines dort ansässigen Kräutersammlers und Wurzelgrabers, vielleicht auch Chirurgen, und der Bruder des Waldmannes Jakob Leinberger, der uns bereits begegnet ist.[368] Er gab später an, das Chirurgen-Handwerk bei seinem Vater gelernt zu haben, doch könnte es sich dabei wie bei seinem Bruder um Kräuter- und empirische Heilkunde gehandelt haben.[369] Nach einer anderen Darstellung sollte Leinberger von Zigeunern abstammen; so sagte 1786 ein Zuchthaushäftling über ihn aus. Diese Version wurde dadurch begünstigt, daß Leinberger selbst abenteuerliche Geschichten über seine angebliche afrikanische Herkunft in Umlauf setzte.[370]

Eine chirurgische Ausbildung hat er sicher durchlaufen, denn bereits 1750 erwarb er die Lizenz, im Rentamt Straubing auf öffentlichen Märkten Operationen durchzuführen, Arzneimittel zu verkaufen und zu verordnen sowie sich in diesem Landesteil ansässig zu machen.[371] Ansässig war er um diese Zeit in Wallerstein, im Fürstentum Oettingen-Wallerstein, wenige Kilometer nordwestlich Nördlingens. Nach Prüfungen durch Amts- und andere Ärzte erhielt er bereits Anfang 1752 vom bayerischen Kurfürsten ein Patent, das ihm die fahrende medizinische und chirurgische Praxis — *praxis botanica et chirurgica* — in den gesamten bayerischen Kurlanden nicht nur auf öffentlichen Märkten, sondern zu allen Zeiten und allerorten erlaubte.[372]

Als Feldchirurg im Siebenjährigen Krieg

Es ist möglich, daß er innerhalb der folgenden Jahre, als er in Bayern einschließlich der Haupt- und Residenzstadt seinem ambulanten Heilgewerbe nachging, sich irgend etwas hat zuschulden kommen lassen; in den Akten wird dies nur angedeutet.[373] Auf jeden Fall ging er nach dem Beginn des Siebenjährigen Krieges zum bayerischen Heer, wo er, wenn es sich um ein geringeres Vergehen gehandelt hat, vor Strafverfolgung sicher war.

Am 29. August 1756 war König Friedrich II. von Preußen mit seinen Truppen in Sachsen einmarschiert, um dem Angriff der großen Koalition, die sich gegen ihn gebildet hatte, zuvorzukommen. Am 17. Januar 1757 hatte der Reichstag zu Regensburg die Reichsexekution gegen Preußen beschlossen und alle Reichsstände aufgefordert, ihre Kontingente dem Kaiser zur Verfügung zu stellen. Der bayerische Reichskreis, zu dem neben Kurbayern die Erz- und Hochstifte Salzburg, Regensburg, Freising, Passau sowie weitere kleinere und kleinste Reichstände gehörten, wie die Fürstpropstei Berchtesgaden, die Reichsstadt Regensburg, die Grafschaften Haag und Hohenwaldeck, die Herrschaft Breitenegg oder die Reichsstifte St. Emmeram, Ober- und Niedermünster in Regensburg, mußten zwei Infanterieregimenter (Kreisregimenter) mit Artillerie und Troß stellen.

Zum letzteren gehörten zwei vierspännige Spitalwagen mit Decken, Strohsäcken, Feldapotheken und chirurgischen Instrumenten. Das erste Kreisregiment, das vornehmlich aus kurbayerischen Truppen zusammengestellt wurde, hatte einen Regimentsfeldscher und neun Unterfeldschere, das zweite wohl entsprechend. Im übrigen handelte es sich um recht zusammengewürfelte Truppenteile, die man nur schwer auf den notwendigen Mannschaftsbestand brachte. Da die Werbungen nur wenig Erfolg hatten, füllte man die Einheiten mit ungeübten Rekruten auf und diese wiederum mit festgenommenen Landstreichern. Die Offiziere aus den kleinen Reichsständen waren zum Teil alt und gebrechlich. Ausbildung, Uniformierung und Bewaffnung waren uneinheitlich und mangelhaft. Dieses Kontingent, das erst im November 1757 einigermaßen vollständig war, wurde befehligt von dem bayerischen Generalwachtmeister (Generalmajor) Ludwig Graf Holnstein.[374]

Zu dieser Truppe also ließ sich Johann Leinberger wohl als Unterfeldscher anwerben; als solcher hatte er eine Kompanie zu versorgen — *Feldoperateur* nannte er es später. Seine chirurgischen Instrumente brachte er selbst mit. Hier nahm er am Krieg gegen Preußen teil, wobei er — wie es früher wie heute gute Gelegenheit war und ist — für seine medizinischen und chirurgischen Fertigkeiten eine Menge dazugelernt haben dürfte. Er geriet während des Krieges jedoch in preußische Gefangenschaft und verlor seine Habe einschließlich seines Instrumentars.[375]

Es ist möglich, daß dies gleich am Anfang des Feldeinsatzes der Reichstruppen in Kursachsen geschah: Die bayerischen Kreistruppen lagen am 31. Oktober 1757 in Weißenfels an der Saale und wurden dort durch einen preußischen Überfall überrascht; dabei gerieten von ihnen vier Offiziere, ein Regimentsfeldscher und 185 Unteroffiziere und Mannschaften in Gefangenschaft. Am 5. November wurden die vereinigten Reichstruppen und Franzosen von Friedrich dem Großen bei Roßbach geschlagen; sie stoben in wilder Flucht davon, das 1. bayerische Kreisregiment hielt einigermaßen die Ordnung, doch machten die Preußen wieder Gefangene. In den folgenden Jahren nahmen die Truppen des bayerischen Kreises an den Feldzügen in Böhmen, Thüringen und Sachsen bis zum Ende des Krieges 1763 teil.[376]

Mehr ist über das Schicksal Johann Leinbergers in diesem Kriege nicht zu ermitteln. Sein Bruder Jakob, der Waldmann, jedoch benützte diese Zeit der Abwesenheit, um sich im Jahre 1758 mit Hilfe eines Patentes Johanns beim Hofrat in München eine Lizenz für Arzneihandel zu erschleichen.[377]

Niederlassung in Lothringen, ‚Studium‘ in Straßburg, Rückkehr nach Bayern

Nach dem Ende des Krieges begab sich Leinberger weder nach Bayern noch nach Oettingen-Wallerstein, sondern nach Pfalzburg in Lothringen, was vielleicht auch auf seine frühere Straffälligkeit hinweist, ohne daß diese noch einmal erwähnt wird. In Pfalzburg praktizierte er vier Jahre lang und erwarb sogar das Bürgerrecht. 1767 ging er nach Straßburg, von Pfalzburg gut 60 km entfernt, besuchte die

Universität oder nahm auch privaten Unterricht in Anatomie und Chirurgie und ließ sich dort 1768 von dem ärztlichen Inspektor der französischen Provinz Elsaß und Examinator der Wundärzte, Apotheker und Hebammen prüfen. Die Prüfung behandelte das Aderlassen, einfache und komplizierte Wunden, Geschwüre, Knochenbrüche und Verrenkungen. Hierauf wurde ihm bestätigt, daß er diese Teile der Chirurgie beherrsche, jedoch Operationen nur im Beisein eines weiteren erfahrenen Chirurgen vornehmen und innere Medizin nur dort betreiben dürfe, wo es keine Ärzte gäbe. Außerdem sollte er noch sechs Monate anatomischen und chirurgischen Unterricht nehmen. Dem scheint er in den folgenden zwei Jahren nachgekommen zu sein. Später gab er an, in Straßburg drei Jahre lang Anatomie, Physiologie, Pathologie und Arzneimittelkunde sowie vor allem Chirurgie studiert zu haben, letztere nach Lorenz Heister. Hier taucht auch erstmals die sonderbare Geschichte von seiner angeblichen Herkunft aus Afrika auf: *Africain de nation* steht in jener Prüfungsbescheinigung. Sein Alter gab er damals mit 38 Jahren an. Hiermit hatte er sich eine weitere Legitimation für sein heilkundliches, vor allem wundärztliches Wirken in Lothringen und im Elsaß geschaffen, wo er anscheinend noch in dem darauffolgenden Jahrzehnt als *Medicinae practicus* und *Landoperateur* tätig war. Er war inzwischen verheiratet und besaß Kinder. Im Jahre 1777 besuchte er noch einmal medizinischen Unterricht: Materia medica und Collegium formulare.[378]

Um die Wende der Jahre 1779/80 kehrte er mit seiner Familie nach Bayern zurück, ließ sich in Friedberg nieder und übte dort seine Kunst aus. Hiergegen wehrten sich die dortigen Bader-Chirurgen und beschwerten sich bei der Oberlandesregierung, worauf Leinberger die Praxis so lange verboten wurde, bis er sich ansässig gemacht und vom Collegium medicum hätte prüfen lassen.

Leinberger wandte sich hierauf direkt an den Kurfürsten, erklärte sich zur Prüfung bereit, sobald er die Gebühren bezahlen könne; dies sei aber derzeit nicht möglich. Er legte jene beiden Patente von 1750 und 1752 vor, bat um deren Erneuerung und um die Erlaubnis, im Landgericht Friedberg, wo es weder Arzt noch Apotheke gebe, freie Praxis als Landoperateur ausüben zu dürfen. Der Kurfürst ließ Ende August 1780 das Patent von 1752 bestätigen mit Ausnahme der seit 1778 verbotenen Marktschreierei.[379]

Als das Collegium medicum durch die Oberlandesregierung hiervon unterrichtet wurde, waren der Protomedicus — Johann Anton von Wolter war noch bis 1782 im Amt — und seine Medizinalräte entrüstet und wandten sich mit einem unmißverständlichen Protest an den Kurfürsten. Sie teilten Serenissimus mit, daß Leinberger ein Quacksalber und Waldhansel und von Gesetzes wegen von ihnen zu prüfen sei. Sie mutmaßten, *ob nicht diese gnädigste Special-Resolution vielleicht gar erschlichen worden ist.* Den approbierten Medici würde jedenfalls hierdurch die Praxis erschwert, und die bayerischen Verhältnisse gereichten in der benachbarten Reichsstadt Augsburg zu Gespött und Ärgernis. Sie selbst aber wüßten nicht mehr, wie sie sich in den ihnen anvertrauten Sanitätssachen verhalten sollten und baten um klare Anweisungen, *in wie weit man sich an die alten Statuten und Sanitätsverfassung zu halten habe, um nicht einst bey sich unglücklich ereignenden Fällen unter den Händen dergleichen privilegirten Würgengel responsabel zu seyn.*[380]

Mit diesen Argumenten setzte sich das Collegium für diesmal halbwegs durch. Leinberger durfte vorläufig solange keine *Praxis medica* ausüben, bis er geprüft war; die *Praxis chirurgica* war anscheinend in dieses Verbot nicht einbezogen. Er verstand es jedoch, durch weitere Eingaben mögliche Zwangsmaßnahmen gegen ihn zu verhindern, und er hat ohne Zweifel weiter praktiziert. Er hatte in München einflußreiche Gönner, die ihm halfen, seine Bitten bis zur höchsten Stelle zu Gehör zu bringen. Nur so ist es zu erklären, daß er im Herbst 1781 als Physicus, also Amtsarzt, in Schongau eingesetzt und einem Schongauer Bürgersohn, der in Ingolstadt Medizin studiert hatte und promoviert worden war, zudem Studienaufenthalte in Straßburg und Wien — damals hervorragende medizinische Ausbildungstätten — nachweisen konnte, vorgezogen werden sollte. Ein abermaliger geharnischter Einspruch des Collegium medicum hat dies verhindert.[381]

Diese Behörde, die im April 1782 neu besetzt wurde und deren Präsident von Wolter dem Kurpfälzischen Protomedicus Hubert von Harrer weichen mußte,[382] hat sich von 1780 bis 1791 eigentlich pausenlos mit Leinberger befassen müssen, wobei sich beide Seiten an Hartnäckigkeit nicht nachstanden.

Etwa Anfang 1782 siedelte Leinberger nach München über und begann hier seine Heiltätigkeit auszuüben. Hiermit hat er offensichtlich beim Publikum Vertrauen gewonnen, und zwar — wie oben angedeutet — auch in höheren Kreisen. Er selbst erklärte später, *erproblichermaßen allhier in München so viele glückliche Curen gemacht ... einige an Podagra, andere von der hinfallenden Krankheit und auch einige an der Unsinnigkeit vollkommen geheillet, neben diesen aber noch*

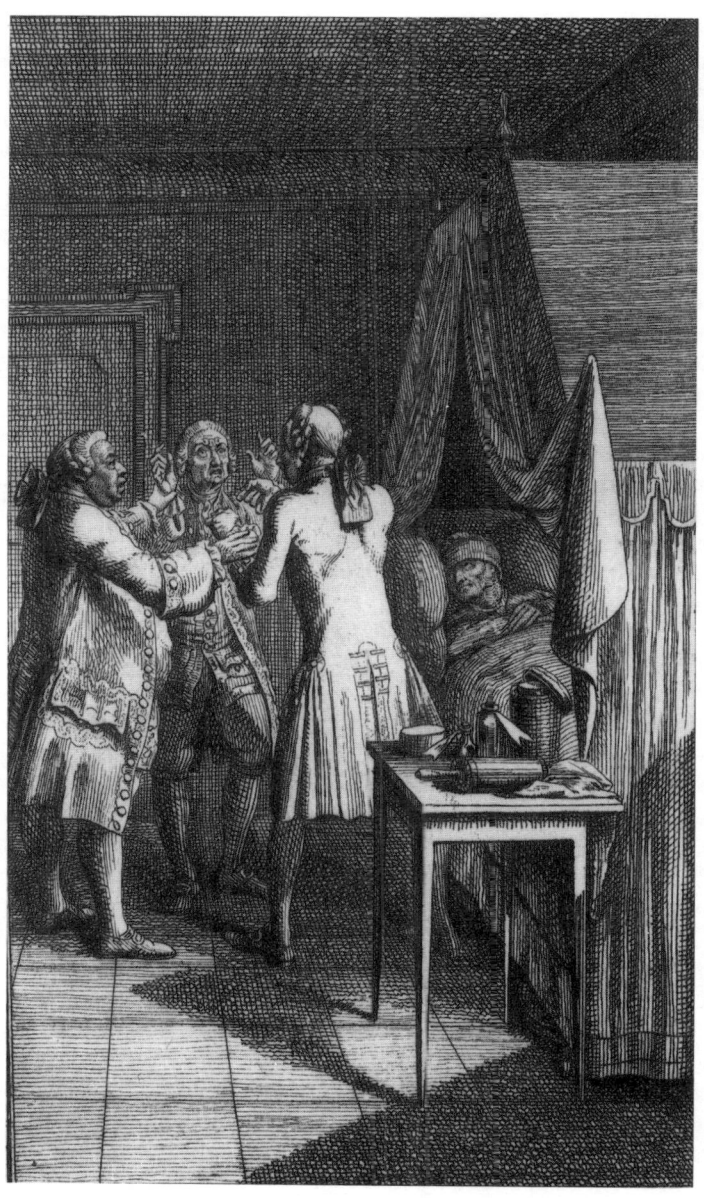

Drei am Krankenbett über Diagnose und Therapie streitende Ärzte.

*mehr anderen von denen hiesigen Medicis verlassene Patienten, welche
nach der Hand zu mir selbst freywillig ohne geringste Abmahnung das
Zutrauen genommen, an verschiedenen anderen Krankheiten gänzlich
wiederum hergestellet zu haben.* Offensichtlich hatte er Erfolge und
konnte hohe Honorare fordern — z.B. von einem Paulanerpater auf
der Au 16 fl., wofür ein promovierter Arzt angeblich nur 20 kr. hätte
verlangen dürfen. Hierdurch zog er bald Angriffe und Beschwerden
von Ärzten und Bader-Chirurgen auf sich. Deshalb bemühte er sich,
über seine Therapieerfolge amtlich beglaubigte Bestätigungen zu erhalten, von denen sich allerdings später die eine oder andere als falsch
erwies, z.B. eine über die erfolgreiche Behandlung podagrischer An-
fälle (Gicht).[383]

Leinberger fand auch am Hof eine hohe Fürsprecherin, nämlich in
der Kurfürstin-Witwe Maria Anna Sophie. Sie war bekannt dafür und
wurde vom Collegium medicum gescheut, irreguläre Heiler gern in
ihren Schutz zu nehmen. Sie hatte dies schon als regierende Kurfürstin getan (vgl. S. 92). Aus dem Kreise der Leibärzte verlautete deutliche Kritik hieran: Die hohe Dame lasse ihre Großmut von einem
niederträchtigen Afterarzt mißbrauchen; dem Volke aber gereiche
dies zum Verderben.[384]

Eine medizinische Prüfung und ihre Folgen

Noch vor seiner Umbesetzung erklärte das Collegium medicum im
März 1782, es wolle Leinberger in Gegenwart einer Kommission der
Oberlandesregierung prüfen. Diese ordnete darauf die Prüfung an.
Kurz nach seiner Umbesetzung forderte das Collegium im Mai, *diesen Pfuscher* des Landes zu verweisen. Am 10. Juni schließlich stellte
sich Leinberger zum Examen. Die Medizinalräte nahmen dieses am
Vor- und Nachmittag ab; es bestand aus einem mündlichen und einem schriftlichen Teil. Der Verlauf wurde protokolliert. An Gebühren mußte der Prüfling 30 fl. entrichten.[385]

Um das Ergebnis recht beurteilen zu können, müssen wir im Auge
behalten, daß Johann Leinberger aus kleinen Verhältnissen stammte
und ein wenig gebildeter Mann war. Er konnte lesen und schreiben,
letzteres fehlerhaft; des Lateins war er unkundig. Die Heilkunde hatte er empirisch, möglicherweise ausgehend vom Sammeln von Heilpflanzen und ihrer Anwendung erlernt, die Wundarzneikunde handwerklich. Als er in Straßburg medizinischen Unterricht besuchte, nä-
herte er sich seinem 40. Lebensjahr; mehr als eine gewisse oberfläch-

liche theoretische Ergänzung zu seinen empirisch erworbenen praktischen Heilkünsten, die er seit über zwei Jahrzehnten ausübte, konnte das nicht sein. Auf der anderen Seite war Leinberger ein großsprecherischer Mann, der sich auf sein angebliches medizinisches Wissen und Können viel einbildete und davon weitgehende Ansprüche ableitete.

Er erklärte am Beginn der Prüfung, die *medizinische Wissenschaft* in all ihren Teilen drei Jahre lang *studiert* zu haben. So durfte er sich nicht wundern, wenn die Medizinalräte, die ihm ja alles andere als wohlgesonnen waren, im weiteren Verlauf vornehmlich theoretische Fragen stellten, an denen er letztlich versagen mußte, was er wiederum in seiner Selbstüberschätzung nicht einzusehen vermochte.

Auf die Frage nach Lage und Funktion des Herzens gab er eine leidlich richtige Auskunft und konnte grob den Blutkreislauf beschreiben, desgleichen die Entstehung des Pulses durch den Herzschlag, die Blutversorgung des Gehirns durch das Herz über die Halsschlagadern. Er vergaß aber die Funktion des Gehirns zu nennen, nach der er gefragt war. In Schwierigkeiten geriet er bei den Fragen über Affektion und Funktionsstörungen einzelner Organe und die daraus folgenden Symptome, wie die Zeichen der Gehirnerkrankungen, Entstehung von Sinnesstörungen, Entstehung des Schlagflusses und der Fallsucht; von letzterer hatte er erklärt, mehrere Fälle erfolgreich behandelt zu haben. Hier warf er Ursachen und Wirkungen durcheinander, oder er gab an, dies sei seinem Gedächtnis entfallen.

Auf die Frage nach den unterschiedlichen Herzkontraktionen bei hitzigen und kalten Fiebern, die offenbar auf die damals wichtige Pulsdiagnostik zielte, antwortete er verworren: *Es ist freulich ein Unterschied; bei einem kalten Fieber ist eine Verstockung der Säfte, bey einem gesunden gehts ordentl., bey einem hitzigen ist mehrer Kopfschmerz, Mattigkeit im ganzen Körper und Verstockung des Geblüts.* Er hatte anscheinend von der Entstehung der Entzündung und des daraus folgenden Fiebers durch Blut- bzw. Säftestauung gehört, wie sie im iatromechanischen Konzept gelehrt wurde, doch blieben solche theoretisch-pathologischen Anschauungen bei ihm ganz bruchstückhaft. Über die anatomische Lage der Glandula pinealis (Zirbeldrüse) im Gehirn und die Folgen ihrer Entzündung für den Schlagfluß wußte er nicht Bescheid, doch auf die Frage nach seiner Behandlung *hinfallender Krankheiten* konnte er gleich verschiedene Rezepte mit unterschiedlichen Dosierungen für Erwachsene und Kinder angeben;

hier nannte er auch sein *Arcanum*, wobei es sich wohl um eines der vielen im Handel befindlichen *Schlagwässer* gehandelt hat.

Die Fragen waren großenteils nicht nur sehr theoretisch, sondern auch mitunter undifferenziert pauschalierend, wie etwa, ob eine Entzündung der Leber, der Milz, des Herzens, der Lunge und deren Häute, des Hirns, des Urins, des Zwerchfells, des Magens sowie das Seitenstechen tödlich seien oder nicht, worauf er nach damaliger Lehre richtig antwortete, daß die Entzündung von Leber, Milz, Herz usw. — er meinte anscheinend die sogenannten Kardinalorgane — tödlich seien, doch konnte er die Symptome nicht angeben und verwies bei der Frage nach der Therapie auf die Rezepte, die er nachmittags aufschreiben würde.

Über die grobe humoralpathologische Unterscheidung der Medikamente nach ihren Qualitäten — Hitze oder Kälte vertreibend — gab er richtige Auskunft. Falsch war es, das Gefühl (Sensibilität) dem Blut, im Grundsatz richtig, die Bewegungsfähigkeit den Nerven und *tendines* — gemeint waren wohl Muskeln und Sehnen — zuzuschreiben. Typisch für seine im Grunde volksmedizinischen Vorstellungen war die Angabe, eine Halbseitenlähmung entstehe *durch das Geblüt und Nerven, die durch die Hitz ausgezörrt sind.*

Klarere Auskünfte erhielt das Collegium medicum, wie es bei einem empirischen Praktiker zu erwarten war, auf Fragen nach Behandlungsverfahren. Bei Halsentzündung nach Erkältung etwa machte er Spülungen, ließ zur Ader, gab *resolventia*, wie Antimonpräparate, Folia Sennae, Mandelmilch, was den damaligen schulmedizinischen Regeln nicht widersprach. Entsprechendes gilt für das Einschmieren bei Rippenfellentzündung, wobei er bei kleinem, schwachem Puls den Aderlaß ablehnte. Zur Behandlung des Blasensteins meinte er in kluger Selbstbeschränkung: *Mit dergleichen Operationen mag er sich nicht mehr abgeben.* Der Steinschnitt war, wie bereits dargestellt, die schwierigste und gefährlichste Operation der damaligen Chirurgie.[386]

Die vier Rezepte und drei Behandlungsanweisungen, die Leinberger am Nachmittag niederschrieb, weisen zwar erhebliche sprachliche Mängel auf, doch zeigen sie, daß er viele Arzneistoffe kannte und das Rezeptieren im Grunde beherrschte. Bei der Dosierung überschritt er mitunter deutlich die damals in Schulmedizin und Pharmazie üblichen Mengen. Die von ihm verordneten Arzneistoffe waren fast ausschließlich pflanzliche Drogen, mitunter in einer Vielzahl für ein Arzneimittel. Die Anwendungsvorschriften waren differenziert und gingen auf den Krankheitsverlauf ein. So sollte eine Arznei nicht bis zum Ende gegeben, sondern beim Nachlassen einer Entzündung durch ein abführendes Medikament ersetzt werden. Dies, wie auch die Polypharmazie, entsprach durchaus damaligen medizinischen Gepflogenheiten. Zu den Rezepten und ihren Einzelbestandteilen läßt sich keine weitere klare Aussage machen, da die Heilkunde in der Behandlung auch seinerzeit viele unterschiedliche Wege beschreiten konnte.

Der Prüfling selbst war der Meinung, er habe zu 25 ihm vorgelegten Krankheitsfällen gleich das richtige Rezept geschrieben und dabei jeden besonderen Zustand berücksichtigt. Das Collegium medicum dagegen war, wie nicht anders zu erwarten, mit der Prüfungsleistung ganz und gar nicht zufrieden. Eins seiner Mitglieder, der Leibmedicus Dr. Ferdinand Baader, gab später sogar an, Leinberger habe seine Prüfer zu bestechen versucht.[387] Das mag zutreffen, doch erscheint die Prüfung einem unvoreingenommenen Betrachter einseitig theoretisch, im Sinne der wissenschaftlichen Schulmedizin jener Zeit, und nicht geeignet, die empirisch-praktischen Fähig- und Fertigkeiten sichtbar zu machen, über die dieser Heiler verfügt haben muß, wenn man seine Klientel und Protektoren mit in Erwägung zieht. Andererseits konnte man damals von den akademischen Ärzten des Collegium medicum ebensowenig verlangen, über ihren weltanschaulichen und wissenschaftlichen Schatten zu springen, wie dies heute von Ärztekommissionen erwartet wird, die medizinische Außenseiter zu beurteilen haben.

Zwei Wochen nach der Prüfung erstattete Leibmedicus Baader der Oberlandesregierung Bericht: *Da er weder aus seinen mündlich, noch schriftlichen Relationen dem Collegio medico die mindeste Satisfaction geleistet hat, so wäre man der ohnmasgeblichen Meinung, daß bemelter Leinberger als ein ungelernter Pfuscher und sehr gefährlicher Afterarzt nach den gnädigsten Befehlen allerdings behandelt und noch anbey als ein Ausländer aus den kurpfalzbairischen Landen verwiesen werden solle.* Nach einer weiteren Woche, am 5. Juli, befahl die Oberlandesregierung Leinberger, binnen 14 Tagen München zu verlassen und sich nach Friedberg zu begeben sowie bei Zuchthausstrafe in bayerischen Landen keine medizinische oder chirurgische Praxis mehr auszuüben. Leinberger erhob dagegen Einspruch und bat um Eröffnung des Rechtswegs, doch wurde er abgewiesen.[388]

Dennoch blieb er weiter in München und richtete am 7. August — nach wie vor unter der Berufsbezeichnung *Medicinae practicus und Operateur* und unter Berufung auf sein Patent von 1752 und dessen

Bestätigung von 1780 — an die Oberlandesregierung die Bitte um Bewilligung, in Friedberg eine Heilquelle mit Badehaus, die in letzter Zeit heruntergekommen sei, als Gesundbrunnen betreiben und zugleich freie medizinische Praxis einschließlich einer Hausapotheke führen zu dürfen. In Friedberg gäbe es weder Physicus noch Apotheke, so daß Bürger und Bauern in Krankheitsfällen nach Augsburg gingen und so das Geld außer Landes trügen.

Die Oberlandesregierung gab das Gesuch ans Collegium medicum zur Begutachtung weiter. Für dieses reagierte der neue Protomedicus von Harrer nun deutlich gereizt und schrieb unter anderem, Leinberger verleumde das Collegium, er habe im Examen seine völlige Unfähigkeit bewiesen, wozu man das Prüfungsprotokoll gegen Remission beilege. Der Antrag sei bloß ein Vorwand, um sich die Erlaubnis zur freien Praxis zu verschaffen. Vielmehr sollten dort ein Physikat und eine Apotheke errichtet werden. Hierauf wies die Oberlandesregierung Leinbergers Gesuch ab und verwies ihn am 19. September erneut binnen 14 Tagen aus München.[389]

Hilfe durch Protektoren

Die Aufhebung dieser Ausweisung sowie die Anerkennung seiner alten Privilegien beantragte Leinberger am 10. Oktober 1782. Er legte jetzt lobende Attestate vor und versuchte über Beziehungen Protektoren einzusetzen, darunter die Kurfürstin-Witwe. Das ist ihm augenscheinlich gelungen, denn er blieb in München, und die Behörden mußten sich weiter mit ihm befassen. Vertreten ließ er sich vom Hofgerichtsadvokaten Johann Joseph Pruckmayr, woraus ersichtlich ist, daß seine Praxis in München blühte und er über Geldmittel verfügte. Dieser Anwalt hatte vier Jahre zuvor die Interessen der Tiroler und Zillertaler Arzneierzeuger vertreten.

Pruckmayr versetzte das Collegium medicum, insbesondere Leibmedicus Baader in höchste Erregung, da er deren Vorgehen gegen seinen Mandanten mit der Bemerkung kommentierte: *figulus figulum odit*, was heißt: ein Töpfer (gemeint war wohl: Lügner, Aufschneider) haßt den anderen, und damit die kurfürstlichen wirklichen Medizinalräte mit einem *niederträchtigen Afterarzte* in eine Reihe stellte. Baader forderte hierfür von der Oberlandesregierung Genugtuung. Er sah schon in der Befürwortung des Leinbergerschen Antrags *ein unverzeihliches Staats-Verbrechen* angesichts der bestehenden Medizinalgesetze und prophezeite den Verfall der Staatsordnung. Da man schon einem promovierten Arzte eine Physikatsstelle wieder abgenommen habe, weil er die vorgeschriebene praktische Ausbildung nicht nachweisen hätte können, und ihn zur Ausbildung bei einem ordentlich approbierten Arzt *verdammt* habe, müßten mordende Pfuscher eigentlich mit Schwert, Galgen und Rad vertilgt werden. Hierauf erneuerte Anfang November 1782 die Oberlandesregierung die Ausweisung Leinbergers aus München binnen 14 Tagen.[390]

Leinberger gab selbstverständlich nicht auf und erreichte es tatsächlich, daß sein Anliegen am 5. Dezember dem Kurfürsten selbst vorgelegt wurde; seine Gönner bei Hof werden daran mitgewirkt haben. Auch die Oberlandesregierung hielt nicht mehr an dem harten Standpunkt des Collegium medicum fest. Der Kurfürst hatte zwar auch dessen Gutachten vor sich, neigte jedoch eher dazu, Leinberger zu begünstigen; jedenfalls frug er bei der Oberlandesregierung an, ob und wie man seiner Petition willfahren könne. Diese Stelle gab die Frage ans Collegium medicum weiter, für welches wiederum Leibmedicus Baader in gewohnter Schärfe antwortete: Betrüger würden zum Zuchthaus verdammt, aus dem Lande verwiesen oder zum Staupbesen (aus frischen Birkenzweigen gebundene Rute zum Vollzug der Prügelstrafe) verurteilt, gegen Pfuscher und ihren so gefährlichen Schleichhandel mit Arzneien aber Nachsicht geübt. Leinberger besorge sich für wenige Kreuzer Arzneien und lasse sie sich von seinen Patienten guldenweise bezahlen; er verlange zunächst nur die Hälfte des Preises, doch bleibe ihm auch, wenn die Kur erfolglos sei, noch eine hohe Verdienstspanne. Sein erbärmliches Examen habe gezeigt, daß seine Medizin *bloßer charlatanmäßiger Galimatias* sei; seine heilkundliche Tätigkeit verstoße gegen alle Gesetze usw.[391]

Leinberger hatte jedoch Attestate über erfolgreiche Kuren vorgelegt. Darunter waren Zeugnisse von Kavalieren und siegelmäßigen Personen, z.B. Graf Cajetan Fugger, Stadtkämmerer Benno von Reindl, Protokolle des Münchner Stadtoberrichteramts, die besagten, *daß er in außerordentlichen und gefährlichsten Krankheiten durch seine Geschicklichkeit und vortreffliche Arzney-Mittl, auch sogar in verzweifelten Umständen, wo alle übrige Medici nicht haben helfen können, schleunigste und dauerhafte Hülfe geleistet habe.*[392]

Aus den Urkunden und Zeugnissen Leinbergers und den Stellungnahmen des Collegium medicum bildeten sich die Räte der Oberlandesregierung nun eine eigene Meinung und kamen zu der Entscheidung, daß die Medizinalräte *keineswegs mit dem gewöhnlichen Collegial-Styl, sondern in dem Ton einer äußersten Gehässigkeit die fer-*

*nere Dultung des Supplicanten gänzlich verworfen und mit Plosstellung
eines sehr bedenklichen Verfolgungs-Geistes darauf gedrungen, daß man
einen Mann, der durch 30 Jahre lang an verschiedenen Orten im Lande
vermög seiner vorgelegt glaubwürdigen Urkunden sehr nuzliche und
ansehnliche Kuren vollbracht hat, von darum anizt gleich einem Übel-
thäter fort und gänzlich aus dem Land schaffen solle, weilen er in dem
mit ihme iezt erst abgehaltenen rigorosen Examine über die vorgelegt
theoretische Fragstücke als ein alter Practicus nicht sogleich nach dem
Genügen seiner Examinatoren geantwortet hat.* Vor allem habe das
Collegium medicum keinen Fall vorlegen können, in dem Leinberger
einen Patienten zum Tode befördert habe, *dergleichen traurige Bey-
spiele man gar viele von einigen in theoria bestens erfahrenen Ärzten
auf gründliches Nachforschen wohl finden möchte.* So sei man überzeugt, daß Leinberger in seiner Heilkunst *ebenso leer nicht seyn müsse.*
Dies teilten sie dem Kurfürsten mit, fügten hinzu, daß es nicht einzusehen sei, solch einen bewährten Mann ohne sein Verschulden mit
Weib und Kindern zu *vertilgen,* und schlugen vor, Leinberger zur medizinischen Praxis wieder zuzulassen.[393]

Dies war am 9. Mai 1783. Am 24. gab der Kurfürst die Anweisung,
Leinbergers Privileg von 1780 zu erneuern. Diese allerhöchste Resolution wurde Leinberger mitgeteilt, der dieses Schreiben später für
eine Legitimation ausgeben sollte. Am 6. Juni wurde die Urkunde
ausgestellt; sie enthielt die folgenden Darlegungen und Bestimmungen:[394]

Der medicinae practicus Johannes Leinberger habe 1752 ein Patent
darüber erhalten, in den Rentämtern München, Straubing und Burghausen mittels seiner von Stadtphysici und anderen Ärzten geprüften
Medikamente und Operationen als Landoperateur allerorts und zu
allen Zeiten auch die Medizin auszuüben. Die von ihm vorgelegten
glaubwürdigen Urkunden und Attestate gäben ihm gute und beste
Zeugnisse darüber, daß er vielen Kranken in unterschiedlichen und
gefährlichen Krankheiten und Zuständen mit allerlei Kräutern und
bewährten Mitteln, durch Kuren und Arzneien glücklich geholfen
und damit auch dem gemeinen Wesen einen guten Dienst erwiesen
habe. So werde ihm gestattet, auch weiter die *Praxis botanica et chirurgica* unter Anwendung all seiner Kunst, Operation und zugehörigen
Notdürften auszuüben und seine Arzneimittel zu verkaufen, wobei
er vor allem den von Ärzten und Chirurgen verlassenen Patienten
beistehen solle. Als Wirkungsbereiche wurden ihm *unsere Lande zu
Bayern* zugewiesen; die Oberpfalz wurde nicht genannt,[395] auch kei-

ne anderen Teile der damaligen umfangreichen kurpfalzbayerischen Lande.

Bei der Übersendung der Urkunde schränkte die Oberlandesregierung diese dergestalt ein, daß Leinberger sich nur in Friedberg niederlassen dürfe und sich aller Marktschreierei zu enthalten habe.[396] Grundsätzlich erlaubte ihm aber die neue Konzession, in Ober- und Niederbayern umherziehend oder niedergelassen medizinische und chirurgische Behandlung an jedermann vorzunehmen, mit selbst oder von anderen gefertigten Arzneien zu handeln bzw. sie zu verordnen. Von einer Ausweisung war keine Rede mehr.

Es ist klar, daß dieses Patent gegen das Generalmandat von 1756, das ausländische Heiler und Heilmittelhändler verbot, das von 1778/79, das sämtliche fahrenden Heilpersonen untersagte, sowie gegen die erst ein gutes Jahr vorher, am 2. April 1782, erlassene Medizinalordnung verstieß. Für das kurfürstliche Collegium medicum aber war es eine schallende Ohrfeige.

Medizinische Beutelschneiderei

Nach diesem Triumph blieb Leinberger ungeachtet der Sonderanweisung der Oberlandesregierung mit seiner Familie in München und übte hier seine Praxis weiter aus. Ob er als Heiler auf Reisen ging, ist unbekannt; es fehlen Hinweise hierauf. In den folgenden Jahren erscheint er immer wieder unter der Bezeichnung *afrikanischer Doktor*, die er sich offenbar selbst zugelegt hat und die zuweilen in *amerikanischer Doktor* verballhornt wurde. Er folgte damit dem Beispiel vieler irregulärer Heiler seiner Zeit, die sich durch fremdländische Namen, Titel und Trachten den Anstrich weltweiter Erfahrung und Berühmtheit gaben. Dabei behauptete er, von der afrikanischen Insel Goma aus dem Reiche des großen Königs Johannes zu stammen. Es versteht sich, daß ihm dies den sarkastischen Spott des Protomedicus von Harrer eintrug.[397]

Seit 1785 gab es wieder Beschwerden, die uns Einblicke in sein heilkundliches und geschäftliches Gebaren gestatten. Allerdings handelt es sich dabei um Aussagen von Feinden, die wir nicht verallgemeinern dürfen. Leinberger hatte sicher auch andere Seiten als die, die hier beschrieben werden, er hätte sonst nicht diesen Zulauf aus allen Ständen der Münchner Gesellschaft gehabt.

Eine Frau von etlichen fünfzig Jahren litt seit einiger Zeit an Kreuzschmerzen, für die sie keine Ursache angeben konnte und die ein später zugezogener Bader-Chirurg für rheumatischer Art hielt. Der Ehemann war Packmeister beim kurfürstlichen Mautamt; das Ehepaar dürfte also in sicheren, aber bescheidenen Verhältnissen gelebt haben. Der Mann wandte sich an Leinberger und nannte ihm die Beschwerden seiner Frau, worauf ihm dieser, ohne genauere Kenntnisse einzuholen, geschweige denn die Frau selbst zu untersuchen, seine damals berühmte Latwerge gab und dafür 7 fl. verlangte mit der Bemerkung, wenn er nicht gleich bezahle, könne er sie stehen lassen. Die Latwerge half nicht, worauf Leinberger der Frau eine bittere Emulsion gegen sofortige Zahlung von 5 fl. gab. Schließlich brachte er ihr eine Nervensalbe und forderte hierfür einschließlich seines Krankenbesuchs 3 fl. 48 kr., die er ebenfalls erhielt. Nachdem auch die Salbe nicht half, kümmerte er sich nicht mehr um die Patientin; die 15 fl. 48 kr., eine für die damalige Zeit hohe Summe, behielt er.[398]

Das Collegium medicum, dem dieser Fall angezeigt wurde, sammelte damals Fälle Leinbergerscher Beutelschneiderei, die uns zugleich Aufschluß über die soziale Zusammensetzung seiner Patienten sowie die von ihm behandelten Krankheiten geben. Es sei betont, daß es sich hier offenbar nur um besonders krasse Fälle handelte — auf einen Gulden (fl.) kamen 60 Kreuzer (kr.):[399] Der Ledererbräu zahlte für die Behandlung seiner Tochter wegen Fraisen (Kinderkrämpfe) die riesige Summe von 150 fl.; ein Herr Glonner für die Behandlung seiner Frau wegen Pocken 100 fl; der verstorbene Bereiter Spengler (ohne Krankheitsangabe) 60 fl.; der Hascherbräu für Magenpflaster 15 fl.; die Frau des Gilgenbräu (ohne Krankheitsangabe) 15 fl.; der Bruder eines Dr. Engelhard, der an der Lungensucht starb, für drei Pulver 18 fl.; ein Dr. Dellerer für zwei Tiegel Latwerge 11 fl.; ein Baron Dirsch für eine Latwerge 7 fl. 12 kr.; der Peselmetzger für Behandlung einer Gliederkrankheit 80 fl.; der Schumacher auf dem Eiermarkt für ein Asthmapulver, das 36 kr., und ein Ölpräparat, das 24 kr. wert war, zusammen 9 fl.; eine Gerbersfrau in der Lederergasse für die Nervensalbe, die 48 kr. wert war, 7 fl.; eine hypochondrische Seidenwäscherin, die im Augustinerstock wohnte, für eine Latwerge in mehreren Portionen 12 fl.

Zu der Höhe der Honorare, die sie an Leinberger gezahlt hatten, wollten sich der Siegelamtsverwalter Schott und der Dechant von St. Peter nicht äußern, vielleicht weil sie sich schämten, ausgenommen worden zu sein. Ohne weitere Angaben lesen wir noch, daß Frau Cajetana Unertlin vom Bittrich und eine andere Frau an den Arzneien Leinbergers gestorben seien.

Die hier aufgeführten Patienten gehörten Adel, Geistlichkeit, Beamtenschaft, Groß- und Kleinbürgertum an. Bei den Leiden und den verordneten Arzneimitteln handelte es sich ausschließlich um Krankheiten und Heilmittel, die zur inneren Medizin gehörten, also eigentlich akademischen Ärzten vorbehalten waren; aber diese Beschränkung galt ja für Leinberger nicht.

Um die An- oder Unangemessenheit der Honorare abschätzen zu können, müssen wir einen Blick in die vom Collegium medicum entworfene bayerische Medizinalordnung mit Gebührenordnung werfen, die zwar nie verabschiedet wurde, aber die die damals geltenden Maßstäbe wiedergibt.[400] Hiernach durften akademische Ärzte unter anderem in Rechnung stellen:

Ausstellung eines Rezepts	10 kr.
Krankenbesuch am Tage	30 kr.
Krankenbesuch bei Nacht	1 fl.
Konsil (Beratung mehrerer Ärzte über einen Patienten) jedem Arzt	1 fl. 30 kr.
wiederholtes Konsil jedem Arzt	30 kr.
Krankenbesuch über Land je Meile (7,5 km)	2 fl.
für jeden Tag Abwesenheit von zu Hause	4 fl.

Die Apotheker durften nach dieser Ordnung für die Zubereitung von Arzneimitteln unter anderem in Rechnung stellen:

Ein Pulver in 12 Portionen	2 kr.
60 Pillen drehen	3 kr.
Pflaster mischen und malaxieren je nach Gewicht	3-8 kr.
Emulsion 1/2 - 1 Pfund	3 kr.
Klystier zubereiten	4 kr.
Klystier einspritzen	15 kr.
Destillation für jeden Arbeitstag	1 fl.

Dies waren reine Herstellungsgebühren. Hinzukamen vor allem die zum Teil teuren Arzneistoffe. Eine aufwendigere Aufbereitung wurde gesondert berechnet; so verdoppelten sich die Gebühren, wenn die Drogen im Mörser zerstoßen werden mußten. Auch die Gefäße wurden eigens berechnet: Gläser nach Größe 2-6 kr., Tondose für Latwergen 2 kr., Schachtel für Pulver und Pillen 2 kr.

Die Gebühren für die handwerklichen Chirurgen bewegten sich von 6 kr. für einen einfachen Aderlaß bis zu 15 fl. und mehr für das

Einrichten von Knochenbrüchen, Versorgen tiefer Wunden usw.; verschiedene Operationen kosteten noch wesentlich mehr. Chirurgische Verrichtungen hatte Leinberger hier nicht vorgenommen.[401]

Vergleichen wir mit diesen Gebühren sowie mit den oben dargestellten Besoldungen der Physici, Hof- und Leibärzte die Honorare und die Preise für Arzneimittel, die Leinberger seinen Patienten abgefordert hat, so erscheint der Vorwurf der Beutelschneiderei für die hier angeführten Fälle durchaus berechtigt. Später wurde bekannt, daß er die Arzneien meist selbst in den Apotheken in Auftrag gab, abholte, bezahlte und dabei auf den Rezepten weder den Namen des Patienten vermerkte noch sie unterschrieb. So war es ihm leicht möglich, von den Patienten höhere Preise zu verlangen. Der Apotheker des Karmelitenklosters sagte aus, Leinberger habe bei ihm eine Latwerge für 40 bis 50 kr. dispensieren lassen und dafür von seinen Patienten 6 bis 7 fl. gefordert, also fast das neunfache. Es hieß auch, er habe selbst arme Taglöhner in solcher Weise ausgenommen. Schließlich wurde der Verdacht geäußert, er habe den Präparaten weitere Wirkstoffe beigemischt. Auf der anderen Seite mußte er als Heiler Erfolge haben und über eine Ausstrahlung verfügen, wenn er solche Summen fordern konnte und erhielt.[402]

Zu jener Zeit verdienten in Bayern auf dem Land ein Knecht 35 bis 45 fl. im Jahr, eine Magd 20 bis 30 fl.; dazu erhielten sie Kost, Unterkunft und Kleidung. Ein Maurer verdiente 24 bis 32 kr. am Tag, ein Zimmermann 30 bis 35 kr. zusätzlich Verpflegung. Ein Maurer- oder Zimmermannsgeselle kam auf 20 kr., ein Handlanger auf 10 bis 12 kr., ein Lehrbub auf 3 kr. Auf dem Bau arbeitete man von Frühling bis Herbst, so daß nach Abzug der Feiertage höchstens 120 Arbeitstage zusammenkamen. Der Bau eines mittleren Bürgerhauses kostete 600 bis 750 fl.[403]

Ein herrischer Patient und seine tödlich endende Behandlung

Vom Verdacht zweier tödlich verlaufener Fehlbehandlungen war bereits die Rede. Im Herbst 1785 wurde Leinberger, in München jetzt allgemein der *afrikanische Doktor* genannt, beschuldigt, einen Patienten durch unangemessene Arzneimittelgaben zu Tode behandelt zu haben. Das Münchner Stadtrichteramt leitete eine Untersuchung ein, in der die Beteiligten zum Teil umfangreiche Aussagen zu Protokoll gaben. Dann übernahm die Oberlandesregierung den Fall. Aus den

Aussagen der Ehefrau des verstorbenen Patienten, des ursprünglich behandelnden Arztes, des später beigezogenen Leinberger, eines Bader-Chirurgen sowie einiger Apotheker und Bediensteter läßt sich die Krankengeschichte nachzeichnen, und wir erhalten das Bild einer Krankenbehandlung mit Beteiligung mehrerer Heilkundiger einschließlich der Einflußnahmen des Patienten mit vielen Einzelheiten, wie nur selten in der Geschichte der alten Medizin.[404]

Peter Paul Baader, bürgerlicher Bierbrauer zu München auf dem Anger, genannt der *Probstbräu*, 28 Jahre alt, verheiratet, fühlte sich im September 1785 nicht wohl und schickte am 16. sein Eheweib zu dem im Angerviertel ansässigen Stadtphysicus Dr. Riester mit dem Verlangen, ihm eine Arznei, die zugleich abführe und erbrechen ließe — *aber nicht gar zu schwach!* — zu verschreiben. Riester schrieb ein Rezept, das in der Apotheke in der Rosengasse angefertigt wurde; es war, wie Apotheker Joseph Werz aussagte, ein Laxiersaft. Der Trank führte den Probstbräu sieben- bis achtmal ab, erbrechen mußte dieser nicht. Hierüber beklagte er sich bei Riester, als dieser ihn des Nachmittags besuchte, doch der Arzt riet zur Geduld. An den folgenden Tagen beklagte sich Baader gegenüber seiner Frau, daß die Arznei zu wenig bewirkt habe. Er aß mehrmals eingesottene Gurken, klagte danach wieder über Drücken im Leib und schickte am 26. September abends wieder zu Dr. Riester mit der Forderung, er möge ihm sogleich ein *tüchtiges* Brechmittel verschreiben. Riester verschrieb ein *Brechwässerl*, von dem Apotheker Werz sagte, es habe niemals schaden können; dieser Arzt sei überhaupt für vorsichtige Verordnungen bekannt. Riester ließ den Patienten wissen, daß er am 27. verreisen müsse. Baader nahm die Arznei an diesem Tag um sechs Uhr ein und mußte bis neun Uhr zweimal erbrechen. Da ihm diese Wirkung nicht genügte, ward der Probstbräu zornig und befahl, den *afrikanischen Doktor* zu holen.

Leinberger kam auch gleich, und der Patient verlangte von ihm ein Mittel, das stärker wirke. Leinberger sagte später aus, Baader habe zu der Zeit auf Riesters Behandlung hin bereits seit 16 Tagen ständig erbrochen, und er habe ihm kein Mittel gegeben, das *auf das Brechen ist eingerichtet gewesen,* was jedoch den Aussagen aller anderen Zeugen widerspricht. Auf jene Forderung des Patienten hin entfernte sich Leinberger für eine Stunde und kehrte mit einem graubräunlichen Trank zurück, den er Baader einnehmen hieß. Der Apotheker am Rindermarkt, Joseph Ranzurer, der den Trank hergestellt hatte, erklärte, daß es sich tatsächlich nicht um ein Brechmittel und auch kein gefährliches Präparat gehandelt habe, doch nahm man später an, daß Leinberger, von dem solches schon von anderen Fällen her vermutet wurde, dem Trank ein Brechmittel beigemischt habe. Er ordnete zudem an, daß der Patient nur eine Schale Suppe und ein gesottenes Kirschenwasser zu sich nehmen dürfe, und ließ, obwohl zu der Zeit das Wetter keineswegs kalt war, das Krankenzimmer tags und nachts so stark einheizen, wie nur möglich. Um zwei Uhr mittags hub der Probstbräu an, sich zu erbrechen, und da hierbei grünliche Massen abgingen, begann Leinberger zu jammern, dies sei das schiere Gift, offenbar um damit zu beweisen, daß er die notwendige und richtige Verordnung getroffen. Der Patient ließ sich allerdings hiervon nicht täuschen, sondern erklärte ihm, daß dies die Gurken seien, die er gegessen habe. Nun verbot Leinberger jegliche Flüssigkeitszufuhr. Der Patient klagte über zunehmende Hitze und Kopfschmerzen. Vier bis fünf Tage ging das Brechen fort, Stuhl ging keiner ab. Nach vier Tagen gab Leinberger eine Latwerge, die das Erbrechen stillen und dafür abführen sollte; es war nach Apotheker Ranzurer ein Abführmittel. Dieses wirkte zwar, doch hörte das Erbrechen dennoch nicht auf. Baader wurde immer schwächer, doch drohte der *Afrikaner*, er würde sterben, wenn er Suppe oder nur Wasser zu sich nähme. Als Erbrechen und Durchfall gar nicht aufhören wollten und der Patient zu phantasieren anfing, holte Leinberger einen Krankenwärter, den ehemaligen Schwertfeger Sebastian Rainbold. Dann gab er dem Probstbräu je ein großes Glas einer gräulichen und einer rötlichen Mixtur und erlaubte ihm, Wasser mit Weinessig vermischt zu trinken. Hierauf nahm das Erbrechen ab, der Durchfall aber zu, und der Patient klagte über Halsschmerzen — wohl aufgrund des Reizes durch das fortgesetzte Erbrechen. Leinberger erklärte es für eine Halsverschleimung und ließ den Hannenbader Johann Steigenberger rufen, der *einspritzen*, also wohl eine Halsspülung machen sollte.

Steigenberger schickte seinen Gesellen Florian, der diese Einspritzung vornahm, doch ließen die Halsschmerzen nicht nach. Hierauf mußte Steigenberger selbst kommen; er sah in den Hals und erklärte, dieser sei nicht verschleimt, sondern ausgetrocknet. Er gab dem Patienten in Gegenwart Leinbergers eine Mischung von Quittenschleim und Hollerbeersaft ein. Außerdem riet er, da er Gefahr im Verzug sah, einen *ordentlichen Medicus* zu rufen, in der Zwischenzeit aber Rhabarbertinktur zu geben, die er auf Wunsch Leinbergers rezeptierte. In der Tat verschlimmerte sich der Zustand jetzt zusehends. Der

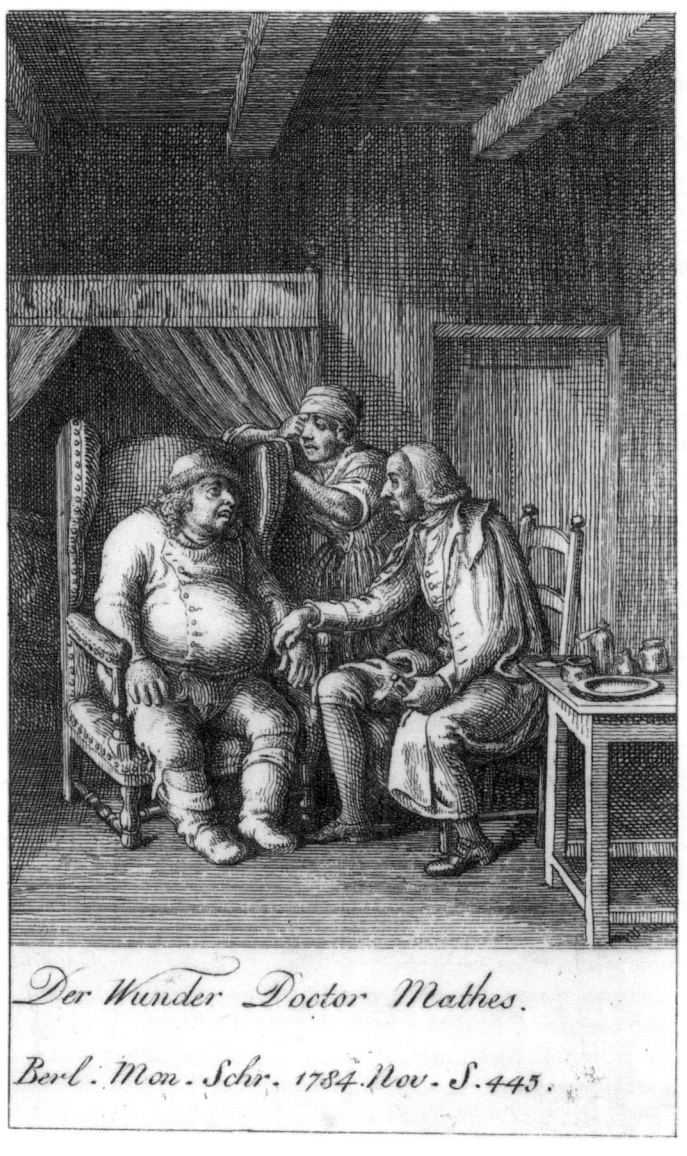

Der Wunder Doctor Mathes.

Berl: Mon. Schr. 1784. Nov. S. 445.

Ein Wunderdoktor besucht einen wassersüchtigen Patienten, er fühlt ihm den Puls, berät ihn und hat auch ein Fläschchen mit Arznei mitgebracht.

Kranke empfand ein Brennen auf der Brust, vor allem aber bestand eine Harnsperre — sei es als Folge eines Nierenschadens durch Arzneimittelvergiftung oder sei es durch die völlige Austrocknung des Körpers nach den unentwegten Flüssigkeitsverlusten durch Brechen und Durchfall.

Leinberger und Steigenberger verließen den Probstbräu; doch dieser ließ Steigenberger bald wieder holen, sagte ihm, der *Afrikaner* solle nun wegbleiben und man möge einen Arzt rufen. Steigenberger schlug ihm verschiedene Münchner Ärzte vor, aus denen sich der Patient für den Leibmedicus Dr. Baader entschied, just den alten Feind Leinbergers. Von der inzwischen eingetroffenen Rhabarbertinktur erhielt er zwei Löffel.

Um acht Uhr abends erschien Steigenberger zusammen mit Dr. Baader in der Krankenstube. Der Arzt verordnete noch eine Mixtur, gab Mandelmilch zu trinken, ein Mittel das einhüllend, erschlaffend und stopfend wirkte, also die schwere Magen-Darm-Reizung mildern sollte,[405] doch konnte er dem Probstbräu nicht mehr helfen. Dieser verschied wenig später. Dies geschah vor dem 7. Oktober.

Leinberger aber forderte von der Probstbräuin für fünf Gläser Arznei, die er dem Verstorbenen gegeben, 15 fl. und erklärte, daß seine Krankenbesuche zudem zu bezahlen seien. Nach Aussage des Apothekers hatten die Arzneien 5 fl. gekostet, und die war Leinberger auch noch schuldig. Die Witwe lehnte vorerst jegliche Zahlung ab.

Es ist anzunehmen, daß Leibmedicus Baader den Vorgang beim Stadtmagistrat angezeigt hat. Das Stadtoberrichteramt ordnete eine gerichtsmedizinische Leichensektion an. Diese wurde von Stadtphysicus Dr. Bachauer zusammen mit den beiden Innungsmeistern der Bader-Chirurgen vorgenommen. Hierbei ergab sich, daß alle äußeren und inneren Teile des Körpers gesund waren, nur der Magen und der inwendige Teil der Leber sahen *kalt brandig* aus. Im einzelnen zeigte die Untersuchung des Magens, *daß dieser vollkommen entzindet und valvulae stomachicae durch einen starken Reiz vast durchgehends blutig und zerrissen waren. Ebenso giengen auch diese Entzindung und Reiz von dem obersten Eingang bis zum Ausgang des Magens, wo selbst auch die nächst ligende Gedärmen auf gleiche Art davon angegriffen waren. Bey der Leber zeigte sich rechter Hand ein grosser Theil auf die nämliche Weis entzindet und brandig zu seyn.*

Man sah keine andere Ursache für diese schweren Veränderungen, *als ein Übermaas des Erbrechens, welches durch Übermaß der Medicin oder ungeschickte Ordination entstanden seyn mus, daß sohin durch die*

238

überhandnemende Entzindung dieser Theil(e) am Ende der Todt noth-wendig habe erfolgen müssen.

Als Schuldigen an diesem ganzen Ereignis sahen sowohl die beteiligten und die gutachtenden Ärzte als auch das Stadtoberrichteramt und die Oberlandesregierung allein Johann Georg Leinberger, den *afrikanischen Doktor,* an. Dies war, wie ein Vergleich der verschiedenen Zeugenaussagen zeigt, vom rein medizinischen Standpunkt her sicher richtig. Bezieht man in die Betrachtung jedoch die gesamte Situation mit dem Verhalten des Patienten und seinem Verhältnis zu den verschiedenen Heilern mit ein, nämlich zu den Ärzten, Leinberger und den Bader-Chirurgen, so wird man unschwer erkennen, daß hier das klassische Patronageverhältnis zwischen Patient und Arzt bestanden hat, in dem der Arzt als entlohnter fachlicher Berater des Patienten wirkte und letztlich die Entscheidung, die dieser fällte, auszuführen hatte, wenn er nicht gegen einen willfährigeren Kollegen ausgetauscht werden wollte, der dann das Honorar einstrich.

Es war der Probstbräu, der Dr. Riester nicht befragte, sondern aufforderte, ihm ein Brech- und Abführmittel, *nicht aber gar zu schwach,* zu verschreiben, der über die maßvolle Wirkung desselben verdrossen war, der nach erneut maßvoller Verordnung zornig den *afrikanischen Doktor* zu holen befahl und auch diesen nicht befragte, sondern aufforderte, ihm ein starkes Mittel zu geben. Der Probstbräu war sicher ein wohlhabender Mann, und er sprang mit dem echten und dem afrikanischen Doktor fast ebenso um, wie mit seinen Bräuburschen und Schankkellnern. Dr. Riester hat sich nicht beirren lassen, sondern den Patienten zur Geduld ermahnt. Allerdings lesen wir nichts von einer Untersuchung und Diagnosestellung; diese ließ er sich von dem Patienten vorwegnehmen. Leinberger, der ohnehin zu drastischen Kuren neigte, befolgte unverdrossen die Anweisungen seines Kunden, den er nicht verärgern und verlieren wollte. Sicherlich war er habgierig, aber man muß ihm hierbei auch zugute halten, daß er — etwa im Vergleich mit Dr. Riester — in sozial und rechtlich weniger gesicherten Verhältnissen lebte.

So lag die eigentliche Schuld an dieser auch für die damalige Heilkunde unsinnigen Behandlung und ihrem unglücklichen Ausgang in erster Linie beim Patienten selbst.

Ein ‚gefährlicher Würgengel‘ wird ausgewiesen

Ungefähr um die gleiche Zeit, im Oktober und November 1785, ereignete sich ein weiterer Behandlungsfall Leinbergers, der mit dem Tod des Patienten endete:[406] Der Patient hieß Paul Schlecht, war Kammerlakai in den Diensten des Grafen August von Törring, des Präsidenten des kurfürstlichen Hofrats. Er kränkelte schon seit einigen Jahren und klagte über starkes Magendrücken. Deswegen nahm er seit längerer Zeit Arzneien, bis er etwa Ende September den *afrikanischen Doktor* aufsuchte, der ihm eine Latwerge gab. Diese nahm er zehn Tage lang ein, mußte sich anhaltend erbrechen und wurde durchfällig; man zählte insgesamt mehr als 120 Entleerungen nach oben und unten. Danach ging es ihm so schlecht, daß man am 12. Oktober den Leibmedicus Ruf zu ihm ins Törringsche Haus holen ließ. Ruf verordnete einige Arzneien, wonach es Schlecht besser ging und er sich etwas erholte. Am 24. jedoch überfiel ihn ein *gewaltiger Frost,* also ein Fieber, woraus Ruf schloß, daß in der Leber eine Entzündung entstand, die der Patient nicht überleben würde. Er starb wirklich innerhalb weniger Tage. Die Sektion ergab, daß tatsächlich die Leber und noch andere Organe vom heißen und kalten Brand befallen waren. Die Gerichtsbehörde glaubte allerdings, in diesem Fall Leinberger keine unmittelbare Schuld nachweisen zu können.

Die Oberlandesregierung, die noch 1783 Leinberger gegen das Collegium medicum die Stange gehalten hatte, war jetzt ganz auf die andere Seite umgeschwenkt. Sie ermittelte auch beim Hofkriegsrat über den Beschuldigten, wohl über dessen Tätigkeit als Feldscher beim bayerischen Reichskontingent im Siebenjährigen Krieg. Ein Ergebnis hierüber ist leider nicht überliefert. Auch das Collegium medicum wurde zur Stellungnahme aufgefordert, und der Protomedicus erging sich in einer wahren Schimpforgie über diesen *aufgedeckten stadt- und landschädlichen Betrüger und gefährlichen Würgengel,* in der er mit Wörtern wie Verwirrung, Verwegenheit, Unwissenheit, Widerspruch, Unerfahrenheit, schalkhafte Starrheit, Falschheit, Betrug und Beutelschneiderei nicht sparte.[407]

Am 17. März 1786 stellte die Oberlandesregierung ihren umfangreichen Bericht über Leinbergers Wirken für den Kurfürsten fertig. Die Behörde verhehlte dem Landesherrn hierbei auch ihre *ohnzihlsezliche Meinung* über die zu treffenden Maßnahmen nicht: Leinberger sei zum Schutze des Publikums des Landes zu verweisen, und ihm seien alle landesherrlichen Konzessionen zu entziehen, dies um so mehr, als er die ihm 1783 gestellten Bedingungen, nämlich Niederlassung an einem Ort, wo sich kein Arzt befand, und Versorgung der von Ärzten und Chirurgen verlassenen Patienten, nicht erfüllt habe.[408] Am 15. April erging ein Reskript des Kurfürsten, worin auf die übereinstimmenden Gutachten der Oberlandesregierung und des Collegium medicum hin entschieden wurde, daß Leinberger *als ein für das Publicum sehr gefährlich- und schädlicher Mann* weggeschafft werden solle.[409]

Die Oberlandesregierung bestellte Leinberger ein, um ihm dies mitzuteilen. Es erschien am 29. April die Ehefrau Katharina und sagte, ihr Mann sei krank. Es wurde ihr eröffnet, daß ihr Ehemann mit ihr und den Kindern binnen 14 Tagen das Land zu verlassen habe; befolge er diesen Befehl nicht, würde Gewalt angewandt werden. Außerdem müsse er alle bayerischen Patente und Attestate herausgeben, was notfalls durch Arrest bei Wasser und Brot erzwungen werden würde. Die Leinbergerin erklärte, daß die Urkunde von 1783 *zu ihrer Legitimation* nach Straßburg geschickt worden sei, was aber die Behörde als bloße Ausrede betrachtete.[410]

Irgendwie muß es Leinberger jedoch wieder gelungen sein, einen Aufschub zu erwirken, oder er war in einen anderen Landesteil ausgewichen, denn am 26. Oktober bedrängte die Oberlandesregierung den Kurfürsten erneut, daß dieser Afterarzt, Verleumder und vierfache Totschläger — wie man ihn jetzt nannte — in sämtlichen Kurlanden nicht geduldet werden dürfe.

Das Blatt hatte sich gewendet. Einen erwiesenen Totschlag, besser: fahrlässige Tötung, konnte man Leinberger bestenfalls beim Probstbräu zur Last legen, beim Törringschen Kammerlakai Schlecht galt er als unbewiesen, und bei jenen zwei Frauen, die er nach Angaben des Collegium medicum mit seinen Arzneien umgebracht haben sollte, bestand nicht mehr als ein unbestimmter Verdacht. Alle diese Fälle warf man jetzt ohne Unterschied in einen Topf. Jedenfalls wurde hierauf die Ausweisung vollstreckt. Ob auch die Urkunden eingezogen werden konnten, bleibt unklar.[411]

Ende gut, alles gut: Hausarzt der Äbtissin von Geisenfeld

Lange weilte Leinberger mit den Seinen nicht außerhalb der bayerischen Kurlande. 1787 hielt er sich in der Oberpfalz auf und beantragte bei der Regierung in Amberg eine Behandlungslizenz. Hierzu legte er jene Resolution vom 24. Mai 1783 vor, in der der Kurfürst die Erneuerung seiner Konzession befohlen hatte und die ihm offenbar geblieben war. Darauf erhielt er am 4. Juni die Erlaubnis, in Amberg und der ganzen Oberpfalz freie Praxis auszuüben. Hier hat er anscheinend in den folgenden zwei bis drei Jahren im Umherziehen gewirkt; die Amberger Regierung jedenfalls verlor ihn aus den Augen, und er wurde nicht auffällig.[412]

Ebenfalls im Jahr 1787, im Monat September, verwandte sich Hofratspräsident Graf August von Törring bei der Oberlandesregierung für Frau Katharina Leinberger und bat, deren seiner Meinung nach nicht gerechtfertigte Landesverweisung auszusetzen, da sie bei seiner Küchenmagd Agnes Schwarzenböck noch Schulden habe und diese sonst um ihr Geld geprellt würde. Die Beziehungen der Leinbergers zur Törringschen Haushaltung waren offenbar mehrfältiger Art und gingen über die Behandlung des verstorbenen Lakaien Schlecht hinaus. Auffällig ist auch, daß sich ein hoher Hofbeamter in dieser Weise um die Sorgen einer kleinen Domestique kümmerte. Möglicherweise gehörte er zu dem Kreis einflußreicher Personen, aus dem Leinberger in München so wirkungsvollen Schutz genossen hatte.[413]

Nachdem Leinberger in der nördlichen Provinz längere Zeit unangefochten hatte praktizieren können, schob er seinen Wirkungsbereich wieder weiter in den Süden der Kurlande vor. Am 30. April 1790 erlaubte ihm die Regierung in Neuburg an der Donau, in dieser Stadt und im ganzen Herzogtum Pfalz-Neuburg ungehindert medizinische Praxis auszuüben. In München wußte man freilich von all dem nichts.[414]

Seit 1791 schließlich hielt er sich wieder im Rentamt München auf, und zwar im Markt Geisenfeld an der Ilm, etwa 10 km südlich Vohburgs an der Donau, und ging seinem Heilgewerbe nach. Das Collegium medicum brachte dies im Juni in Erfahrung, zeigte es der Oberlandesregierung an, die nicht fackelte und den jetzt illegalen Heiler kurzerhand ins Zuchthaus sperren ließ. Diese Haft dauerte jedoch nur kurze Zeit. Der *afrikanische Doktor* konnte wohl wieder seine einflußreichen Gönner in Bewegung setzen. Bereits am 29. Juli befahl Kurfürst Karl Theodor, ihn auf freien Fuß zu setzen. Er begab sich wieder nach Geisenfeld, wo er das Vertrauen der Äbtissin des dortigen Benediktinerinnenklosters gewonnen hatte.[415]

Medicus ordinarius, also bestellter Hausarzt dieses Klosters, war zu jener Zeit Professor Dr.med. Cosmas Damian Klosner, damals Dekan der medizinischen Fakultät der Universität Ingolstadt. Er lehrte Gerichtsmedizin, war Kreisphysicus zu Ingolstadt, wurde mehrmals zum Rektor der Universität gewählt und erhielt 1794 für seine Verdienste als Lehrer und Gerichtsarzt den Hofratstitel.[416] Ausgerechnet er beauftragte am 12. August 1791 Leinberger, ihn in den Zeiten seiner Abwesenheit als Hausarzt des Klosters zu vertreten. Es ist klar, daß dies bei den damals üblichen Patronageverhältnissen der Patienten, insbesondere solcher Institutionen über ihre Hausärzte, die in der Regel mit einem festen Gehalt verbunden waren, ohne den ausdrücklichen Wunsch der Äbtissin und vielleicht auch ihres Konvents gar nicht möglich und wahrscheinlich sogar auf deren Drängen erfolgt war. Nichtsdestoweniger machte die Oberlandesregierung dem Professor und Dekan heftige Vorwürfe, da es ihm *vor allen anderen Personen obliegen sollte, dergleichen Leute zur gebührenden Bestrafung anzuzeigen, damit man dem Uebel, so solche Afterärzte dem Lande verursachen, Einhalt thun könnte.*[417]

Leinberger behandelte zu dieser Zeit die erkrankte Äbtissin. So erhielt das Collegium medicum erneut den Auftrag, diese Behandlung fachlich zu überprüfen und ein Gutachten abzugeben. Leinberger wurde aufgefordert, über Befund und Behandlung zu berichten. Er kam dem nicht nach, da er nach Aussage seiner Frau selbst schwer erkrankt war. Hierauf sollte die Landgerichtsbehörde von Pfaffenhofen, in deren Sprengel Geisenfeld lag, die nötigen Unterlagen beischaffen, und sei es, daß Leinberger einem Beamten seine Verordnungen, die er an der Äbtissin vorgenommen, diktierte. Wieder einmal konnte der beschuldigte Heiler den Fortgang des Verfahrens durch allerlei Ausflüchte verzögern und behindern. Dabei erging er sich in Beschuldigungen gegen die Oberlandesregierung, so daß diese sich genötigt sah, sich beim Kurfürsten hiergegen zu verteidigen und darauf hinzuweisen, daß sie nur ihre Pflicht getan und auf Befehl gehandelt habe. Es kamen jetzt auch die Lizenzen ans Licht, die die Regierungen in Amberg und Neuburg ausgestellt hatten; diese wurden zur Rechenschaft aufgefordert. Schließlich stellte die Oberlandesregierung Leinbergern das Ultimatum, seinen Behandlungsbericht bei Androhung der Zuchthausstrafe binnen 14 Tagen abzuliefern, doch mußte sie die Exekution schon nach wenigen Tagen widerrufen, wohl weil wieder Gönner des *Afrikaners* bei Hofe dem entgegengewirkt hatten.[418]

Der leidige Fall fand am 25. November 1791 einen Abschluß, den wir für endgültig ansehen dürfen, da hiermit die umfangreichen Aktenvorgänge enden. Das aber hieße, daß für den nunmehr etwa 61jährigen Johann Georg Leinberger, der noch Frau und Kinder versorgen mußte, die Lebens-Odyssee beendet war.

Der Kurfürst entschied, *daß dem gedachten Leinberger der ungehinderte Aufenthalt in dem Kloster Geisenfeld mit den seinigen fürohin verstattet, ihm auch erlaubt sein solle, die von anderen Medicis erweislich verlassenen Patienten in die Kur zu nehmen. Hingegen soll ihm die Besuchung aller anderen Patienten, folglich alle andere freie medizinische Praxis in den baierischen Staaten durchaus verbothen sein.*[419]

Und wenn er nicht bald darauf gestorben ist, dann erscheint es nach der erzählten Geschichte wenig glaubhaft, daß Leinberger sich dieses Mal an die ihm auferlegten Beschränkungen gehalten hat.

NACHWORT

Geneigter Leser!

Wenn es mir gelungen ist, Sie mit meinem Buch ein wenig zu unterhalten und zu erfreuen, dann hätte ich mein wichtigstes Ziel erreicht. Wenn Sie darüber hinaus auch noch etwas gelernt haben, wäre dies ein zusätzlicher Erfolg. Dem sogenannten wissenschaftlichen Fortschritt zu dienen — was immer man darunter verstehen mag —, war nicht meine Absicht. Denn dieses Buch wendet sich zuerst an Leser, die sich dem Gegenstand weniger aus beruf- und wissenschaftlichem Interesse und mehr aus Neugier an der Sache nähern. Es wendet sich an Menschen, die sich im Gespräch mit der Geschichte zu bilden suchen, indem sie ihre Erlebniswelt über die Grenzen des eigenen Lebens hinaus in historische Gefilde erweitern, um — wie mein Lehrer Hermann Heimpel sagte — *aus der zufälligen Zeitgenossenschaft der Mitlebenden hinauszutreten in die Zeitgenossenschaft des Vergangenen.*[420]

Erst danach wollte ich meine Kollegen, die Historiker der verschiedenen Gattungen, ansprechen, vor deren urteilendem Sachverstand das Buch selbstverständlich bestehen möchte. Deswegen habe ich vermieden, es als eine wissenschaftliche Abhandlung zu gestalten, da diese den interessierten Laien oft abschreckt oder langweilt, während er doch das Recht hat, auch in einem historischen Buch Unterhaltung und Spannung zu finden. Nichtsdestoweniger erhebt das Buch den Anspruch, die Ergebnisse eigener und neuer wissenschaftlicher Forschung vorzulegen.

Ich wollte ein Stück der Lebenswelt unserer Vorfahren beschreiben, einen Teil desjenigen Stückes, in dem Krankheit und Heilen tragende Rollen spielen. Dieser Lebensbereich war früher, verglichen mit heutigen Verhältnissen, ungleich vielfältiger, bunter, weniger geordnet und mehr dem Zufall unterworfen. In unserer heutigen von Wissenschaft und Technik beherrschten Welt stellen die Medizin, ihre Versorgungseinrichtungen und die akademische Ärzteschaft eine gesellschaftliche Macht mit Glaubenssätzen, Heilsverheißungen und Herrschaftsansprüchen dar, die sich durchaus mit Religionen, Kirchen und Priesterhierarchien vergleichen läßt.

Früher war das ganz anders. Und um diese Andersartigkeit anschaulich ins Bild zu setzen, habe ich es unternommen, jene Randfiguren der Heilkunde vorzustellen — eben nicht die sogenannten *großen Ärzte* aus dem medizinhistorischen Heldenkult, sondern die kleinen Heiler, die Verlierer im Leben und in der Geschichte. Nicht dem Aberglauben an den *Erfolg* wollte ich huldigen, sondern an gelebtes Leben erinnern. So habe ich mich bemüht, nicht nur allgemeine Verhältnisse, Vorgänge und Entwicklungen zu beschreiben, sondern auch individuelle Geschichten zu erzählen, Geschichten aus dem Leben, Lebensgeschichten zumal. Wenn zwischen diese immer wieder längere, etwas lehrhaft abgefaßte Abhandlungen eingeschoben sind, so ist das um des Gesamtzusammenhangs willen notwendig. Diese Schilderungen und Geschichten wurden aus Originalquellen zusammengetragen, mitunter aus verstreuten Akten und einzelnen Aktenvermerken zusammengefügt. Hierbei habe ich oft die handschriftlichen oder gedruckten Dokumente im Wortlaut zitiert, um die Menschen jener Zeit selbst zum Sprechen zu bringen und den Eindruck dieser vergangenen Welt deutlich werden zu lassen. Diesem Ziel dienen auch die zeitgenössischen Bilder.

Die Quellenverweise habe ich, damit sie den Fluß des Textes nicht stören, in unauffällige Endnoten verbannt. Auf ein Register wurde verzichtet, weil es bei der Verschiedenartigkeit der Gegenstände entweder unübersichtlich oder unvollständig geworden wäre und weil der Text durch Zwischenüberschriften bis ins einzelne gegliedert ist.

✳✳✳

Ich widme dieses Buch an erster Stelle dem Andenken Karl Eduard Rothschuhs, des Professors für Geschichte der Medizin der Universität Münster, der mich vor zwanzig Jahren zur Habilitation geführt hat und mir mit seiner wissenschaftshistorischen Theorie von den *Konzepten der Medizin* über die Zeit meiner Assistentenschaft hinaus Lehrmeister geblieben ist; an zweiter Stelle meinem Kollegen Gerhard Pfohl als Dank für langjährige harmonische Zusammenarbeit am Institut für Geschichte der Medizin und Medizinische Soziologie der Technischen Universität München; schließlich meinen eifrigen Doktoranden, die die Mühe auf sich nahmen und nehmen, neben ihrem anstrengenden Medizinstudium eine mit geisteswissenschaftlicher Methode zu erstellende Dissertation im Fach der Medizingeschichte abzufassen.

Bei der Abfassung des Buches haben mir mit Rat und Tat geholfen: Die Damen und Herren des Bayerischen Hauptstaatsarchivs zu München; Prof.Dr. Peter Dilg, Marburg; Dr. Radoslav Fundárek, Preßburg; Dr. Josef Haushofer, Eggenfelden; Prof.Dr. Erika Hickel, Braunschweig, mit ihren Doktorandinnen Gabriele Beisswanger und Almut Lanz; Prof.Dr. Hans-H. Hofer, Otterfing; der Konvent des Karmelitenklosters St. Joseph zu Regensburg; Medizinalrat Dr. Theodor Koch, Merseburg; Dr. Ursula Kranzfelder, Augsburg; Prof. Dr. Wolf-Dieter Müller-Jahnke, Heidelberg, mit seinem Assistenten Michael Kowalski M.A. und Dr. Michael Stolberg, München.

Die Bilder stellten mir das Deutsche Apothekenmuseum zu Heidelberg, das Institut für Geschichte der Medizin der Universität Wien und die Staatliche Graphische Sammlung München zur Verfügung.

Herr Alfred Förg und sein Verlag, insbesondere Herr Josef Pöllath M.A. zeigten von Anfang an reges Interesse für dieses Buch und viel Verständnis für meine Wünsche zu seiner Gestaltung.

Bei den Manuskript- und Fahnenkorrekturen unterstützten mich tatkräftig meine Frau und mein Sohn Christian; ohne die Anleitung und den steten Beistand meines Sohnes Johannes wäre ich nicht in der Lage gewesen, einen sauberen Computor-Text als Druckvorlage herzustellen.

Allen diesen sage ich von Herzen Dank.

Bad Tölz, im Frauendreißiger 1991.

Christian Probst

ANMERKUNGEN

1   Schneider IV, S. 223.
2   Antimonyl-Kaliumtartrat, ein süß schmeckendes, wasserlösliches Kristallpulver. Weisenberg, S. 546 f.
3   HStA GR 1205/135, 1804 XI 14.
4   Bei dem Polizeichirurgen handelte es sich um ein 1801 in München eingerichtetes Amt mit einem Jahresgehalt von 300 fl. Der Polizeichirurg hatte bereitzustehen, um Verunglückte, bei nächtlichen Raufereien Verletzte sowie Gefangene, die ärztlicher Hilfe bedurften, zu versorgen. Er wirkte als Sachverständiger und nahm, wie unser Beispiel zeigt, auch Funktionen der Medizinalpolizei wahr. Koerting, Kampf.
5   HStA GR 1205/135: 1804 XI 14.
6   Ebd.: 1804 XI 15.
7   Probst 1984.
8   Döllinger I, S. 47.
9   HStA GR 1205/135, 1804 XII 10.
10   Probst 1984. Volkert.
11   HStA GR 1205/135: 1804 XII 10 u. 18; 1805 I 3 u. 17.
12   Ebd.: 1768 III 14; 1771 II 4; vor 1783 IV 10; 1804 XI 15.
13   Ebd.: 1768 II 14.
14   Hoffmann-Axthelm S. 235-237.
15   HStA GR 1205/135: Gesuch vor 1783 IV 10, Patent 1783 IV 28, Protokoll 1791 V 3 u. 5.
16   Hoffmann-Axthelm S. 166-237. Miller.
17   HStA GR 1205/135: 1771 II 4.
18   MGS 1788, S. 997.
19   HStA GR 1204/129 II, fol. 21/22; 1205/135: 1804 XII 10.
20   Schattenhofer.
21   Wann er geheiratet hat, ist unbekannt. 1783 hatte er sechs unversorgte Kinder. HStA GR 1205/135: vor 1783 IV 10.
22   MGS 1784, S. 944 f., 947.
23   Hoffmeister.
24   HStA GR 1205/135: 1781 I 6.
25   Ebd.: 1783 I 10.
26   Diese Annahme legen ganz allgemein die häufigen Klagen von Ärzten und Collegium medicum und die Wiederholungen einschlägiger Verbote nahe.
27   HStA GR 1205/135: vor 1783 IV 10; Resolutio Serenissimi 1783 IV 10; Patent 1783 IV 28.
28   Ebd.: vor 1784 XII 23; Resolutio Serenissimi 1784 XII 23; Weiterleitung 1785 I 10.
29   Ebd.: 1785 IV 11; Abschr.d.Pat.v.gl.Dat.; 1785 V 23, VII 29, VIII 11 u. 30.

30 HStA GR 1205/131, fol. 105; 1205/135: 1803 IX 16; 1804 XI 15. Spindler IV/1, S. 8-11.
31 HStA GR 1205/135: 1791 V 3 u. 5.
32 MGS 1797, S. 102.
33 HStA GR 1205/131, fol. 105; 1205/135: 1791 V 3, 5, 13 u. 23.
34 Im Stadtarchiv München ließen sich über Adam Schneider in den einschlägigen Abteilungen keine Quellen finden; für Nachforschung danke ich Frau Sabine Knüttel und Herrn Dr. Ingo Schwab
35 Vgl. Ramsey.
36 Hoffmeister. Probst 1987. Sander.
37 Erste Auflage Nürnberg 1719; während des 13. Jahrhunderts vielmals nachgedruckt, in andere Sprachen übersetzt, wurde es bis ins 19. Jahrhundert benutzt.
38 Primbs Nr. 2/1; Bruck hier nicht genannt.
39 HStA GR 1205/131, fol. 134 f., 144/147 f./155.
40 Ebd., fol. 138 f., 151-154.
41 Ebd., fol. 59 f., 138 f., 144-155.
42 Heister 1763, S. 707-749.
43 Ebd., S. 751-768.
44 Ebd., S. 742, Tfl. XXIV u. XXV.
45 MGS 1771, S. 444-446.
46 MGS 1788, S. 944 f., 947.
47 HStA GR 1205/131, fol. 134 f.
48 Ebd., fol. 133/140, 136 f., 141, 145 f.
49 Ebd., fol. 132, 144, 147 f., 155.
50 Ebd., fol. 151 f.
51 Ebd., fol. 138 f.
52 Ebd., fol. 153 f.
53 Heister 1763, S. 749-751.
54 Ebd., S. 84-86, 707-716.
55 HStA GR 1205/131, fol. 66-72. Primbs Nr. 55/16.
56 HStA GR 1205/131, fol. 58-60. Am 15.IV.1800 war das Verbot des öffentlichen Ausstehens und Medizinverkaufs der Marktschreier und Waldmänner von 1783 und 1788 erneuert worden; RIB 1800, S. 261 f.
57 HStA GR 1205/131, fol. 56 f./62.
58 Ebd., fol. 64, 66 f.
59 Ebd., fol. 66-69.
60 Ebd., fol. 70-72.
61 Markmiller.
62 Ebd.
63 HStA GR 1205/131, fol. 37-39, 43-46.
64 Ebd., fol. 43.
65 Ebd., fol. 43 f.
66 Ebd., fol. 45 f.
67 Heister 1763, S. 607 f. Hoffmann-Axthelm.
68 Heister 1763, S. 607-615. Miller, S. 43 f.

69   Heister 1763, S. 543-564. Der nachfolgende Mirakelbericht: BZAR, PfA Bettbrunn, Sign. 227, S. 51.

70   HStA GR 1205/131, fol. 37-39, 43 f.

71   Ebd., fol. 37-39.

72   Ebd., fol. 37-39, 43 f. RB 1805, Sp. 1012 f.

73   HStA 1205/131, fol. 36, 50 f.

74   Schenda. Vgl. auch Jütte, S. 17-19. Zum Folgenden vgl. auch Roeschlaub und Roeschlaub/Oeggl.

75   Jütte, S. 19-32. Probst 1987. Schenda. Stolberg 1986, S.87-108.

76   Bein, S. 71-76. Hazzi I, S. 392 f. Hoffmeister. Jütte, S. 100-108. Probst 1984 u. 1985. Sander. Schenda. Stoll. Weiß/Specker/Winckelmann.

77   King. Porter. Ramsey.

78   Stolberg 1986, Kap. 3.2 u. 3.3. Vgl. Ramsey, S. 279.

79   Stolberg 1986, S. 78-115. Vgl. Diesfeld, S. 86-105. Sander.

80   Stolberg 1986, S. 126-193. Vgl. auch Jütte. Huerkamp. Ramsey. Sander.

81   Stolberg 1986, S. 87-108. Wilke.

82   Stolberg 1986, S. 127-140.

83   Ebd., S. 154-158.

84   StA Egg A 390 a und b. Haushofer. Roeschlaub/Oeggl. — Wenn C. Probst in seiner Rezension zu Sander, Handwerkschirurgen (Sudh.Arch. 74(1990),S.247 f.), meinte, in Bayern habe es für die Bader-Chirurgen keine landeseinheitliche Zunftorganisation gegeben wie in Württemberg, so irrt er. In 18. Jahrhundert bestand eine solche hier sehr wohl.

85   Stolberg 1986, S. 140-154.

86   Spree. Vgl. auch Roeschlaub und Roeschlaub/Oeggl.

87   Zum Begriff Schulmedizin: Wölfing. Vgl. hierzu Rothschuh: Konzepte der Medizin. — Im 18. Jahrhundert handelte es sich bei der Schulmedizin vornehmlich um die Konzepte der Humoralpathologie, der Iatromechanik und der hippokratisch-sydenhamschen Epidemienlehre. Ursprünglich führten die medizinischen Fakultäten, dann der Staat durch die Medizinalkollegien und Protomedici die Aufsicht, daß die Regeln der Heilkunst eingehalten wurden. Deichgräber, S. 34-36; Hoffmeister, S. 28; Probst 1972, S. 75-79, 165-172; ders. 1975.

88   Vgl. hierzu King, S. 47 u. 53.

89   Probst 1984.

90   Hoffmeister. Sander. S. 23-40. Stolberg 1986, S. 23-37, 284-286, 313-315.

91   Vgl. die im HStA unter GR 1204 und 1205 lagernden Patente und Konzessionen.- Hoffmeister, S. 9-12, 90. Spindler II, S. 1067 f. Zum Polizeirat: MGS 1784, S. 775, 810.

92   Hoffmeister, S. 20-26, 89.

93   HStA GL 2787/1186, fol. 140-209. MGS 1784, S. 768 f. Hoffmeister, S. 26-36.

94   MGS 1784, S. 985-987; 1788, S. 677-682. Hoffmeister, S. 36.

95   Hoffmeister, S. 37. Spindler II, S. 1068 f.

96   Hoffmeister, S. 52-60.

97   Ebd., S. 13 f., 64-68. RB 1803, Sp. 914 f.; 1808, S. 1841.

98 Grunwald, S. 17. Probst 1984. Volkert.
99 Koskull. Stolberg 1986, S. 316-320. Wormer Diss., S. 146-153.
100 Kaiser/Piechocki 1967 u. 1968. Winkle, S. 101-105. MGS 1784, S. 988; 1788,
     S. 681.
101 Andräas, S. 215.
102 Erlmeier, S. 8.
103 Heister 1763, S. 797-820; hiernach die folgenden Ausführungen. Vgl. auch
     Celsus in Spencer III, S. 424-454. Die Mirakelberichte: BZAR, PfA Bett-
     brunn, Sign. 224, S. 183, 314, Sign. 226, S. 53.
104 MGS 1784, S. 768 f.
105 HStA GR 1204/129 II, fol 11. Das Collegium medicum bezog sich 1760 nur
     auf diese Anweisung des Kurfürsten; ebd., fol. 1-12. MGS 1784, S. 768 f.
106 HStA GL 2787/1186, fol. 141-143.
107 Ebd., fol. 144-208.
108 Ebd., fol. 151 f., 186.
109 Ebd., fol. 140/209.
110 MGS 1771, S. 444-446.
111 Hoffmeister, S 91.
112 Diese Argumente finden sich in vielen Gesuchen um Lizenzen, aber auch
     in den Äußerungen der damit befaßten Behörden.
113 HStA GL 2787/1186, fol. 151 f. = § 13.
114 Dieses merkantilistische Argument wurde stets auch von Ärzten angeführt.
     Vgl. die Instruktion für die Grenzbeamten vom 4.I.1768, § 10: ausländische
     Hausierer seien dem inländischen Gewerbe höchst nachteilig; MGS 1788,
     S.406-409.
115 HStA GR 1204/129 II, fol. 15-17. Primbs Nr. 30/4.
116 HStA GR 1204/129 II, fol. 1-12.
117 Ebd.
118 HStA GR 1204/128, fol. 215-217; 1204/129 II, fol. 1-12.
119 Staudinger, S. 159-164.
120 HStA GR 1204/128, fol. 215-217; im Rückblick in einer Vorlage an den
     Kurfürsten vom 4.XII.1770.
121 HStA GR 1204/129 II, fol. 1-12.
122 Ebd.
123 HStA GR 1204/129 II, fol. 18-20.
124 MGS 1788, S. 406-409.
125 HStA GR 1204/128, fol. 123 f.
126 Ebd., fol. 219-222. Vgl. Probst, C.u.R., S. 16.
127 HStA GR 1204/128, fol. 215-217.
128 Ebd.: Kanzleivermerke.
129 Hoffmeister, S. 92. s.u.
130 HStA GR 1204/128, fol. 227 f. Hoffmeister S. 92.
131 MGS 1788, S. 544 f., 997. Vgl. Francesco.
132 HStA GR 1204/129 II, fol. 24-27.
133 Ebd., fol. 23/32-34.
134 Ebd., fol. 37 f., 41-50, 63 f., 67 f., 72-75

135 Ebd., fol. 63 f. Zu den genannten Ärzten: Hirsch; zu Ofterdinger: Jöcher IX, Sp. 999; zu van Swieten und de Haen zudem: Probst 1972; zu de Haen zudem: Cichon, Thomae; zu Zimmermann zudem: Sproedt.

136 Lesky 1959. Probst 1972.

137 HStA GR 1204/129 II, fol. 67 f.

138 Ebd., fol. 72-75.

139 HStA GR 1204/128, fol. 219-222.

140 HStA GL 2787/1186, fol. 140/209.

141 Für verschiedene Hinweise zu diesem Kapitel danke ich Herrn Prof.Dr.rer.nat. Hans-H. Hofer, Otterfing.

142 Kostenzer 1970. Pizzini, S. 299 f. Tiroler Steinölwerke. Wibmer IV, S. 12.

143 Holste, S. 177-182. Hörmann, S. 186. Kostenzer, Ölträger. Mair.

144 HStA GR 1204/129 I: 1810 V 15, 1811 VI 30. Kostenzer, Ölträger.

145 HStA GR 1204/129 I: 1810 V 15, 1811 I 28 u. VI 30; hiernach auch das Folgende. Vgl. Egg, S. 200.

146 Baldauf-Keller. Hörmann, S. 187. Kostenzer, Ölträger. Lesky 1959, S. 76, 82, 92-95. Mair.

147 HStA GR 1204/129 I: 1811 VI 30, 1812 XI 18, 1813 V 19. Kostenzer, Ölträger.

148 HStA GR 1204/129 II, fol. 96-101. Hörmann, S. 188. Kostenzer, Ölträger. Vilas S. 155.

149 HStA GR 1204/129 II, fol. 72-75, 98-100.

150 Ebd., fol. 96-101. MGS 1784, S. 944 f., 947.

151 Holste, S. 49 f., 177-182. Kostenzer, Ölträger. Ders., Himmel, S. 9-11. P.W. Schelenz, S. 125-133. Schneider I, S. 68; II, S. 17 f.; V/3, S. 21 f., 80. Schröder, S. 257-260.

152 HStA GR 1204/129 I: 1810 V 15. Für Hilfe bei der Bestimmung der Arzneimittel danke ich den Apothekerinnen Gabriele Beisswanger und Almut Lanz, wiss. Mitarb. a.d. Abt.f. Geschichte der Pharmazie und der Naturwissenschaften der TU Braunschweig, Vorstand: Prof.Dr. Erika Hickel.

153 Schröder, S. 673.

154 Mair. Schröder, S. 475.

155 Baldauf-Keller. Hörmann, S.198. P.W.

156 Hörmann, S. 199. Kaiser/Piechocki 1968. P.W.

157 Hörmann, S. 192 f. Kostenzer, Ölträger. Schröder, S.730. P.W.

158 Hörmann, S. 193-195. Kostenzer 1963. Mair. Wibmer IV, S. 383 f.

159 Baldauf-Keller. Kostenzer 1963. Ders., Ölträger. Mair. P.W.

160 Wibmer.

161 Weisenberg S. 105 P.W.

162 Kaiser/Piechocki 1967 u. 1968.

163 Wibmer. P.W.

164 Schelenz S. 578 f.

165 Wibmer. IV, S. 171, 215.

166 Prosch; hiernach die folgenden Ausführungen; Zitat: S. 23 f.

167 Vgl. Küther.

168 Ebd.

169 HStA GR 1204/128, fol. 11-19, 94-96; hiernach die folgenden Ausführungen.
170 Weisenberg, S. 319-321.
171 HStA GR 1205/135, fol. 35-38. Bayern, S. 277 f.
172 Zu diesem Kapitel erhielt ich wertvolle Hinweise von Herrn Medizinalrat Dr.med. Hans Theodor Koch, Merseburg.
173 Peickert.
174 Kühnert.
175 Ludwig, S. 29, 232, 241. Petry, S. 58-60.
176 Peickert, S. 62 f. Petry, S. 84-93.
177 Ludwig, S. 203. Peickert, S. 49.
178 Ebd., S. 122. Petry, S. 26-44, 64 f.
179 Peickert, S. 61-63. Petry, S. 40, 46.
180 Ludwig, S. 221. Petry, S. 43, 64.
181 Ludwig, S. 223-225. Peickert, S. 125 f. Petry, S. 43, 90-93. Über die Vorgänge in Bayern s.u.
182 Petry, S. 93-95.
183 Peickert, S. 51, 57, 61. Petry, S. 72-75.
184 Ludwig, S. 23, 112, 121. Peickert, S. 48, 53, 55.
185 Ebd., S. 12-39, 53.
186 Petry, S. 31.
187 Ebd.
188 Eulenburg XII, S. 100.
189 Peickert, S. 43, 46.
190 Ebd., S. 52.
191 Petry, S. 79-81.
192 Heym, Karte S. 6 f.
193 Sieber; hiernach auch die folgenden Ausführungen.
194 Peickert, S. 43, 49-52, 59, 62.
195 Dieses Kapitel wurde anhand einer Darstellung verfaßt, die Herr Dr. Radoslav Fundárek, Preßburg, zu diesem Zweck geschrieben und mir zur Verfügung gestellt hat.
196 Kaiser/Piechocki 1967 u. 1968; Peickert, S. 65-78; hiernach die folgenden Ausführungen.
197 Zit.n. Peickert, S. 69.
198 Nach Kaiser/Piechocki 1968. Die in Klammern gesetzten Erläuterungen vom Verfasser.
199 Peickert, S. 75-78.
200 HStA GR 1205/133, fol. 92-98, 213 f.; Werbezettel der Philipp Jacob Schaur sel. Erben ebd.; dort auch Werbezettel des Andreas Schaur, 1763-65 Destillator in München, mit fast identischem Inhalt.
201 Ebd.
202 HStA GR 1205/133, fol. 124 f., 132 f., 204-210, 213 f.
203 Ebd., fol. 87-89, 100-137, 158-162.
204 Ebd., fol. 121-123, 135-137.
205 Ebd., fol. 1-4, 163, 167 f.

206 Die folgenden Ausführungen nach Kranzfelder, ergänzt nach HStA GR 1205/133, fol. 172-179, 216 f., 281 f.
207 Zitat aus dem Beipackzettel zu Dr. Kiesow's Augsburger Lebens-Essenz, 1990.
208 HStA GR 1205/133, fol. 57-76; hiernach die folgenden Ausführungen.
209 Schremmer, S. 604 f.
210 Archiv des Karmelitenklosters St. Joseph zu Regensburg: Hdschrftl. Klosterchronik, S. 175 f. Ich danke dem Konvent für die Überlassung von Kopien aus der Chronik, von Werbe- und Anwendungszetteln aus dem 18. bis 20. Jahrhundert und maschschrftl. Aufzeichnungen. Hiernach auch die folgenden Ausführungen, ergänzt nach HStA GR 1205/133, fol. 218-253, 265 f.
211 HStA GR 1205/133, fol. 5-8, 48 f., 277-280.
212 Die folgenden Ausführungen nach Schremmer, S. 590-616.
213 Westermayer, S. 222-224: Salzbeamte.
214 HStA GR 1205/133, fol. 42 f. Einwohnerzahl: Rauh, S. 480 f.
215 HStA GR 1205/133, fol. 29 f. Kirmeier/Treml, S. 249.
216 Ebd., fol. 10-15, 25 f., 29-47, 283 f.
217 Ebd.
218 Abele, S. 9-19. Fischer II, S. 98. Seidler, S. 23 f.
219 HStA GR 1204/129 II, fol. 81-84.
220 MGS 1784, S. 944 f.
221 HStA GR 1204/129 II, fol. 92 f. MGS 1784, S. 947.
222 HStA GR 1204/129 II, fol. 96-101.
223 MGS 1784, S. 985-987.
224 MGS 1788, S. 654-656. Vgl. MGS 1784, S. 985.
225 Vgl. Staudinger, S. 159-168.
226 Ebd., S. 164-168.
227 Bezzel, S. 59-64, 193.
228 HStA GR 1204/129 II, fol. 113-121. MGS 1784, S. 1013 f.
229 Primbs, Nr. 75/8.
230 Vgl. Rauh, S. 565-576, 589.
231 HStA GR 1204/129 II, fol. 105-112.
232 Ebd., fol. 140 f.
233 MGS 1784, S. 988 f.; 1788, S. 677-682.
234 MGS 1788, S. 504, 528.
235 HStA GR 1204/128, fol. 108.
236 MGS 1797, S. 102 f.
237 Hoffmeister, S. 94 f.
238 HStA GR 1205/131, fol. 105, 107/109.
239 Ebd., fol. 107-111. Stolberg, S. 145.
240 HStA GR 1205/131, fol. 112, 114.
241 Ebd., fol. 6-14, 118.
242 MGS 1797, S. 272.
243 MGS 1797, S. 298-301.
244 IB 1797, Sp. 114 f.

245 Mittler.
246 HStA GR 1205/134, fol. 1-4.
247 Höfler, S. 541-544.
248 MGS 1797, S. 876.
249 Küther. Rauh. Schremmer, S.680-683.
250 HStA GR 1204/129 II, fol. 125-134. Bezzel, S. 60-64, 193.
251 Fischer II, S. 63-65, 94-99, 141-149.
252 Probst 1983 u. 1984. Wetzler 1810, S.169.
253 HStA GR 1205/135, fol. 123-131.
254 Ebd., fol. 132-141.
255 Ebd., fol. 143-150.
256 MGS 1784, S. 987; 1788, S. 678.
257 Dau. Seidler, S. 24.
258 Dau. Probst 1987.
259 Der Ortsname ist in den Akten unleserlich.
260 HStA GR 1205/134, fol. 1-14; hiernach auch die folgenden Ausführungen.
261 Blancardus, S. 328. Handwörterbuch-Aberglauben II, Sp. 1775; III, Sp. 1194;
    IV, Sp. 101 f., 740 f.; VI, Sp. 617-619. Ramsweger oder Damsweger Pulver
    ließ sich nicht nachweisen.
262 Handwörterbuch-Aberglauben I, Sp. 264-267; II, Sp. 1726 f.; VI, Sp. 1371
    f.; VII, Sp. 867-870.
263 HStA GR 1203/123. MGS 1771, S. 204-206; 1784, S. 820, 878; 1788, S. 101
    f.; 1797, S. 303 f. Bogner. Döllinger II, S. 171-176. Zedler XVII, Sp. 628 f.;
    XXXIV, Sp. 1592, 1597.
264 HStA GR 1203/123: Akte Hamberger 1803; Akte Hermann 1808.
265 Ebd.: Akte Theresia Zieglerin 1794.
266 Ebd.: gedrucktes Mandat 16.IX.1794.
267 Ebd.: Bittschrift 1796.
268 StA Egg. A 390 b, 1793/94.
269 Francesco, S. 1279-1281. Porter, S. 28, 64-66, 111-114.
270 Francesco. Porter, S. 94-96.
271 Porter passim.
272 Porter, S. 134-140.
273 Journal von und für Franken, Bd. 2 (1791) Heft 5, S. 590-594. Hinweis von
    Dr. Michael Stolberg, München.
274 Kühn. Littré. Probst 1972.
275 Zur Humoralpathologie: Rothschuh, S. 185-223.
276 Zur Harnschau: Bleker 1970 u. 1972.
277 Journal von und für Franken, Bd.4 (1792), Heft 3, S. 728-737; hieraus der
    nachfolgende Text, der auch bei Stolberg 1986, S. 150-152 abgedruckt ist.
    Allg. deut. Justiz- und Polizey-Fama, Nr. 80 (12.VII.1805), Sp. 650-652.
278 Porter, S. 82-85.
279 Vgl. hierzu Porter allenthalben, insbesondere S. 16 f., 238. — In der Quelle
    ist nur vom Kloster H. die Rede.
280 Journal von und für Franken, Bd. 4 (1792) Heft 3, S. 734-737.
281 Steinach war weder auf Karten noch im Postleitzahlenverzeichnis nachzu-

weisen. — Werbezettel: Allg. deut. Justiz- und Polizey-Fama, Nr. 80, 12.VII.1805, Sp. 650-652. Siehe auch Stolberg 1986, S. 153.

282 Allg. deut. Justiz- und Polizey-Fama, Nr. 111, 23.IX.1805, Sp. 893-896; Teilabdruck bei Stolberg 1986, S. 153 f.

283 Allg. deut. Justiz- und Polizey-Fama, Nr. 129, 4.XI.1805, Sp. 1038-1040. Freundl. Hinweis von Dr. Michael Stolberg, München.

284 Vgl. Heister. Hoffmann-Axthelm. Miller.

285 Bleker 1970.

286 Probst 1984.

287 Wetzler 1810.

288 Hirsch V, S. 916. Wetzler 1805 u. 1810.

289 Das Folgende nach Wetzler 1810, S. 159-170. Weitere Quellen werden gesondert angegeben.

290 HStA M.Inn. 61480: 1803 VIII 30. HStA GR 1204/128, fol. 214. MGS 1788, S. 654-656. Hoffmeister S. 46. Probst 1984. Wetzler 1810, S.164 f., 169. - Die Ärztezahlen mußten z.T. durch Vergleich der verschiedenen Quellen und Schätzung ermittelt werden.

291 Rauh, S. 477-480, 511 f.

292 Probst 1983. Schremmer, S. 434 f.

293 Wetzler 1810, S. 170 f.

294 Hirsch IV, S. 365. Niederhuber, Entwurf, S. 24.

295 Hier dürften u.a. Friedrich Hoffmann in Halle und August Unzer in Altona gemeint sein; Kaiser/Piechocki 1967 u. 1968; Winkle, S. 101-105.

296 Niederhuber, Entwurf, S. 15-17.

297 Wetzler 1810, S. 3 f.

298 Deiniger. Heindl-Heinz. Wetzler 1810, S. 114-116.

299 Wetzler 1810, S. 4 f.

300 HStA M.Inn. 61452, Nr. 2, 1807.

301 Goldmann, S. 89. Wetzler 1810, S. 6-9.

302 Wetzler 1810, S. 10-12.

303 Diepgen II/1, S. 61-65, 83 f. Fischer II, S. 120-152. Lesky 1959 u. 1968. Mann. Niederhuber, Beiträge, S. S. 3-12. Nolde, S. 1 ff.

304 Hazzi IV/1, S. 150-250, Zitat: S. 220 f. Probst 1986.

305 Kohlhaas; Zitate: S. 94-98.

306 Horsch, S. 379.

307 Ebd., S. 254-263, 337-340, 370-376. Körner.

308 Horsch; Zitate: S. 379-382, 395 f.

309 Roeschlaub 1804. Vgl. hierzu auch Roeschlaub/Oeggl 1803. Zu Leben und Werk: Tsouyopoulos. Heim, Zitat: S. 266.

310 Probst 1984.

311 Ebd.

312 HStA M.Inn. 61452, Nr. 1. Grunwald, S. 17. Probst 1984.

313 Spindler IV/1, S. 8-38.

314 Probst 1983, 1984, 1985.

315 Probst 1984. Stolberg.

316 RIB 1800, Sp. 245 f., 277 f.

317 HStA GR 1204/129 II, fol. 144 f., 152-157. RIB 1800, Sp. 261 f.
318 HStA GR 1204/129 II, fol. 146-151. Spindler IV/1, S. 8-12.
319 HStA GR 1204/129 II, fol. 152-157.
320 Ebd., fol. 158-161.
321 Ebd., fol. 162-167.
322 RB 1805, Sp. 479 f. Döllinger I, S. 47.
323 HStA GR 1204/129 II, fol. 176-180. RB 1805, Sp. 535.
324 RB 1803, Sp. 399, 609 f.
325 HStA GR 1204/128, fol. 118.
326 HStA GR 1204/129 II, fol. 168-173.
327 Döllinger I, S. 47.
328 RB 1808, Sp. 684 f.
329 Wetzler 1810.
330 Ebd., S. 106 f.
331 Ebd., S. 107-111.
332 Ebd., S. 111.
333 Ebd., S. 111 f.
334 HStA GR 1205/133, fol. 248-253. Wetzler 1810, S. 111.
335 Ebd., S. 114-117.
336 Ebd., S. 117 f.
337 Ebd., S. 118 f.
338 HStA M.Inn. 61452, Nr. 2, 1807.
339 Lesky 1959, S. 69-76.
340 HStA M.Inn. 61452, Nr. 8.
341 Lesky 1959, S. 31, 86, 92-95, 102 f.
342 HStA M.Inn. 61452, Nr. 16.
343 Zit.n. Lesky 1959, S. 95.
344 RB 1806, S. 473 f.; 1807, Sp. 1307-1310.
345 HStA GR 1204/129: 1810 V 15, XI 28. Wetzler 1810, S. 115.
346 HStA GR 1205/131, fol. 8-12.
347 Ebd. fol. 14 f.
348 RB 1805, Sp. 1012 f. Döllinger I, S. 360.
349 Döllinger I, S. 361. Koerting 1971, S. 42.
350 HStA GR 1205/135: 1806 VI 27. Döllinger I, S. 361.
351 Vgl. StA Egg. A 390 b: 1793 II 11 u. V 1 m. Anlg.
352 HStA GR 1203/123, Akte Hamberger 1803.
353 Ebd. Akte Hermann 1808.
354 RB 1806, S. 264.
355 HStA GR 1203/123, Akte Lautenbacher 1808.
356 HStA GR 1205/131, fol. 52-55.
357 Die kalligraphische Gestaltung, die korrekte Orthographie und der geschlif-
    fene Stil legen die Annahme nahe, daß Böckel den Brief von einer gebilde-
    ten Person hat schreiben lassen. Unter dem Text eine unleserliche Unter-
    schrift mit dem Zusatz *Subsenior tab. 12 kr.* von anderer Hand. Gebühren-
    stempel für 3 kr. Die auf der Außenseite stehende Anschrift von derselben
    Hand wie der Text:

An Se. Königliche Majestätt von Baiern ss.
Zum Geheimen Finanz-Ministerium.
Allerunterthänigst-treugehorsamstes Bitten von Dominikus Böckl, schon mehr als zur Hälfte erblindeten Anderlbauern zu Gräfing der von Bartischen Hofmarkt Harmating, königliches Landgerichts Wolfratshausen, um allergnädigste Bewilligung, daß der Jakob Noderer, Bauer zu Heilbrunn, Landgerichts Tölz, weil mir niemand, auch sogar Titl. Koch nicht helffen kann, in die Kur mich übernemmen dörfte.

358 Die Landesdirektion von Bayern erhielt das Gesuch mit der Anweisung: *Zur geeigneten polizeylichen Verfügung.* Dort wurde es am 3. März behandelt und an den Medizinalrat Dr. Oeggl weitergegeben; damit endet der Aktenvorgang.

359 Vgl. Heister 1763, S. 543-578.

360 Hierauf hat Stolberg 1936 mehrfach hingewiesen; vgl. u.a. S. 109-115.

361 Koerting 1971; hier S. 32, 41 f.

362 Die folgenden Ausführungen nach Koskull.

363 Zorn.

364 Beck, Heller, Pötzl, Spiegel, Stolberg 1991, Völker, Wormer, Zorn/Probst; hiernach auch die folgenden Ausführungen. Die Bearbeitung der Physikatsberichte Mittelfrankens, der Rheinpfalz und des südlichen Oberbayern ist im Gange; die bisherigen Ergebnisse stimmen mit dem hier Ausgeführten überein.

365 Heller; Zitat S. 105. Über die weitere Entwicklung: Stolberg 1991 und Wölfing.

366 HStA GR 1205/135, fol. 19-120. Hoffmeister, S. 93 f. Im Stadtarchiv München ließen sich in den einschlägigen Abteilungen über J. Leinberger keine Akten finden; für Nachforschung danke ich Frau Sabine Knüttel und Herrn Dr. Ingo Schwab.

367 HStA GR 1205/135, fol. 101.

368 HStA GR 1204/129 II, fol. 1-12; in dieser Akte über Jakob L. wird als dessen Bruder Johann L. genannt; s.o.

369 HStA GR 1205/135, fol. 101.

370 Ebd., fol. 91.

371 Ebd., fol. 19 f.

372 Ebd., fol. 51 f.

373 HStA GR 1204/129 II, fol. 1-12.

374 Staudinger, S. 994-1002.

375 HStA GR 1205/135, fol. 21 f., 92, 101.

376 Staudinger, S. 1006 ff.

377 HStA GR 1204/129 II, fol. 1-12; s.o.

378 HStA GR 1205/135, fol. 101: Zeugnis in französischer Sprache auf vorgedrucktem Formular mit kgl. franz. Wappenvignette, unterschrieben, aber nicht gesiegelt. Ebd., fol. 21 f. Hoffmeister, S. 134.

379 HStA GR 1205/135, fol. 21 f.

380 Ebd., fol. 28.

381 Ebd., fol. 29, 92. Die vorhandene Abschrift des Schreibens des Collegium

medicum ist falsch datiert: 26.X.1782; es muß heißen: 26.X.1781, da J.A. v. Wolter am 2.IV.1782 in den Ruhestand geschickt wurde. Im Herbst 1780 verhandelte man über Leinbergers Gesuch um freie Praxis in Friedberg, ohne daß hierbei das Schongauer Physikat erscheint.

382 Hoffmeister, S. 36 f.

383 HStA GR 1205/135, fol. 25-27, 30-33, 39 f., 94 f.

384 Ebd., fol. 35-38; s.o.

385 Ebd., fol. 23-27, 30-33; Prüfungsprotokoll: fol. 58-62; als Teilabdruck bei Hoffmeister S. 134-137. Für Transskription und Interpretation der Rezepte danke ich den Apothekerinnen Gabriele Beisswanger und Almut Lanz, Abt. f. Geschichte d. Pharmazie u.d. Naturwissenschaften der TU Braunschweig.

386 Heister 1763, S. 797 f.

387 HStA GR 1205/135, fol. 39 f.

388 Ebd., fol. 23 f., 92 f.

389 Ebd., fol. 25-27, 30-38, 93.

390 Ebd., fol. 35-38, 94 f.

391 Ebd., fol. 39 f., 41-44, 93.

392 Ebd., fol. 39 f., 41-44, 93.

393 Ebd., fol. 41-44, 93.

394 Ebd., fol. 45 f, 93, 107 f.; der Textentwurf der Urkunde: fol. 47-49, hiernach der folgende Absatz.

395 Sie ist im Textentwurf zweimal gestrichen worden.

396 Ebd., fol. 47.

397 Ebd., fol. 69 f., 73 u.a. Vgl. Francesco.

398 HStA GR 1205/135, fol. 54.

399 Ebd., fol. 66.

400 HStA GL 2787/1186. Diese Ordnung war 1755 unter Protomedicus v. Wolter entworfen und 1777 noch einmal als nach wie vor gültig dem Kurfürsten zur Verabschiedung vorgelegt worden; s.o.

401 Zu den Gebühren für Operationen: Kohlhaas, S. 95.

402 HStA GR 1205/135, fol. 53 f., 57, 68, 77 f., 87, 90 f., 115-120.

403 Birkmaier. Schelle, S. 82, 91. Stutzer/Fink, S. 39.

404 Die Ergebnisse der Ermittlungen mit den Zeugenaussagen sind in einem umfangreichen Bericht der Oberlandesregierung als schriftlicher Vortrag für den Kurfürsten, datiert vom 17.III.1786, niedergelegt: HStA GR 1205/135, fol. 73-95. Hiernach die folgende Darstellung. Wo sich einzelne Aussagen widersprechen, wurde der wahrscheinlichere Tatbestand ermittelt. Vgl. auch MGS 1788, S. 654-656.

405 Wibmer I, S. 153 f.

406 HStA GR 1205/135, fol. 89 f.

407 Ebd., fol. 69 f.

408 Ebd., fol. 73-75.

409 Ebd., fol. 71 f.

410 Ebd., fol. 97 f.

411 Ebd., fol. 115-120.

412 Ebd., fol. 107 f.
413 Ebd., fol. 104.
414 Ebd., fol. 115-120.
415 Ebd., fol. 105, 115-120.
416 Hirsch III, S. 550.
417 HStA GR 1205/135, fol. 115-120.
418 Ebd., fol. 106-109, 113-120.
419 Ebd., fol. 106.
420 Heimpel S. 13 f.

Archivquellen, Regierungsblätter, Generaliensammlung

~~~~~~~~

HStA: Bayerisches Hauptstaatsarchiv München GL 2787/1186; GR 1203/123, 1204/128, 1204/129 I und II, 1205/131, 1205/133, 1205/134, 1205/135; M.Inn. 61452, 61480

BZAR: Bischöfliches Zentralarchiv Regensburg, Pfarrarchiv Bettbrunn Sign. 224, 226, 227

StA Egg: Stadtarchiv Eggenfelden A 390 a, b

Archiv des Karmelitenklosters St. Joseph, Regensburg

IB: Münchener Intelligenzblatt 1796-99

RIB: Churpfalzbaierisches Regierungs- und Intelligenzblatt 1800-01

RB: Churpfalzbaierisches Regierungsblatt 1802
Churbaierisches Regierungsblatt 1803
Churpfalzbaierisches Regierungsblatt 1804-05

Kgl. Baierisches Regierungsblatt 1806 ff.

MGS = Mayrsche Generaliensammlung:
(o. Hrsg.): Sammlung der neuest- und merkwürdigsten churbayer. Generalien und Landesverordnungen. München 1771.

Mayr, Georg Karl (Hrsg.): Sammlung der Kurpfalz-Baierischen allgemeinen und besonderen Landesverordnungen. 6 Bde. München 1784-99.

SCHRIFTTUM

Abele, Emilie: Kurpfälzische Akademie, Gesundheitswesen und Arzneiwissenschaft in der Karl-Theodor-Zeit. Diss. med. München 1939.

Adalbert, Prinz von Bayern: Die Wittelsbacher. Geschichte unserer Familie. München 1979.

Allgemeine deutsche Justiz- und Polizey-Fama Nr. 80, 12.VII.1805; Nr. 111, 23.IX.1805.

Andräas, Konrad: Beiträge zur Geschichte des Seuchen-, Gesundheits- und Medizinalwesens der oberen Pfalz. In: Vhdlgn. d. hist. Verf. f. Opf. u. Rgbg. 52 (1900), S. 79-286.

Baldauf-Keller, Franz: Berufe von einst — Erinnerungen von heute. In: Tirol. Natur, Kunst, Volk, Leben. 1975/76, Nr. 47, S. 64-69.

Beck, Albin: Soziales Leben, Gesundheit und Krankheit in Oberfranken um 1860. Nach den Physikatsberichten der Amtsärzte. Diss. med. TU München 1990.

Bein, Thomas: Die Reform des bayerischen Medizinalwesens im Spiegel der „Montgelas-Statistik". Diss. med. TU München 1985.

Bezzel, Oskar: Geschichte des Kurpfalzbayerischen Heeres von 1778 bis 1803. (= Geschichte des Bayerischen Heeres, Bd. V.) München 1930.

Birkmaier, Willi: „Extract der Uncosten 1781". Aus der Bauzeit der Rotter Kirche. In: Heimat am Inn, Bd. 10. Wasserburg 1990, S. 209-257.

Blancardus, Stephanus: Lexicon medicum. Jena 1683 (Nachdruck 1973).

Bleker, Johanna: Die Kunst des Harnsehens — ein vornehm und nötig Gliedmaß der schönen Artzeney. In: Hippokrates 41 (1970), S.385-395.

Dies.: Die Geschichte der Nierenkrankheiten. Mannheim 1972.

Bogner, Josef: Das Wasenmeistergewerbe im Amperland. In: Amperland 14 (1978), S. 310 f., 332-335, 353-362.

Brethauer, Karl: Eisenbart (Eysenbarth), Johann Andreas. In: NDB IV (1971), S. 411.

Cichon, Dieter: Antonius de Haens Werk „De Magia" (1775). Eine Auseinandersetzung mit der Magie und ihrer Bedeutung für die Medizin in der Zeit der Aufklärung. (= Münstersche Beiträge zur Geschichte und Theorie der Medizin, 5.) Münster 1971.

Dau, Wolfgang: Scharfrichter und Henker als Medici und Chirurgi. In: Materia medica Nordmark 15 (1963), S. 338-350.

Deichgräber, Karl: Der hippokratische Eid. Stuttgart 1955.

Deininger, Friedrich: Das Collegium medicum Augustanum. In: Deutsches Ärzteblatt 61 (1964), S. 1239-1243.

Diepgen, Paul: Geschichte der Medizin. Die historische Entwicklung der Heilkunde und des ärztlichen Lebens, Bd. I, II/1,2. Berlin 1949-55.

Diesfeld, Hans Jochen: Gesundheitsproblematik der dritten Welt. Darmstadt 1989.

Döllinger, Georg (Hrsg.): Das Medicinalwesen in Bayern. 2 Tle. Erlangen 1847.

Egg, Erich: Schwazer Bezirksbuch. Inntal, Achental, Zillertal. Innsbruck 1981.

Erlmeier, Franz Xaver: Das Medizinalwesen in Frontenhausen und Umgebung. In: Der Storchenturm 14 (1979), H.27, S. 1-64.

Eulenburg, Albert (Hrsg.): Real-Encyclopädie der gesammten Heilkunde. 22 Bde. Wien, Leipzig ²1885-90.

Fischer, Alfons: Geschichte des deutschen Gesundheitswesens. 2 Bde. Berlin 1933.

Francesco, Grete de: Der Scharlatan. In Ciba-Zeitschrift 4 (1936), Nr.37, S. 1254-1288.

Goldmann, Karlheinz: Verzeichnis der Hochschulen. Neustadt/Aisch 1967.

Grunwald, Erhard: Das niedere Medizinalpersonal im Bayern des 19. Jahrhunderts. (= Schriftenreihe der Münchn. Ver. für Gesch. d. Med. 22.) München 1990.

Handwörterbuch des deutschen Aberglaubens. 10 Bde. Berlin, Leipzig 1927-42.

Haushofer, Josef: Zur Organisation der Handwerke im südöstlichen Niederbayern. In: Der Storchenturm 7 (1972), H. 14, S. 1-22.

Hazzi, Joseph: Statistische Aufschlüsse über das Herzogthum Baiern aus ächten Quellen geschöpft. Ein allgemeiner Beitrag zur Länder- und Menschenkunde. 4 Bde. in 8 Tln. Nürnberg 1801-08.

Hefner, Otto Titan von: Originalbilder aus der Vorzeit Münchens. 5. Fahrende Ärzte 1529-1627. In: Obb.Arch. 13 (1852), S. 28-33.

Heim, Ernst Ludwig: Tagebücher und Erinnerungen. Ausgew. u. hrsg. von Wolfram Körner. Leipzig 1989.

Heimpel, Hermann: Über Geschichte und Geschichtswissenschaft in unserer Zeit. (= Vortragsreihe der Niedersächs. Landesreg. z. Förd. d. wiss. Forsch. in Niedersachsen, 13.) Göttingen 1959.

Heindl-Heinz, Idamarie: Gesundheitswesen der Stadt Augsburg im 17. und 18. Jahrhundert. Diss. med. München. Augsburg 1950.

Heister, Lorenz: Chirurgie. Nürnberg 1719 (Neudr. 1981).

Ders.: Chirurgie. Nürnberg 1763. (Neudr.: Literaturdenkmäler der Medizin- u. Pharmaziegesch. 1. Osnabrück 1981.)

Heller, Rudolf: Dr.med. Julius Neudegger. Das Leben eines bayerischen Arztes im 19. Jahrhundert. Diss. med. TU München 1990.

Heym, Stefan: Schwarzenberg. Roman. Frankfurt a.M. 1988 (Fischer-Taschenbuch).

Hirsch, August (Hrsg.): Biographisches Lexikon der hervorragenden Ärzte aller Zeiten und Völker. 5 Bde. München ³1962.

Höfler, Max: Deutsches Krankheitsnamen-Buch. München 1899.

Hoffmann-Axthelm, Walter: Die Geschichte der Zahnheilkunde. Berlin 1973.

Hoffmeister, Alexander von: Das Medizinalwesen im Kurfürstentum Bayern. Wirken und Einfluß der Leib- und Hofärzte auf Gesetzgebung und Organisation. (= Neue Münchner Beiträge z. Gesch. d. Med. u. Naturwiss. Medhist. Reihe. 6.) München 1975.

Holste, Thomas: Der Theriakkrämer. Ein Beitrag zur Frühgeschichte der Arzneimittelwerbung. (= Würzburger medhist. Forsch. 5.) Pattensen/Hann. 1976.

Hörmann, Ludwig von: Tiroler Volkstypen. Beiträge zur Geschichte der Sitten und Kleinindustrie in den Alpen. Wien 1877.

Horsch, Philipp Joseph: Versuch einer Topographie der Stadt Würzburg in Beziehung auf den allgemeinen Gesundheitszustand und die dahin zielenden Anstalten. Arnstadt, Rudolstadt 1805.

Huerkamp, Claudia: Der Aufstieg der Ärzte im 19. Jahrhundert. Vom gelehrten Stand zum professionellen Experten: Das Beispiel Preußens. (= Krit. Stud. z. Geschwiss. 68.) Göttingen 1985.

Jöcher, Christian Gottlieb: Allgemeines Gelehrten-Lexikon. 12 Bde. (1750-1897) Neudr. Hildesheim 1961/81.

Journal von und für Franken, Bd. 2, Nürnberg 1791, H. 5; Bd. 4, Nürnberg 1792, H. 3.

Jütte, Robert: Ärzte, Heiler und Patienten. Medizinischer Alltag in der frühen Neuzeit. München 1991.

Kaiser, Wolfram, u. Werner Piechocki: Anfänge einer pharmazeutischen Industrie in Halle und ihre Begründer. In: Münchn. med. Wschr. 109 (1967), S. 1743-1749.

Dies.: Die pharmazeutische Industrie von Halle in der zweiten Hälfte des 18. Jahrhunderts. In: Münchn. med. Wschr. 110 (1968), S.420-430.

Keil, Gundolf: Mündlichkeit und Schriftlichkeit. Zwei arbeitsmedizinische Rezepte des Annerl Ploss vom Ammersee. In: Artes Mechanicae en Europe médiévale. (= Archives et Bibliothèques de Belgique, 34.) Bruxelles 1989, S.191-198.

King, Lester S.: The Medical World of the Eighteenth Century. Huntington, N.Y. [2]1971.

Kirmeier, Josef, u. Manfred Treml (Hrsg.): Glanz und Ende der alten Klöster. Säkularisation im bayerischen Oberland 1803. (= Veröfftl. z. Bayer. Gesch. u. Kultur, 21/1991.) München 1991.

Körner, Hans: Die Würzburger Siebold. Eine Gelehrtenfamilie des 18. und 19. Jahrhunderts. Neustadt/Aisch 1967.

Koerting, Walther (Hrsg.): Kampf des Gremiums der bürgerlichen Wundärzte in München gegen einen Polizeychyrurgen. In: Bayer. Ärztebl. 17 (1962), S. 345-350.

Ders. (Hrsg.): Gesundheitliche Betreuung in München gegen Ende des 18. Jahrhunderts. In: Bayer. Ärztebl. 17 (1962), S.569-572.

Ders. (Hrsg.): Die Medizinalgesetzgebung in Kurbayern und Pfalz in der 2. Hälfte des 18. Jahrhunderts. In: Bayer. Ärztebl. 17 (1962), S. 684-692.

Ders. (Hrsg.): Die Medizinalverfassung von 1808 für das Königreich Baiern. (= Schriftenreihe d. Bayer. Landesärztekammer, 25.) München 1971.

Kohlhaas, Johann Jacob: Nachrichten von den Medicinalanstalten in Regensburg, als ein Beitrag zur medicinischen Policei. Regensburg 1787.

Koskull, Stephan Baron von: Wunderglaube und Medizin. Die religiösen Heilungsversuche des Fürsten Alexander von Hohenlohe in Franken 1821-1822. Diss. med. TU München 1988. (= Histor. Ver. Bamberg, 22. Beiheft. Bamberg 1988.)

Kostenzer, Otto: Skorpionenöl. Ein altes Volksheilmittel und seine wirtschaftliche Bedeutung für das Zillertal im 18. Jahrhundert. In: Tiroler Heimatblätter 38 (1963), S. 11-13.

Ders.: Steinöl aus dem Achental. In: das fenster. Tiroler Kulturzeitschrift (1970), H.7, S. 564-569.

Ders.: Die Zillertaler Ölträger. In: das fenster. Tiroler Kulturzeitschrift (1974), H.14, S. 1451-1457.

Ders.: Dem Himmel sei gedankt. Von Badern, Ärzten, irdischen und himmlischen Arzneimitteln in alter Zeit. Rosenheim 1974.

Kranzfelder, Ursula: Dr. Kiesow's Augsburger Lebens-Essenz. Biographische Angaben zur Familie Kiesow. In: Pharmazie und Geschichte. Festschr. f. Günter Kallinich, Hrsg. W. Dressendörfer, R. Löw, A. Zimmermann. Straubing, München 1978, S. 113-124.

Kühn, Carl Gottlob (Hrsg.): Claudii Galeni opera omnia. 20 Bde. Leipzig 1821-33.

Kühnert, Herbert: Zur Geschichte der Heilmittelindustrie und des Apothekenwesens in Thüringen. In: Beiträge z. Gesch. d. Pharmazie und ihrer Nachbargebiete 1 (1955), S.53-76. (= Beih. d. Pharmazie. 2.)

Küther, Carsten: Menschen auf der Straße. Vagierende Unterschichten in Bayern, Franken und Schwaben in der zweiten Hälfte des 18. Jahrhunderts. (= Krit. Stud. z. Geschwiss., 56.) Göttingen 1983.

Lesky, Erna: Österreichisches Gesundheitswesen im Zeitalter des aufgeklärten Absolutismus. (= Arch. f. österr. Gesch., 122/1.) Wien 1959.

Dies.: Medizin im Zeitalter der Aufklärung. In: Lessing und die Zeit der Aufklärung. (= Veröffentl. d. Joachim-Jungius-Ges. d. Wiss. Hamburg.) Göttingen 1968, S. 77-99.

Littré, Emile (Hrsg.): Oeuvres complètes d'Hippocrate. 10 Bde. Paris 1839-61.

Ludwig, Otto: Im Thüringer Kräutergarten. Von Heilkräutern, Hexen und Bukkelapothekern. Gütersloh 1982.

Mair, Karl: Die Öltrager des Zillertales. In: Tiroler Heimatblätter (1933), H.7/8, S. 263-265.

Mann, Gunter: Medizin der Aufklärung: Begriff und Abgrenzung. In: Medizinhist. Journal 1 (1966), S. 63-74.

Markmiller, Fritz: Heilpersonal im alten Dingolfing: Ärzte, Bader, Hebammen. In: Der Storchenturm 14 (1979), S. 65-93.

Miller, Alexander Josef: Die Zahnheilkunde in Johann Gottlob Bernsteins Praktischem Handbuch für Wundärzte (1818-1820). Diss. med. TU München 1986.

Mittler, Dietrich: Finsternis siegt über das Licht. Der Kampf der Exjesuiten gegen die Aufklärung überschattet das gesamte Schulwesen unter Kurfürst Karl Theodor. In: Südt. Ztg./Bad Tölz — Wolfratshauser Neueste Nachrichten vom 20.II.90.

Mitzschke: Johann Andreas Eisenbart. In: ADB 48 (1904), S. 301-317.

Niederhuber, Ignaz: Beiträge zur Kultur der medicinischen und bürgerlichen Bevölkerungs-Policei. München 1801.

Ders.: Entwurf einer planmäßigen Verfassung des Sanitätswesens für deutsche Provinzen. München 1801.

Nolde, Adolph Friedrich: Unmassgebliche Vorschläge zur Verbesserung des Medicinalwesens in Baiern ... Erfurt 1803.

Peickert, Heinz: Geheimmittel im deutschen Arzneiverkehr. Ein Beitrag zur Wirtschaftsgeschichte der Pharmazie und zur Arzneispezialitätenfrage. Diss. phil. Leipzig 1932.

Petry, Günther: Thüringer Haus- und Heilmittel. Ein Beitrag zur Volksmedizin. Weimar 1937.

P. W. = Pharmacopoeia Wirtenbergica. Stuttgart 1741.

Pizzini, Meinrad: Die nichtmetallischen Bergbaue. In: Tiroler Landesausstellung 1990: Silber, Erz und weißes Gold - Bergbau in Tirol. Ausstellungskatalog. Schwaz 1990.

Porter, Roy: Health for Sale. Quackery in England, 1660-1850. Manchester 1989.

Pötzl, Walter (Hrsg.): So lebten unsere Urgroßeltern. Die Berichte der Amtsärzte der Landgerichte Göggingen, Schwabmünchen, Zusmarshausen und Wertingen. Augsburg 1988.

Primbs, K.: Die altbayerische Landschaft und ihr Güterbesitz unter Herzog Albrecht V. von Bayern 1550-1579. In: Obb. Arch. 42 (1885), S. 1-73.

Probst, Christian: Der Weg des ärztlichen Erkennens am Krankenbett. Herman Boerhaave und die ältere Wiener medizinische Schule. Bd. I (1701-1787). (= Sudh. Arch. - Beih. 15.) Wiesbaden 1972.

Ders.: Herman Boerhaave. In: Die Großen der Weltgeschichte. Hrsg. K. Fassmann. Bd. VI. Zürich 1975, S. 348-363.

Ders.: Die Medizinalreform in Bayern am Beginn des 19. Jahrhunderts und der Bestand an Krankenanstalten. In: Krankenhausmedizin im 19. Jahrhundert. Festschr. f. Heinz Goerke, Hrsg. H.Schadewaldt, J. H. Wolf. München 1983, S. 183-224.

Ders.: Die Reform des Medizinalwesens in Bayern zwischen 1799 und 1808. In: Reformen im rheinbündischen Deutschland. Hrsg. E. Weis. (= Schriften d. Histor. Kollegs - Kolloquien 4.) München 1984, S.195-212.

Ders.: Das Medizinalwesen. In: Aufbruch ins Industriezeitalter. Bd.2. Aufsätze zur Wirtschafts- und Sozialgeschichte Bayerns 1750-1850. Hg. R.A.Müller. (= Veröfftl.z.Bayer. Gesch. u. Kultur, Nr.4/85.) München 1985, S. 54-64.

Ders.: Wir und die Lebenswelt unserer Vorfahren, oder: Zeitliche Heimat, ewige Heimat und der totale Markt. In: Ökologische Briefe 4. München 1986.

Ders.: Das Medizinalwesen der Reichsstädte Rothenburg, Schweinfurt, Dinkelsbühl, Weißenburg und Windsheim. In: Reichsstädte in Franken. Hg. R.A.Müller. (= Veröfftl. z .Bayer. Gesch. u. Kultur, Nr. 15, 2/1987.) München 1987, S.122-140.

Probst, Christian u. Rita: Das Land um Isar und Loisach und seine Menschen im Blick der Ärzte. Zwei Landes- und Volksbeschreibungen aus den Jahren 1806 und 1860. In: Beiträge zur Isarwinkler Heimatkunde I. Bad Tölz 1985, S. 5-108.

Prosch, Peter: Leben und Ereignisse des Peter Prosch, eines Tyrolers von Ried im Zillerthal. Oder: Das wunderbare Schicksal. Geschrieben in den Zeiten der Aufklärung. Hg. K. Pörnbacher. München 1964.

Ramsey, Matthew: Professional and popular medicine in France, 1770-1830. The social world of medical practice. Cambridge 1988.

Rauh, Manfred: Die bayerische Bevölkerungsentwicklung vor 1800. Ausnahme oder Regelfall? In: Ztschr. f. bayer. Landesgesch. 51 (1988) S. 471-601.

Roeschlaub, Andreas: Vorschläge zur Realisirung wahrer Polizei der gesammten Gesundheitspflege in einem Staate. In: Hygiea. Ztschr. f. öfftl. u. priv. Gesundheitspflege I/2 (1804) S. 123-148.

Roeschlaub, Andreas, u. Georg Oeggl: Getreue und mit Belegen versehene Schilderung der noch immer grassierenden medizinischen Pfuscherei. In: Hygiea. Ztschr. f. öfftl. u. priv. Gesundheitspflege I/1 (1803) S. 57-82.

Rothschuh, Karl Eduard: Konzepte der Medizin in Vergangenheit und Gegenwart. Stuttgart 1978.

Sander, Sabine: Handwerkschirurgen. Sozialgeschichte einer verdrängten Berufsgruppe. (= Krit. Stud. z. Geschwiss. 83.) Göttingen 1989.

Schattenhofer, Michael: Die Jakobi- und Gebnacht- oder Dreikönigsdult. In: Ders., Von Kirchen, Kurfürsten & Kaffeesiedern etcetera. Aus Münchens Vergangenheit. München 1974, S.265-297.

Schelenz, Hermann: Geschichte der Pharmazie. Berlin 1904.

Schelle, Heinz: Chronik eines Bauernlebens vor zweihundert Jahren. Rosenheim 1988.

Schenda, Rudolf: Der „gemeine Mann" und sein medikales Verhalten im 16. und 17. Jahrhundert. In: Pharmazie und der gemeine Mann. Hausarznei und Apotheke in deutschen Schriften der frühen Neuzeit. Ausstell. d. Hzg. August-Bibl. Wolfenbüttel 1982-83. Wolfenbüttel 1983, S.9-20.

Schneider, Wolfgang (Hrsg.): Lexikon der Arzneimittelgeschichte. 7 Bde. in 9 Tln. Frankfurt/M. 1968-75.

Schremmer, Eckart: Die Wirtschaft Bayerns. Vom hohen Mittelalter bis zum Beginn der Industrialisierung. Bergbau, Gewerbe, Handel. München 1970.

Schröder, Johann: Trefflich versehene medicin-chymische Apotheke. Oder: Höchstkostbarer Arzney-Schatz. Jena 1685 (Nachdr.o.J.).

Schweppe, Karl-Werner: Experimentelle Arzneimittelforschung in der Älteren Wiener Schule und der Streit um den Schierling als Medikament in der Zeit von 1760-1771. Diss. TU München 1976.

Seidler, Eduard: Lebensplan und Gesundheitsführung. Franz Anton Mai und die medizinische Aufklärung in Mannheim. Mannheim [2]1979.

Sieber, Siegfried: Neues von erzgebirgischen Arzneilaboranten und Olitätenhändlern. In: Beitr. z. Gesch. d. Pharmazie u. ihrer Nachbargebiete 3 (1959) S. 58-83.(= Beih. d. Pharmazie. 7.)

Spencer, W.G. (Hrsg.): Celsus, De medicina. 3 Bde. (= The Loeb Classical Library) London 1960.

Spiegel, Beate: Physikatsberichte als Spiegel des Alltagslebens in Niederbayern um 1860. Magisterarbeit LMU München 1986 (Maschschr.).

Spindler, Max (Hrsg.): Handbuch der Bayerischen Geschichte. 4 Bde. München 1977-81.

Spree, Reinhard: Kurpfuscherei-Bekämpfung und ihre sozialen Funktionen während des 19. und zu Beginn des 20. Jahrhunderts. In: Medizinische Deutungsmacht im sozialen Wandel des 19. und frühen 20. Jahrhunderts. Hrsg. A.Labisch, R. Spree. Bonn 1989, S. 103-121.

Sproedt, Klaus: Analyse von Zimmermanns Werk: „Von der Erfahrung in der Arzneykunst". Diss. med. Münster 1970 (Maschr.).

Staudinger, Karl: Geschichte des kurbayerischen Heeres unter Kurfürst Karl Albrecht — Kaiser Karl VII. — und Kurfürst Max III. Joseph. 1726-1777. (= Geschichte des Bayerischen Heeres. Bd. III.) München 1908-09.

Stolberg, Michael: Heilkunde zwischen Staat und Bevölkerung. Angebot und Annahme medizinischer Versorgung in Oberfranken im frühen 19. Jahrhundert. Diss. med. TU München 1986.

Ders.: Ärzte und ländliche Patienten. Soziologisch-historische Aspekte einer schwierigen Beziehung. In: Die Medizinische Welt (im Druck).

Stoll, Johann: Staatswissenschaftliche Untersuchungen und Erfahrungen über das Medizinalwesen nach seiner Verfassung, Gesetzgebung und Verwaltung. 3 Tle. Zürich 1812-13.

Stutzer, Dietmar, und Alois Fink: Die irdische und die himmlische Wies. Rosenheim 1982.

Thomae, Anette: Arzneimittelforschung und Arzneimittelbehandlung des Wiener Klinikers Anton de Haen (1704-1776). Diss. med. TU München 1976.

Tiroler Steinölwerke - Gebr. Albrecht (Hrsg.): Die Steinölbrenner vom Bächental am Achensee. Pertisau 1984.

Tsouyopoulos, Nelly: Andreas Roeschlaub und die Romantische Medizin. Die philosophischen Grundlagen der modernen Medizin. (= Medizin in Geschichte und Kultur. 14.) Stuttgart, New York 1982.

Vilas, Hans: Das Schwazer Bezirksbuch. Innsbruck 1973.

Völker, Michael: Lebenszyklus und Alltag der Bevölkerung Bayerisch-Schwabens im 19. Jahrhundert. Nach den Physikatsberichten der Bezirksärzte aus den Jahren 1858 bis 1861. Diss. med. TU München 1988.

Volkert, Wilhelm: Bayerns Zentral- und Regionalverwaltung zwischen 1799 und 1817. In: Reformen im rheinbündischen Deutschland. Hrsg. E.Weis. (= Schriften d. Histor. Kollegs. Kolloquien 4.) München 1984, S. 169-180.

Weisenberg, Amalius (Hrsg.): Handwörterbuch der gesammten Arzneimittel von der ältesten bis auf die neueste Zeit für Ärzte und studirte Wundärzte. Jena 1853 (Neudr. 1969).

Weiss, C., Specker, H., Winckelmann H.J.: Die Medizinalgesetzgebung in Württemberg im 19. Jahrhundert. Unter besonderer Berücksichtigung des Chirurgen- und Baderwesens. In: Münchn. med. Wschr. 125 (1983) S. 1005-1010.

Westermayer, Georg: Chronik der Burg und des Marktes Tölz. Bad Tölz ³1976.

Wetzler, Johann Evangelist: Entwurf einer systematischen Medizinaleinrichtung für die kurpfalzbaierischen Staaten. Ulm 1805.

Ders.: Über das Medizinalwesen in der vormaligen königlich-baier'schen Provinz Schwaben: Oder Rechenschaft über meine Geschäftsführung als Medizinalrath bey der Landesdirekzion der vormaligen königlich-baier'schen Provinz in Schwaben. Nebst Darstellung der Medizinalverfassung von Baiern unter der vorigen und gegenwärtigen Regierung. Augsburg 1810.

Wibmer, Karl: Die Wirkung der Arzneimittel und Gifte im gesunden thierischen Körper. 5 Bde. München 1831-42.

Wilke, Gerhard: Die Sünden der Väter. Bedeutung und Wandel von Gesundheit und Krankheit im Dorfalltag. In: Medizinische Deutungsmacht im sozialen Wandel des 19. und frühen 20. Jahrhunderts. Hrsg. A.Labisch, R. Spree. Bonn 1989, S. 123-140.

Winkle, Stefan: Johann Friedrich Struensee. Arzt, Aufklärer und Staatsmann. Beitrag zur Kultur-, Medizin- und Seuchengeschichte der Aufklärungszeit. Stuttgart 1983.

Wölfing, Achim: Entstehung und Bedeutung des Begriffes „Schulmedizin". Die Auseinandersetzungen zwischen der naturwissenschaftlichen Medizin und Vertretern anderer Heilmethoden im 19. und 20. Jahrhundert. Diss.med. Freiburg 1974.

Wormer, Eberhard J.: Alltag und Lebenszyklus der Oberpfälzer im 19. Jahrhundert. Rekonstruktion ländlichen Lebens nach den Physikatsberichten der Landgerichtsärzte 1858-1861. (= [2]Miscellanea Bavarica Monacensia, 114.) München 1988. ([1]Diss. med. TU München 1986.)

Zedler, Johann Heinrich (Hrsg.): Grosses vollständiges Universal-Lexicon aller Wissenschaften und Künste ... Halle, Leipzig 1732-54.

Zorn, Wolfgang: Medizinische Volkskunde als sozialgeschichtliche Quelle. Die bayerische Bezirksärzte-Landesbeschreibung von 1860/62. In: Vjschr. f. Soz.- u. Wirtsch. Gesch. 69 (1982) S. 219-231.

Zorn, Wolfgang, und Christian Probst (Hrsg.): Karl Georg Bredauer: Bezirksamt Riedenburg. Eine topographisch-ethnographische Bezirksbeschreibung von 1861. In: Vhdlgn. d. Hist. Ver. f. Opf. u. Rgbg. 125 (1985) S. 239-325.

ABBILDUNGSNACHWEIS

© 1992 by Rosenheimer Verlagshaus
ISBN 3-475-52719-7

Dieses Buch erscheint in der Reihe »Rosenheimer Raritäten« im Rosenheimer Verlagshaus Alfred Förg GmbH & Co. KG, Rosenheim. Den Satz erstellte Fotosatz Prechtl
in Passau. Die Lithographien, den Druck und die Bindung besorgte die Chemnitzer
Verlags- und Druck GmbH in Zwickau.

Ulrich Eichberger, Innsbruck, gestaltete den Umschlag. Er verwendete dabei ein Bild
aus dem »Kalender Chinoin 71 Budapest«.

Fred Fabich
Bauernmedizin
Fürtreffliche Hülffen aus Klosterapotheke, Volksglauben und Sympathiezauber. 144 Seiten, 24 Abbildungen alter Holzschnitte, gebunden

Geheimnisvollen Sympathiezauber, Esoterik von anno dazumal, religiöse Schutzmittel, Rezepte aus der Klosterapotheke und bewährte Hausmittel hat der Autor des Buches aus vielen Quellen zusammengetragen. Zahlreiche alte Stiche ergänzen den Text und machen das Buch mit seinen zum Teil kuriosen und obskurmagischen Rezepten zu einer echten »Rarität«.

Helene und Otto Kostenzer
Alte Bauernweisheit
Von Wetterregeln und Lostagen, Mondeinflüssen und Pflanzzeiten, Heil- und Gewürzkräutern, Sauerkraut und Speck. 144 Seiten, 70 Abbildungen, Leinen

Eine Fundgrube alter Bauernweisheit: Wetterregeln, Lostage, Mondeinflüsse, Zeit, in denen Holz geschlagen werden soll, Pflanzzeiten für Gemüse und Würzkräuter, Erntezeiten für Getreide, die Verwendung von Heilkräutern, das Bereiten von Sauerkraut, das Selchen von Speck, das Brotbacken und vieles andere mehr. Es ist noch gar nicht lange her, daß diese Regeln allgemein bekannt waren, doch mit der Technisierung der Landwirtschaft ist vieles davon in Vergessenheit geraten.

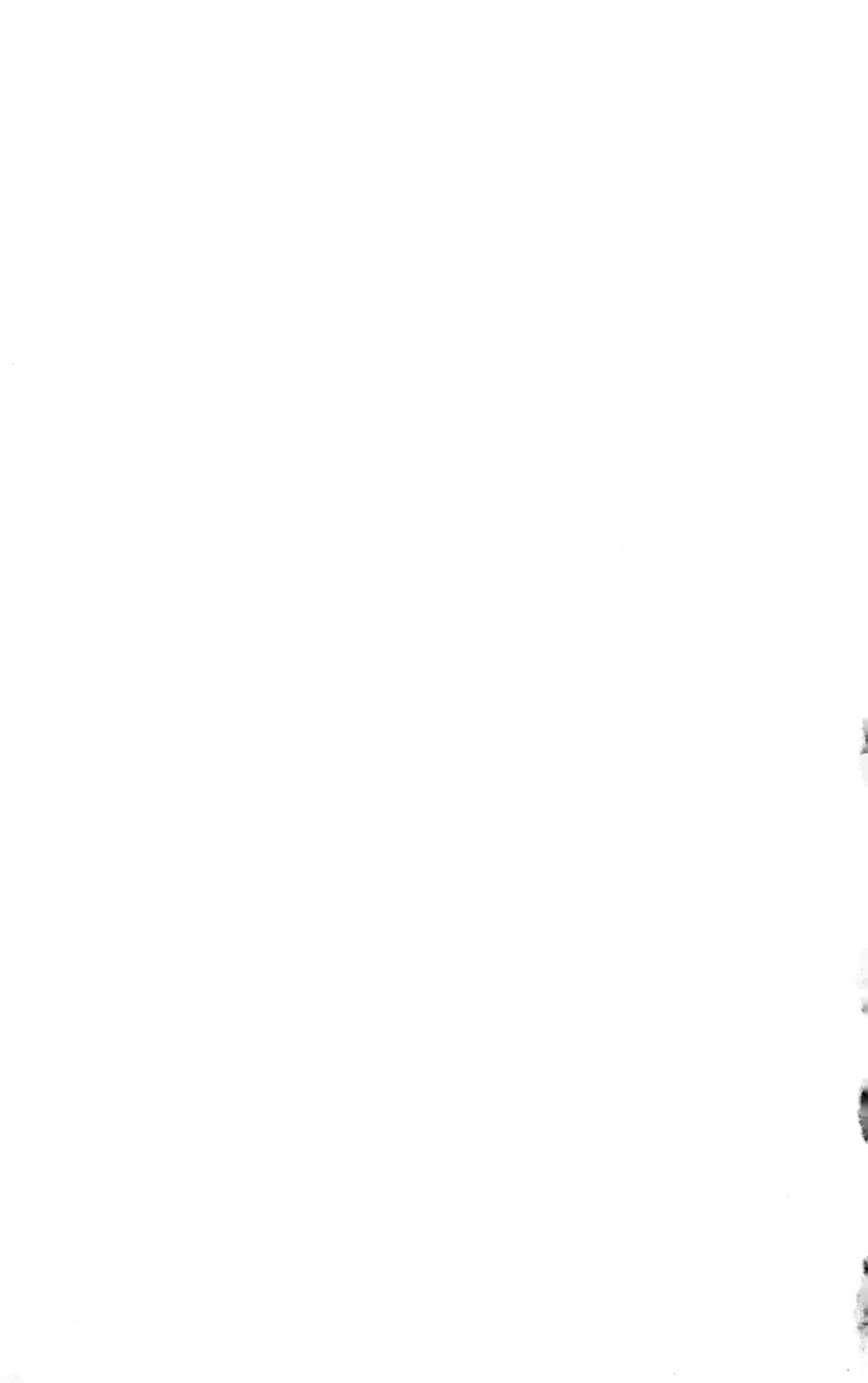